医疗卫生系统公开招聘考试辅导用书

医学基础知识

天明教育医疗卫生系统考试研究组 编

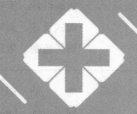

郑州大学出版社

图书在版编目（CIP）数据

医学基础知识/天明教育医疗卫生系统考试研究组编 .－－郑州：郑州大学出版社，2024.5（2024.12 重印）
医疗卫生系统公开招聘考试辅导用书
ISBN 978-7-5773-0341-3

Ⅰ .①医… Ⅱ .①天… Ⅲ .①医学—资格考试—自学参考资料 Ⅳ .① R

中国国家版本馆 CIP 数据核字（2024）第 089593 号

医学基础知识
YIXUE JICHU ZHISHI

策划编辑	李同奎	封面设计	天明教育
责任编辑	李同奎	版式设计	天明教育
责任校对	张 楠	责任监制	朱亚君

出版发行	郑州大学出版社	地 址	郑州市大学路 40 号（450052）
出版人	卢纪富	网 址	http://www.zzup.cn
经 销	全国新华书店	发行电话	0371-66966070
印 刷	河南承创印务有限公司		
开 本	787 mm×1 092 mm 1/16		
印 张	22	字 数	681 千字
版 次	2024 年 5 月第 1 版	印 次	2024 年 12 月第 2 次印刷

书 号	ISBN 978-7-5773-0341-3	定 价	100.00 元

如有印装质量问题，请与本社联系调换。

前言 *FOREWORD*

医疗卫生招聘就是卫生人才的招聘考试，医疗卫生招聘分为统招（事业单位E类统考）和各地区自主招聘，医疗卫生事业单位考试的时间各地不一，其中：事业单位E类统考分为上半年和下半年两次考试，考试内容、考试时间相对集中，考试规模大；各地区自主招聘考试则每月都有招聘公告，招聘时间、考试内容都不一致，由县级或市级等各个单位统一招聘、统一考试、统一录用。

医疗卫生招聘考试一般采用笔面试结合的录用方式，也有地区只有笔试环节或者直接参加面试。各单位招聘根据岗位制定笔试考试内容，主要考察医学类的基础知识和相关岗位的专业知识。

为了方便考生复习，更具体的了解考试的内容，夯实基础，根据考试的命题规律，我们组织编写了这套丛书。本套丛书专门针对医疗卫生招聘中的各地区自主招聘考试设计，对事业单位E类统考和军队文职等考试并不适用。

本套丛书具有以下特点。

一、知识全面，重点突出

本套丛书依据医疗卫生事业单位招聘考试的考情进行编写，内容翔实，有利于考生全面掌握考试重点把握考试规律，有条不紊的学习考试内容。

二、考点明确，语言简洁

本套丛书有"知识框架""知识解读"模块，以考生掌握考试考查内容为主要目的设计考点，帮助考生在备考过程中提高学习效率，避免在非重点知识上浪费时间。

三、讲练结合，巩固知识

本套丛书内容按照部分、章、节设置，每部分都编写《跟踪训练》，其中试题都是根据考试重点精心挑选，方便考生对每部分的知识点进行针对性的训练，使考生能够快速掌握考试的重点所在，高效备考。

由于编写时间和编者水平有限，本套丛书中难免会存在疏漏和不足之处，望广大考生批评、指正。最后，预祝所有考生考试成功。

本书编写组

目录 CONTENTS

第三部分　生理学

第四部分　病理学

第五部分　药理学

第七部分　医学伦理学

第一部分　生物学及生物化学

第一章　生物学

◇ 知识框架

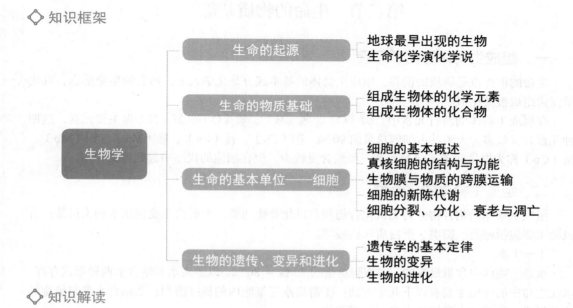

◇ 知识解读

第一节　生命的起源

一、地球最早出现的生物

大约 40 亿年前，地球诞生了最早的生命——异养细菌；到 35 亿年前，出现了具有光合作用的原核生物，原核生物对地球自然环境的发展产生了重大影响：原始大气成分发生改变，氧的含量增加；原始生物从厌氧发展成喜氧，逐渐形成生物圈；有机体的发展增加了太阳能在地球表面的存储，改变了地球表层的组成和结构。

二、生命化学演化学说

现在普遍认为原始生命的起源与发展需要经过化学演化和生物进化两个阶段，从而生命起源的最早阶段是化学演化阶段。化学演化过程可分成以下三个阶段。

（一）无机小分子到有机小分子

在 1953 年，美国科学家米勒（Miller）设计了一个实验，模拟在原始还原性大气条件下氨基酸产生的过程，并取得了成功。由此可以得出结论：在原始地球条件下，原始大气成分在一定能量的作用下，完全可以完成从无机物向简单有机物的转化。

（二）从有机小分子到生物大分子

原始地球的表面处于高于水沸点温度的环境中，在这种条件下，促进了氨基酸和核苷酸等有机小分子聚合成蛋白质和核酸等生物大分子，而生命的物质基础就是蛋白质和核酸。

（三）原始生命的诞生

地球上最初的原始生命是非细胞形态，由于经过漫长的演变过程，逐渐发展成为具有细胞形态的原核生物，进而再进化产生真核生物，再由真核单细胞生物进化到真核多细胞生物。

第二节　生命的物质基础

一、组成生物体的化学元素

生命的世界也是物质的世界，组成生物体的基本成分是化学元素，所有的生命形态，其化学元素组成极其相似。

在组成生物体的所有元素中，碳（C）、氢（H）、氧（O）、氮（N）为主要元素，这四种元素含量最多，大约共占细胞总量的90%。铜（Cu）、锌（Zn）、锰（Mn）、钼（Mo）、钴（Co）称为微量元素或痕量元素，虽然含量较少，但在细胞的代谢中起到重要作用。

二、组成生物体的化合物

组成生物体的化合物分为无机化合物和有机化合物两类。无机物主要包括水和无机盐；有机物主要包括糖类、脂类、蛋白质和核酸等。

（一）水

水是生物体中含量最高的，占细胞总量的70%～80%。以游离水和结合水两种形式存在。水在生命中的作用主要有以下几个方面：①游离水是细胞内的良好溶剂；②结合水参与细胞结构的形成；③游离水和结合水参与体温调节。

（二）无机盐

无机盐通常以离子的状态存在于生物体内，仅占细胞总量的1%。无机盐含量虽少，但作用十分重要。主要作用包括：维持细胞内外的渗透压、pH值和膜电位，来保证细胞正常的生理活动；与蛋白质或脂质结合，形成具有特定功能的结构（血红蛋白、磷脂等）；可以作为酶反应的辅助因子。

（三）糖类

糖类的主要分类、组成及作用见表1-1-1。

表1-1-1　糖类的主要分类、组成及作用

要点	主要内容
分类	（1）单糖：如葡萄糖、果糖、核糖、脱氧核糖。葡萄糖是生物体的直接能源物质。核糖和脱氧核糖都是构成生物遗传物质（DNA或RNA）的重要组成成分 （2）二糖：最重要的二糖是人类日常食用的蔗糖、麦芽糖和乳糖 （3）多糖：最重要的多糖有三种，即淀粉、糖原和纤维素

续表 1-1-1

要点	主要内容
主要功能	（1）糖类是一切生物体所需能量的主要来源，为生物体提供能量以维持生命活动； （2）糖类能够作为生物体的结构成分参与各种组织； （3）糖类是生物体合成其他化合物的重要碳源； （4）糖类在细胞识别、免疫活性等多种生理活动中有重要意义； （5）糖类还是一种重要的信息分子，并能和蛋白质、脂类物质形成复合糖，在生物体内发挥重要作用

（四）脂类

脂类主要分类、组成及作用见表 1-1-2。

表 1-1-2　脂类主要分类、组成及作用

要点	主要内容
分类	（1）脂肪：也叫中性脂，是人体内的储能物质。脂肪组织广泛分布于皮下和各内脏器官的周围，可减少内脏器官间的相互摩擦、撞击等，起着保护垫和缓冲机械撞击的作用 （2）类脂：类脂包括磷脂和糖脂 （3）固醇：又叫甾醇，人体内最常见也是最重要的固醇为胆固醇
主要功能	（1）类脂是构成细胞内各种膜的主要成分，参与细胞信号转导、细胞间识别等活动； （2）脂肪（甘油三酯）是机体重要的储能、供能物质； （3）胆固醇是细胞重要的前体物质，是性激素、维生素 D 的合成原料

（五）蛋白质

蛋白质主要组成、结构及功能见表 1-1-3。

表 1-1-3　蛋白质主要组成、结构及功能

要点	主要内容
组成元素和基本组成单位	主要由 C、H、O、N 四种元素组成 基本组成单位是氨基酸
结构	结构可分为一级、二级、三级、四级结构，其中一级是基本结构，二、三、四级是空间结构
主要功能	（1）决定细胞的形态、结构，是构成细胞和生物体的重要物质； （2）在生物体内具有多种生理功能（如物质运输、信号转导、催化、氧化供能和机体免疫等）； （3）参与细胞生命活动（如维持机体的酸碱平衡、正常的血浆渗透压）的调节

（六）核酸

核酸主要组成、结构及功能见表 1-1-4。

表 1-1-4　核酸主要组成、结构及功能

要点	主要内容
分类	（1）脱氧核糖核酸（DNA）：主要存在于细胞核中； （2）核糖核酸（RNA）：主要存在于细胞质中； 核酸是生物的遗传物质

续表 1-1-4

要点	主要内容
组成元素和基本组成单位	核酸是由 C、H、O、N、P 等元素组成的高分子化合物。其基本组成单位是核苷酸。组成 DNA 的碱基有 4 种：腺嘌呤（A）、鸟嘌呤（G）、胞嘧啶（C）、胸腺嘧啶（T）。组成 RNA 的碱基也有 4 种：A、G、C、尿嘧啶（U）
结构	（1）DNA 的一级结构是直线形或环形。DNA 的二级结构是由两条反向平行的多核苷酸链绕同一中心轴构成双螺旋结构。DNA 双螺旋结构具有以下特点：① DNA 分子是由两条方向相反的平行多核苷酸链构成，两条链的主链都是右手螺旋，螺旋表面有大沟和小沟；②碱基均在主链内侧，A 与 T 配对，G 与 C 配对，依靠碱基之间的氢键结合在一起，"半保留复制"；③成对碱基处于同一平面，与螺旋轴垂直，双螺旋的平均直径为 2 nm，核苷酸之间的夹角为 36°，每转 1 周有 10 个碱基对，螺距为 3.4 nm （2）RNA 的螺旋结构特点：① RNA 是单链分子，通常较短；② RNA 螺旋区的两条链也是沿相反方向平行，A 与 U、G 与 C 配对，但碱基既不彼此平行，也不垂直于螺旋轴；③ RNA 分子的非螺旋区呈不规则单链形式存在，或自由弯曲成"环"
主要功能	（1）核酸是遗传信息的载体；（2）控制蛋白质的生物合成，对生物体的各种生命活动（如生长、发育、繁殖、遗传和变异）起主导作用

第三节　生命的基本单位——细胞

一、细胞的基本概述

（一）细胞学说

19 世纪 30 年代，德国植物学家施莱登和动物学家施旺共同提出了细胞学说，他们认为细胞是构成有机体的基本单位，是生命存在的最基本形式和生命活动的基础，即细胞是生命活动的基本单位。

（1）细胞是生物体的基本结构单位。

一切有机体都是由细胞构成的，除非细胞形态的病毒以外。

（2）细胞是代谢与功能的基本单位。

（3）细胞是生物体生长发育的基础。

生物体的生长发育主要是通过细胞分裂、细胞分化与细胞体积的增长来完成的。

（4）细胞是遗传的基本单位，具有遗传的全能性。

生物体的每一个细胞都包含着全套的遗传信息，经过无性或者有性繁殖而延续后代。

（二）原核细胞和真核细胞

按照结构的复杂程度与进化的程度，细胞分为原核细胞和真核细胞两类。

1. 原核细胞

原核细胞外部有细胞膜包围，细胞膜外还有一层由蛋白质和多糖组成的坚固的细胞壁。原核细胞最主要特征是缺乏膜包被的细胞核，无核仁。原核生物一般是单细胞的，主要包括支原体、细菌和蓝藻。

2. 真核细胞

光学显微镜下观察，真核细胞的结构可分为细胞膜、细胞质和细胞核 3 部分。电子显微镜下观察，真核细胞的结构可分为膜相结构和非膜相结构两类。

原核细胞和真核细胞的区别见表 1-1-5。

表 1-1-5　原核细胞和真核细胞的区别

区别	原核细胞	真核细胞
细胞大小	较小（1 ~ 10 μm）	较大（10 ~ 100 μm）
核糖体	70 S（50 S+30 S）	80 S（60 S+40 S）
细胞器	少数	有细胞核、线粒体、叶绿体、内质网、溶酶体等
细胞核	拟核（无核膜和核仁）	有核膜和核仁
细胞壁	主要由肽聚糖组成，不含纤维素	主要由纤维素组成，不含肽聚糖
细胞质	除核糖体外无细胞器，无胞质环流	有各种细胞器，有胞质环流
染色体	一条，由非组蛋白与单个 DNA 分子组成	两条，由组蛋白及非组蛋白与多个 DNA 分子组成
内膜系统	无	有
细胞骨架	无	有
细胞分裂	无丝分裂	减数分裂、有丝分裂

知识拓展 ●●●●

　　原核细胞和真核细胞共同的特性是：具有细胞质膜、DNA 和 RNA、核糖体以及一分为二的分裂增殖方式。

二、真核细胞的结构与功能

真核细胞的特点是结构复杂、遗传信息量大。

（一）细胞膜

细胞膜又称质膜，是包围在细胞质表面的一层薄膜，主要由脂质双分子层和蛋白质构成，是一种半透性或选择透过性膜，从而控制细胞内外的物质交换，维持细胞内微环境的相对稳定。细胞膜具有细胞识别、免疫反应、信息传递和代谢调控等重要作用。

真核细胞除细胞膜外，细胞质中还有许多由膜分隔成的多种细胞器，这些膜称为内膜。内膜包括细胞核膜、内质网膜、高尔基体膜和线粒体膜等。

细胞的质膜和内膜统称为生物膜。

（二）细胞核

细胞核是细胞中最显著和最重要的细胞器。细胞核包括核膜、核基质、染色质和核仁等构成，它们相互联系和依存，使细胞核作为一个统一的整体发挥其重要的生理功能。

细胞核的功能：不仅是遗传物质储存、复制和转录的场所，而且也是细胞遗传性和细胞代谢活动的控制中心。

三、生物膜与物质的跨膜运输

（一）生物膜

生物膜的意义、结构与特性见表1-1-6。

表1-1-6　生物膜的意义、结构与特性

要点	主要内容
意义	各种细胞器的膜和核膜、质膜在分子结构上都是类似的，它们统称为生物膜。生物膜是细胞进行生命活动的重要物质基础，细胞的能量转换、蛋白质合成、物质运输、信息传递、细胞运动等活动都与膜的作用有密切的关系
结构与特性	膜的主要成分是磷脂和蛋白质 （1）磷脂双分子层构成膜的基本骨架。蛋白质以不同的镶嵌形式与磷脂双分子层相结合，部分糖类附着在膜的外侧，与膜脂类（膜脂）或蛋白质（膜蛋白）的亲水端相结合，构成糖脂和糖蛋白。这种特殊的结构体现了膜结构的有序性 （2）组成膜的磷脂双分子和嵌在其中的蛋白质分子不是静止的，因此生物膜具有一定的流动性 （3）膜的内外两侧的组分和功能有明显的差异。膜脂、膜蛋白和复合糖在膜上均呈不对称分布，导致膜功能的不对称性

（二）物质的跨膜运输

物质的跨膜运输及方式见表1-1-7。

表1-1-7　物质的跨膜运输及方式

三种途径	主要内容
被动运输	被动运输是物质顺浓度梯度或电化学梯度运输的跨膜运动方式，不需要细胞消耗代谢能量，分为简单扩散和易化扩散两种： 简单扩散特点：①从高浓度向低浓度扩散；②不需要消耗代谢能量；③没有膜蛋白的协助； 易化扩散：也称协助扩散，非脂溶性的小分子物质或带电离子在细胞上膜转运蛋白的帮助下，从高浓度向低浓度扩散。这个过程不消耗代谢能量。膜转运蛋白分为载体蛋白和通道蛋白
主动运输	主动运输是由载体蛋白所介导的物质逆浓度梯度或电化学梯度由浓度低的一侧向浓度高的一侧进行跨膜转运的方式。它不仅需要载体蛋白，而且还需要消耗能量。基本类型有以下两种： （1）ATP直接提供能量的主动运输——钠-钾泵（Na^+-K^+泵）； （2）协同运输是一类由Na^+-K^+泵（或H^+-泵）与载体蛋白协同作用，靠间接消耗ATP所完成的主动运输方式。协同运输可分为同向协同（共运输）和反向协同（对向运输）两种类型
胞吞与胞吐作用	胞吞和胞吐作用都伴随着膜的运动，主要是膜本身结构的融合、重组和移位，都需要能量的供应，属于主动运输 （1）胞吞作用：是质膜内陷将外来的大分子和颗粒物质包围，形成小泡转运到细胞内的过程。又可分为吞噬作用、胞饮作用和受体介导的胞吞作用三种方式； （2）胞吐作用：是一种与胞吞作用相反的过程。胞吐作用是将细胞分泌产生的激素、酶类及未消化的残渣等物质运出细胞的重要方式

四、细胞的新陈代谢

细胞是生物体新陈代谢的基本单位,生物体将简单小分子合成复杂大分子并消耗能量的过程称为同化作用或合成代谢,如光合作用;生物体将复杂化合物分解为简单小分子并放出能量的过程,称为异化作用或分解代谢,如细胞呼吸。同化作用与异化作用组成了新陈代谢的两个方面。这些代谢反应基本都发生在生物膜上,都需要酶的催化作用。

(一)酶

酶是活细胞产生的一类具有催化功能的生物分子。绝大多数的酶是蛋白质,少数的酶是RNA。酶的分类及酶促反应特性见表1-1-8。

表1-1-8 酶的分类及酶促反应特性

要点	主要内容
分类	按其分子组成分为单纯酶和缀合酶。单纯酶只由氨基酸组成。缀合酶是由蛋白质部分(酶蛋白)与非蛋白部分(辅因子)组成。酶蛋白决定酶促反应的特异性及其催化机制,辅因子决定酶促反应的类型。酶蛋白和辅因子结合在一起称为全酶,只有两者结合后才具有催化作用,酶蛋白和辅因子单独存在时没有催化活性
酶促反应特性	酶是生物催化剂,除具有化学催化剂的特性以外,其最突出的特点是: (1)酶的催化效率极高; (2)酶对底物具有高度的特异性。一种酶只能作用于某一类或某一种特定的物质,即酶作用的特异性或专一性; (3)酶具有不稳定性; (4)酶具有可调节性

通常把被酶作用的物质称为酶的底物。

此外,酶很容易失去活性。所以,酶作用一般都要求比较温和的条件,如常温、常压、接近中性的酸碱度等。

1. 酶的催化机理

酶之所以具有高效的催化能力,根本原因在于酶可以降低活化反应所需要的能量。酶的中间产物学说及诱导契合假说认为酶在催化某一底物时,先与底物结合形成一种不稳定的中间产物,这种中间产物很容易发生化学反应而变成反应产物,并且释放出酶。

酶蛋白具有特殊的三维空间结构和构象,其大分子的特殊部位可以与底物相结合,这一部位称为酶的活性中心。酶的活性中心通常由少数几个氨基酸残基或是这些残基上的某些基团组成。一般认为活性中心有两个功能部位:第一个是结合部位,一定的底物靠此部位结合到酶分子上;第二个是催化部位,底物的键在此处被打断或形成新的键,从而发生一定的化学变化。酶的活性中心部位是一种柔性结构,当酶分子与底物分子接近时,酶蛋白受底物分子的诱导,其构象发生有利于与底物结合的变化,使酶活性中心与底物互补契合。这种诱导契合关系促进了酶与底物相互作用,使活性中心化学基团有最佳的定位。

2. 酶促反应动力学

酶促反应动力学研究的是酶促反应速率以及各种因素对酶促反应速率的影响。酶促反应动力学的速度是指反应开始时的初速度。

米氏常数是酶的特性常数，米氏方程为：$V=V_{max}[S]/(K_m+[S])$

K_m 和 V_{max} 的概念：

（1）K_m 等于酶促反应速度为最大反应速度一半时的底物浓度（[S]）。K_m 是酶的特征性常数之一；K_m 值表示酶对底物亲和力的大小，K_m 值越大表示酶对该底物的亲和力越小；同一酶对于不同底物有不同的值。

（2）V_{max} 是酶完全被底物饱和时的反应速度，与酶浓度成正比。

3. 影响酶活性的因素

（1）温度的影响：反应系统的温度低于最适温度时，温度升高使反应速率加快；反应系统的温度高于最适温度时，会使酶变性失活，导致反应速率减慢。酶促反应速率达最大时的反应系统温度为酶的最适温度。

（2）pH 值的影响：pH 值的改变影响具有可解离基团的底物和辅酶的荷电状态，从而影响酶对它们的亲和力。pH 值影响酶活性中心的空间构象，从而影响酶的活性。酶的催化活性达到最高时反应系统的 pH 值，称为酶促反应的最适 pH 值。pH 值高于或低于最适 pH 值时，酶的活性会降低，远离最适 pH 值时还会导致酶发生变性失活。

（3）激活剂和抑制剂的影响：使酶从无活性转变为有活性或使酶活性增加的物质，称为酶的激活剂。使酶活性下降又不引起酶蛋白变性的物质，称为酶的抑制剂。根据抑制剂与酶结合的紧密程度不同，可将酶的抑制作用分为不可逆性抑制和可逆性抑制。可逆抑制作用类型可分为 3 种：竞争性抑制剂、非竞争性抑制剂和反竞争性抑制剂。

知识拓展 ●●●●

竞争性抑制动力学特点：V_{max} 不变，K_m 增大，斜率增大。非竞争性抑制动力学特点：V_{max} 降低，K_m 不变，斜率增大。反竞争性抑制动力学特点：V_{max} 降低，K_m 降低，斜率不变。

4. 同工酶和变构酶的概念

同工酶是指催化相同化学反应的分子结构、理化性质乃至免疫学性质不同的一组酶。

有的酶分子中不仅含催化亚基（或部位），还含有调节亚基（或部位）。当某些特定的小分子化合物（如代谢物）与调节亚基（或部位）结合时，可诱导和影响催化亚基（或部位）空间结构的改变，使其催化活性增高或降低。这类具有变构调节作用的酶称为变构酶或别构酶。

（二）细胞呼吸和细胞能量转换分子——ATP

细胞呼吸是合成 ATP 的主要来源。

1. 细胞呼吸的概念

生物体在细胞内特定的细胞器内，将各种大分子物质分解产生 CO_2，并将释放出的能量存储于 ATP 的过程叫做细胞呼吸，也称生物氧化。

2. 细胞呼吸的特点

（1）细胞呼吸本质是在线粒体中进行的一系列酶系所催化的氧化还原反应。

（2）产生的能量储存在 ATP 的高能磷酸键中。

（3）整个反应过程是分步进行的，能量也是逐步释放的。

（4）反应在恒温（37 ℃）和恒压条件下进行的。

（5）反应过程需要 H_2O 的参与。

3. 细胞能量转换分子——ATP

ATP是生物内能量转换的中间携带者，因此被形象地称为"能量货币"。ATP是生物生命活动的直接供能者，也是生物能量获得、转换、储存和利用等环节的联系纽带。

五、细胞分裂、分化、衰老与凋亡

（一）细胞分裂

细胞分裂是活细胞繁殖的方式，单细胞生物（如酵母菌）以细胞分裂的方式产生新的个体；多细胞生物是由一个单细胞（即受精卵）经过细胞的分裂和分化发育而成的。

1. 细胞周期

细胞从前一次有丝分裂结束开始到这一次有丝分裂结束为止所经历的全过程称为细胞周期。典型的细胞周期包括分裂间期和分裂期两部分。

（1）分裂间期：是细胞分裂前重要的物质准备和积累阶段，是细胞代谢、DNA复制旺盛时期，包括DNA合成期（S期）以及S期前后两个间隔期G_1期和G_2期。分裂间期占细胞周期的90%～95%。

（2）分裂期：包括核分裂和胞质分裂。分裂期占细胞周期的5%～10%。

2. 有丝分裂

有丝分裂根据染色体形态的变化特征，通常分为前期、中期、后期、末期四个时期。在后期和末期也包括了细胞质的分裂。

（1）前期：前期开始的第一个特征是染色质的凝聚；第二特征是核仁逐渐解体，核膜逐渐消失；第三特征是纺锤体的形成。

（2）中期：是从细胞核膜消失到有丝分裂期形成的全过程。是观察染色体形态数目的最佳时期。

（3）后期：着丝粒分裂，全部染色体平均分配到细胞的两极，使细胞的两极各有一套染色体，且染色体的形态和数目完全相同。

（4）末期：染色体又成为纤细的染色质，纺锤丝也逐渐消失，核仁、核膜重新出现，伴随子细胞核的重建。

（5）胞质分裂：在动物细胞中，细胞缢裂成了两个子细胞。植物细胞的细胞板逐渐形成新的细胞壁，最终将一个细胞分裂成两个子细胞。

3. 减数分裂及配子的形成

减数分裂是一种特殊的有丝分裂，是指有性生殖的个体在特定时期发生的一种特殊细胞分裂。减数分裂过程中相继的两次分裂分别称为减数分裂Ⅰ和减数分裂Ⅱ。

（1）减数分裂期Ⅰ：过程可划分为前期Ⅰ、中期Ⅰ、后期Ⅰ、末期Ⅰ等阶段。

1）前期Ⅰ：包括细线期、偶线期、粗线期、双线期、终变期等5个阶段。

2）中期Ⅰ：四分体在纺锤丝的牵引下移向细胞中央，排列在细胞的赤道板两侧。

3）后期Ⅰ：同源染色体在两极纺锤体作用下相互分离，并分别逐渐向两极移动。

4）末期Ⅰ，胞质分裂Ⅰ和减数分裂间期：核被膜重新装配，形成两个子细胞核。细胞质也开始分裂，完全形成两个间期子细胞。

（2）减数分裂期Ⅱ：减数第一次分裂结束后，紧接着开始减数第二次分裂，即经过分裂前期Ⅱ、中期Ⅱ、后期Ⅱ、末期Ⅱ和胞质分裂Ⅱ。经过这次分裂，共形成4个子细胞。在雄性动物中，将进一步发展为4个精子。在雌性动物中，第一次分裂为不等分裂，第二次分裂也为不等分裂，最终仅形成一个有功能的卵细胞。

减数分裂的意义在于：保证了有性生殖生物个体世代间染色体数目的稳定性；为有性生殖过程中创造变异提供了遗传的物质基础；是三大遗传规律的细胞学基础。

4. 减数分裂与有丝分裂的区别

减数分裂与有丝分裂的区别见表 1-1-9。

表 1-1-9　减数分裂与有丝分裂的区别

区别	减数分裂	有丝分裂
分裂后的细胞个数	4	2
细胞分裂次数	2	1
染色体数目	减半	不变
形成的细胞类型	生殖细胞	体细胞
分裂的持续时间	时间较长，数月或数年	通常为 1～2 h

（二）细胞的分化与全能性

1. 细胞分化及全能性的概念

受精卵经过卵裂产生的同源细胞在形态、结构、功能方面形成稳定性差异的过程称为细胞分化。

单个细胞经过分裂和分化后仍具有发育成完整个体的能力，称为细胞的全能性。

2. 细胞分化机制

从分子水平看，分化细胞间的主要差别是合成的蛋白质种类不同。而蛋白质是由基因编码的，所以合成蛋白质的不同主要是表达的基因不同，细胞分化的分子基础在于基因表达的控制。因此，细胞分化是基因选择性表达的结果，不同类型的细胞在分化过程中表达一套特异的基因，其产物不仅决定细胞的形态结构，而且执行各自的生理功能。

3. 具有全能性的细胞——干细胞

干细胞是一类具有自我更新能力的多潜能细胞，在一定条件下可以分化成多种功能细胞。干细胞分为两大类，即胚胎干细胞和成体干细胞。胚胎干细胞是指具有多分化潜能的细胞，主要存在于早期胚胎中，是一种全能干细胞。成体干细胞是指成体的许多组织中具有增殖和分化能力的细胞。

（三）细胞的衰老

1. 细胞衰老的概念

细胞有一定的寿命，在生命后期能力逐渐减退直至完全丧失的不可逆过程，即为细胞衰老。细胞的衰老和死亡是正常的发育过程，也是生物体发育的必然结果。

2. 衰老细胞的特征

（1）细胞内原生质水分减少，导致原生质脱水与变性，细胞体积变小。

（2）色素逐渐积累增多，阻碍了细胞内物质的交流和信息的传递。

（3）细胞膜的流动性降低，物质运输功能下降，细胞的兴奋性降低。

（4）线粒体体积增大而数量减少，严重影响细胞的有氧呼吸。

（5）核膜内折，染色质固缩化，染色体端粒的缩短以及内质网上核糖体脱落等。

（四）细胞凋亡

1. 细胞凋亡的概念

细胞凋亡也称为程序性细胞死亡，是指体细胞发生主动的、有基因控制的自我消亡方式。细胞凋亡具有生理性和选择性。

2. 细胞凋亡的特征

细胞凋亡的特征包括：细胞体积缩小、胞质皱缩、染色体凝聚以及出现凋亡小体等。

细胞死亡有两种形式：一种为坏死性死亡；另一种为程序性死亡，即细胞凋亡。

第四节　生物的遗传、变异和进化

遗传学把子代与亲代、子代个体之间相似的现象叫遗传，把子代与亲代及子代与子代间不完全相同的现象叫变异。

一、遗传学的基本定律

（一）分离定律

孟德尔的第一定律——分离定律：生物在生殖细胞形成过程中成对的等位基因彼此分离，随机分别进入不同的生殖细胞，每一个生殖细胞只能得到成对等位基因中的一个。

（二）自由组合定律

孟德尔第二定律——自由组合定律，也叫独立分配定律，基本要点是：生物在形成生殖细胞时，非等位基因独立行动，自由组合，随机分配到一个生殖细胞中去。

（三）连锁与交换定律

摩尔根发现了遗传学的第三个定律——连锁和交换定律。

在生殖细胞形成过程中，位于同一条染色体上的基因彼此连锁在一起，作为一个单位进行传递，构成连锁群。在生殖细胞形成时，同一连锁群中的各对等位基因之间可以发生交换而重组。一对同源染色体上的两对等位基因之间的距离越大，发生交换的机会越大，重组率越高。

（四）性染色体和伴性遗传

1. 性染色体

生物的染色体可以区分为常染色体和性染色体。与性别决定直接有关的一个或一对染色体就是性染色体，其余的染色体则统称为常染色体，并常以 A 表示。常染色体的每对同源染色体一般都是同型的，即形态、结构和大小等都基本相似；性染色体是单个的或是成对的，往往是异型的，即形态、结构和大小和功能都有所不同。

2. 性别决定

由性染色体决定雌雄性别的方式主要有雄杂合型和雌杂合型两种类型。

（1）雄杂合型：即 XY 型，这类生物在配子形成时，由于雄性个体是异配子性别，可产生含有 X 和 Y 两种雄配子；雌性个体是同配子性别，只产生含有 X 一种雌配子。因此当雌雄配子结合受精时，含 X 的卵细胞与含 X 的精子结合形成受精卵（XX），将发育成雌性；含 X 的卵细胞与含 Y 的精子结合形成的受精卵（XY），将发育成雄性。人类的雄性染色体就属于 XY 型。

（2）雌杂合型：即 ZW 型，该类型跟 XY 型恰恰相反，雌性个体是异配子性别，即 ZW；而雄性个体是同配子性别，即 ZZ。

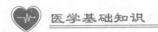

3.伴性遗传

伴性遗传是指位于性染色体上的基因控制的某些性状总是伴随性别而遗传的现象，又称性连锁。人类大约有 80 种性状是伴性遗传的，如血友病等都是伴性遗传的病症。

二、生物的变异

生物重组引起变异的原因主要有两种，即遗传物质的改变（突变）和环境因素的影响。突变对于生物的变异有更深的影响。突变可以发生在染色体水平上，也可以发生在基因水平上，即染色体畸变和基因突变。

（一）染色体畸变

染色体数目和结构的改变，称为染色体畸变。常用核型分析方法检查染色体畸变。

1.染色体结构变异

（1）缺失：即一条染色体断裂而失去其中的一段。缺失的片段可以位于染色体的中间，也可以位于染色体的末端。缺失是由于热、辐射、病毒、化合物或由于重组酶的错误等原因引起的染色体断裂。缺失的后果取决于缺失的基因。

（2）重复：即一条染色体的断裂片段连接到另一条同源染色体的相应部位，结果后者染色体的片段加倍。

（3）倒位：即一条染色体的断裂片段位置倒过来后重新连接到所产生的染色体上去。倒位发生时遗传物质并没有丢失。

（4）易位：染色体发生断裂，断裂片段接到非同源染色体上的现象称为易位。

2.染色体数目变异

染色体数目变异包括整倍体变异和非整倍体变异。

（1）整倍体变异：体细胞中染色体数目的变异以二倍体产生的正常配子中的染色体数为单位进行整数倍的增减称为整倍体变异。常分为单倍体和多倍体。

单倍体是具有配子染色体数（n）的个体，单倍体只有一组染色体；多倍体是指体细胞中的染色体数为二倍体配子染色体数的 3 倍或大于 3 的倍数的个体，特点是以二倍体产生的正常配子中的染色体数为单位进行成倍增加。多倍性是人类和动物早期自然流产的主要原因之一。

（2）非整倍体变异：体细胞中染色体数目丢失或添加了一条或几条完整的染色体，这种染色体非整倍性增加或减少称为非整倍体变异。染色体非整倍体常可引起遗传性状的改变。

（二）基因突变

1.基因结构的改变

基因突变是指由于 DNA 碱基对的取代、增添或缺失而引起的基因结构的变化，亦称点突变。通过突变而出现的基因称为突变基因。基因突变是生物变异的主要原因，是生物进化的主要因素。根据基因结构的改变方式，基因突变可分为碱基替换突变和移码突变。

（1）碱基替换突变：一个正确的碱基对被一个错误的碱基对替代的突变叫碱基替换突变。碱基替换过程只改变被替换碱基的那个密码子，也就是每一次碱基替换只改变一个密码子。引起碱基替换突变的原因和途径有两个：一是碱基类似物的掺入；二是某些化学物质引起碱基替换突变。

（2）移码突变：基因中插入或者缺失一个或几个碱基对，使全部密码发生了变化，称为移码突变。

2. 自发突变和诱发突变

基因突变通常包括两种类型，即自发突变和诱发突变。在自然条件下发生的突变叫自发突变，由人工利用物理因素或化学药剂诱发的突变叫诱发突变。

（1）自发突变：自然状态下，生物基因突变的频率是很低的。引起自发突变的因素有以下两种。

1）DNA 复制错误。

2）自发的化学变化，引起自发突变的化学变化有特殊碱基脱嘌呤、脱氨（基）作用和氧化作用损伤碱基 3 种途径。

（2）诱发突变：实验中常用放射线和化学物质诱发基因突变。

1）射线：电离射线诱发突变的特点是诱变是随机的，不存在特异性。紫外线是常用的诱变剂，紫外线的主要效应是诱导形成胸腺嘧啶二聚体。大剂量的紫外线照射能引起 DNA 双螺旋的局部变性，互相靠近引起交联。紫外线的作用有诱变的特异性，集中于 DNA 的特定部位。

2）化学诱变剂：引起突变的化学物质叫化学诱变剂。化学药物诱变作用的特点是：某些诱变剂有特异性，一定性质的药物能够诱发一定类型的变异。化学诱变剂分为以下几类：①碱基的修饰剂：通过直接修饰碱基的化学结构改变其性质而导致诱变；②碱基类似物：由于该类物质的结构类似于碱基，使 DNA 复制中发生配对错误；③引起移码突变的诱变剂：这一类化学诱变剂能嵌入 DNA 双链中心的碱基之间，引起碱基增加或缺失，引起碱基突变点以下全部遗传密码的"阅读"顺序发生改变，从而发生转录和翻译上的错误，导致突变；④生物因素可引起基因突变，过高或过低的温度也能引起突变。

三、生物的进化

进化是指生命在一定外界环境条件下，遵循着一定的规律，从无到有、从少到多、从简单到复杂、从低级到高级发展运动的全部历史。

进化是生物界的基本特征，也是生物界运动的总规律。随着自然条件的变化，生物的进化经历着一个由简单到复杂、由低级到高级的长期历史发展的过程。

生物的 DNA 分子以一定速率突变是生物进化的主要动力之一，除了自然选择之外，随机的遗传也是生物进化的主要因素之一。

第二章　生物化学

◇ 知识框架

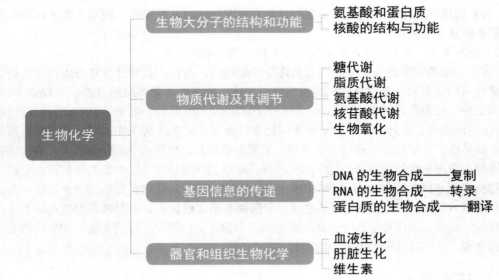

◇ 知识解读

第一节　生物大分子的结构和功能

一、氨基酸和蛋白质

（一）氨基酸的结构及分类

组成蛋白质的氨基酸有 20 种，除甘氨酸外，均属 L-α-氨基酸。根据侧链的结构和理化性质，氨基酸可分为 5 组：非极性脂肪族氨基酸、极性中性氨基酸、芳香族氨基酸、酸性氨基酸、碱性氨基酸。

（二）氨基酸的两性游离

氨基酸分子是一种两性电解质，具有两性解离的特性。在某一 pH 值的溶液中，氨基酸解离成阳离子和阴离子的趋势及程度相等，氨基酸成为兼性离子，呈电中性，此时溶液的 pH 值称为该氨基酸的等电点。

> 知识拓展 ●●●●
>
> 若将氨基酸的水溶液酸化，其双极离子会与 H^+ 结合而成阳离子；若向氨基酸水溶液加入碱，双极离子的氨基氮原子上一个 H^+ 就与 OH^- 结合，生成 1 分子 H_2O，致使双极离子变成阴离子，这就是氨基酸的两性性质。

（三）肽的概述

一个氨基酸的 α-羧基与另一个氨基酸的 α-氨基脱水缩合后形成一个肽键，两个氨基酸也因此连接起来，此时这两个氨基酸组成了最简单的二肽。二肽通过肽键与另一分子氨基酸缩合生成三肽。多肽链分别有游离的氨基末端（N-端）和羧基末端（C-端）。在肽链中，氨基酸分子因脱水缩合而基团不全，称为氨基酸残基。

谷胱甘肽是具有许多生物活性的三肽，由谷氨酸、半胱氨酸及甘氨酸组成。其功能有：①解毒功能，避免毒物和 DNA、RNA 及蛋白质结合；②谷胱甘肽是细胞内重要的还原剂，既可以保护蛋白质或酶的生物活性，又可以还原细胞内产生的 H_2O_2 使其变成 H_2O。

（四）蛋白质的结构

1. 蛋白质的一级结构

蛋白质的一级结构是指蛋白质分子内，从 N-端至 C-端的氨基酸排列顺序。肽键是基本的结构键，少数还包括二硫键。

2. 蛋白质的二级结构

蛋白质分子中，某一段肽链的局部空间结构，即该段肽链主链骨架原子的相对空间位置，不涉及氨基酸残基侧链的构象。蛋白质的二级结构的主要形式包括 α-螺旋、β-折叠、β-转角和 Ω 环。氢键是维持蛋白质二级结构的主要化学键。

α-螺旋每隔 3.6 个氨基酸残基螺旋上升一圈，螺距为 0.54 nm。氢键的方向与 α-螺旋的长轴基本平行；α-螺旋走向为顺时针方向螺旋，也就是右手螺旋方向，氨基酸侧链伸向螺旋外侧。

3. 蛋白质的三级结构

蛋白质的三级结构指的是整条多肽链中所有氨基酸残基的相对空间位置，即整条多肽链中所有原子在三维空间的排布位置。三级结构的形成和稳定主要靠疏水键、盐键、氢键和范德华力这几个次级键。疏水键是维持蛋白质三级结构的最主要稳定力量。

4. 蛋白质的四级结构

体内多数功能性蛋白质由两条或两条以上多肽链构成，每条肽链都形成相对独立且完整的三级结构，称为该蛋白质的亚基，亚基之间呈特定的三维空间排布，并以非共价键连接。

蛋白质分子中各个亚基的空间排布，以及亚基接触部位的布局和相互作用，称为蛋白质的四级结构。维持蛋白质四级结构的主要化学键是氢键和离子键。

（五）蛋白质空间结构和功能的关系

1. 肌红蛋白（Mb）和血红蛋白（Hb）两者都含有血红素辅基。肌红蛋白（Mb）是一个只有三级结构的单链蛋白质，而血红蛋白（Hb）是具有 4 个亚基组成的四级结构。所以在相同低氧分压的条件下，肌红蛋白（Mb）比血红蛋白（Hb）更容易与氧气结合。

2. 蛋白质在不改变一级结构的前提下，空间构象改变，其功能也将发生改变。如血红蛋白亚基的构象发生变化，血红蛋白与氧气的结合将发生变化，表现出正协同效应，即血红蛋白第 1 个亚基与氧气结合后，将促进剩下 3 个亚基与氧气的结合。

3. 蛋白质在不改变一级结构的前提下空间构象改变可引起疾病。如疯牛病是由于正常的 α-螺旋转变为 β-折叠所致的。

知识拓展 ●●●●

一个寡聚体蛋白质的一个亚基与其配体结合后，能影响此寡聚体中另一个亚基与配体结合能力的现象，称为协同效应。O_2 和 Hb 的结合具有协同效应。

二、核酸的结构与功能

（一）核酸分子的组成

核酸可以分为核糖核酸（RNA）和脱氧核糖核酸（DNA）两大类。核酸的基本组成单位是核苷酸。核苷酸是由碱基、戊糖、磷酸三种分子连接而成的。

核酸水解后可以产生核苷酸，核苷酸进一步水解成核苷和磷酸，核苷又可再水解为戊糖和碱基。DNA 与 RNA 的差别在于核苷酸分子中戊糖的类型。

核苷酸中的碱基是含氮的杂环化合物，分别属于嘌呤衍生物和嘧啶衍生物。嘌呤碱主要是鸟嘌呤（G）和腺嘌呤（A），嘧啶碱主要是胞嘧啶（C）、尿嘧啶（U）和胸腺嘧啶（T），DNA 和 RNA 中都含有鸟嘌呤、腺嘌呤和胞嘧啶，胸腺嘧啶存在于 DNA 中；尿嘧啶存在于 RNA 中。

（二）DNA（脱氧核糖核酸）

1. DNA 一级结构

脱氧核苷酸从 5'- 端至 3'- 端的排列顺序是 DNA 的一级结构。DNA 的一级结构又指其碱基的排列顺序。

2. DNA 二级结构

右手双螺旋结构是 DNA 的二级结构。DNA 双螺旋结构的主要特征如下。

（1）DNA 由两条多聚脱氧核苷酸链构成，一条链自上而下沿 5'→3' 方向，另一条自下而上沿 5'→3' 方向，两条链走向相反，呈先反向平行的特点。

（2）由脱氧核糖与磷酸基团成的亲水性骨架位于双螺旋结构外侧，疏水性的碱基对位于双螺旋结构内侧。

（3）氢键和碱基堆积力共同维系 DNA 双旋结构的稳定。碱基对之间的氢键维系 DNA 双链结构的横向稳定，而碱基平面之间的碱基堆积力维系 DNA 双螺旋结构的纵向稳定。

（4）在 DNA 分子中，两股 DNA 链进一步形成右手双螺旋结构，螺距为 3.54 nm，直径为 2.37 nm。

（5）DNA 的两条多聚脱氧核苷酸链之间形成了互补碱基对。DNA 的两条链则称为互补链。碱基对平面与双螺旋结构的螺旋轴近乎垂直。

3. DNA 高级结构

DNA 高级结构是在二级结构基础上，DNA 双螺旋基础上进一步扭曲形成超螺旋结构。

4. DNA 的功能

（1）DNA 是主要的遗传物质。为 DNA 和 RNA 的复制和转录提供了模板。

（2）DNA 是生物遗传的物质基础，同时也是个体生命活动的信息基础。

（三）RNA 的结构和功能

RNA 的结构和功能见表 1-2-1。

表 1-2-1　RNA 的结构和功能

分类		主要内容
编码 RNA		信使 RNA（mRNA）
非编码 RNA	组成性非编码 RNA	转运 RNA（tRNA）、核糖体 RNA（rRNA）、催化小 RNA（核酶）、核仁小 RNA（snoRNA）、核小 RNA（snRNA）、胞质小 RNA（scRNA）等
	调控性非编码 RNA	微 RNA（miRNA）、干扰小 RNA（siRNA）、长非编码 RNA（lncRNA）、环状 RNA（circRNA）等

1. rRNA

rRNA 是细胞含量最多的 RNA，约占 RNA 总量的 80 % 以上。rRNA 具有确定的种类和保守的核苷酸序列。rRNA 是核糖体的主要成分，与核糖体蛋白共同构成核糖体。

rRNA 与核糖体蛋白共同构成核蛋白体，参与蛋白质的合成。核蛋白体由大小亚基组成。

2. tRNA

（1）tRNA 约占细胞 RNA 总量的 15 %，是含有稀有碱基最多的 RNA。

（2）tRNA 的结构具有如下特点：① tRNA 分子中含有稀有碱基（DHU、ψ、m^7G、m^7A 等）；② tRNA 具有特定的空间结构，tRNA 存在着一些核酸序列，能够通过碱基互补配对的原则，形成局部的链内双螺旋结构。在这些局部的双螺旋结构之间的核苷酸序列不能形成互补的碱基对则膨出形成环状或襻状结构，这时 tRNA 的二级结构呈三叶草形状；③ tRNA 的共同三级结构是倒 L 型。

3. mRNA

mRNA 是以 DNA 为模板的合成产物，然后转移至细胞质内。mRNA 的种类多、含量少，仅占细胞 RNA 总重量的 2 % ~ 5 %。

mRNA 的功能：mRNA 是蛋白质合成的模板。mRNA 的核苷酸序列作为密码子，决定着蛋白质合成的氨基酸序列。mRNA 的 3'- 多聚（A）尾结构和 5'- 帽结构共同负责 mRNA 从细胞核向细胞质的转运，维持 mRNA 的稳定性，此外还可以对翻译的起始进行调控。

4. 遗传密码

遗传密码以连续三个核苷酸为一组，编码一个氨基酸，因而称为三联体密码，其主要特点为：连续性、简并性、摆动性、通用性。

第二节　物质代谢及其调节

一、糖代谢

（一）糖的无氧氧化

1. 第一阶段——糖酵解过程

糖酵解是指葡萄糖经过糖酵解分为两分子丙酮酸的反应过程。

糖酵解途径分为两个阶段。

（1）耗能阶段：葡萄糖发生磷酸化反应，生成葡萄糖 -6- 磷酸。催化此反应的是己糖激酶；葡萄糖 -6- 磷酸转变为果糖 -6- 磷酸；果糖 -6- 磷酸转变为果糖 -1, 6- 二磷酸，这是第二个磷酸化反应，由磷酸果糖激酶 -1 催化；果糖 -1, 6- 二磷酸裂解成 2 分子磷酸丙糖，这步反应是可逆的，由醛缩酶催化；磷酸二羟丙酮转变为 3- 磷酸甘油醛，3- 磷酸甘油醛和磷酸二羟丙酮是同分异构体，在磷酸丙糖异构酶催化下可以互相转变。

（2）产能阶段：3- 磷酸甘油醛氧化为 1, 3- 二磷酸甘油酸；1, 3- 二磷酸甘油酸转变成 3- 磷酸甘油酸；3- 磷酸甘油酸转变为 2- 磷酸甘油酸；2- 磷酸甘油酸脱水生成磷酸烯醇式丙酮酸；磷酸烯醇式丙酮酸发生底物水平磷酸化生成丙酮酸。

2. 第二阶段——乳酸生成

在乳酸脱氢酶的催化下，丙酮酸被还原成乳酸。

3. 生理意义

当机体缺氧或肌肉运动以致局部血流不足时，由糖无氧氧化提供能量，这对肌肉收缩极其重要。因为成熟红细胞没有线粒体，所以糖无氧氧化成为了成熟红细胞能量的主要来源。此外在感染性休克、肿瘤恶病质等病理情况下，糖的无氧氧化也极为活跃，产生的大量乳酸，主要被肝利用进行糖异生。

（二）糖的有氧氧化

糖的有氧氧化是指葡萄糖或糖原在有氧条件下，彻底被氧化成 CO_2 和 H_2O，并提供充足能量的过程。

1. 糖有氧氧化过程

葡萄糖的有氧氧化可分为三个阶段：第一阶段是葡萄糖经糖酵解生成丙酮酸；第二阶段是生成的丙酮酸进入线粒体后，氧化脱羧生成乙酰辅酶 A（乙酰 CoA）；第三阶段是乙酰 CoA 进入三羧酸循环，偶联进行氧化磷酸化反应。

知识拓展 ●●●●

柠檬酸合成酶、异柠檬酸脱氢酶和 α- 酮戊二酸脱氢酶复合体为三个限速酶，异柠檬酸脱氢酶是三羧酸循环最主要的限速酶。

2. 糖有氧氧化及三羧酸循环的生理意义

（1）糖有氧氧化的主要生理功能是氧化供能，是体内主要的产能途径。在有氧条件下，1 分子葡萄糖完全氧化成 CO_2 和 H_2O，可以产生 30 分子 ATP 或 32 分子 ATP。

（2）三羧酸循环是体内糖、脂肪和蛋白质三大营养物质代谢的最终共同途径。三羧酸循环本身并不是直接释放能量、生成 ATP 的主要环节，而是通过 4 次脱氢反应提供足够的还原能量，以便进行后续的电子传递过程和氧化磷酸化反应生成大量 ATP。

（3）三羧酸循环也是糖、脂肪和氨基酸代谢联系的枢纽。

（三）糖原合成和分解过程

1. 糖原的合成过程

（1）糖原合成指葡萄糖生成糖原的过程，发生部位主要在肝和骨骼肌。

（2）合成过程：葡糖 -6- 磷酸变构生成葡糖 -1- 磷酸，再与尿苷三磷酸（UTP）反应生成尿苷二磷酸葡萄糖（UDPG）和焦磷酸。此反应可逆，由 UDPG 焦磷酸化酶催化。

2. 糖原的分解过程

糖原分解指糖原分解为葡糖 -1- 磷酸而被机体利用的过程，它不是糖原合成的逆反应。

具体过程为：磷酸化酶水分解 α-1，4-糖苷键释放出葡萄糖-1-磷酸；脱支酶分解 α-1，6-糖苷键释出游离葡萄糖；肝利用葡糖-6-磷酸生成葡萄糖而肌不能。

（四）糖异生的生理意义与调节

由非糖化合物转变为葡萄糖或糖原的过程称为糖异生。非糖化合物的主要原料为乳酸、甘油、生糖氨基酸等。糖异生主要在肝进行。

1. 生理意义

（1）糖异生的主要作用是饥饿或运动时调节血糖，维持血糖水平的相对稳定。

（2）糖异生是补充或恢复肝糖原储备的重要途径。

（3）肾糖异生增强有利于维持酸碱平衡。

2. 糖异生的调节

糖异生有两种调节方式：变构调节、激素调节。

（五）肌收缩产生的乳酸在肝内形成乳酸循环

糖异生与糖无氧氧化生成的乳酸，形成乳酸循环。肌肉收缩过程中，通过糖无氧氧化生成的乳酸，可通过细胞膜进入血液，随后进入肝，在肝内异生为葡萄糖，这些葡萄糖被释放入血后，又可被肌肉摄取，从而构成了一个循环，这个循环称为乳酸循环（Cori 循环）。乳酸循环的生理意义在于能够使乳酸中的能量被回收利用，避免乳酸堆积而引起酸中毒。

二、脂质代谢

脂质是脂肪和类脂的总称。脂肪就是甘油三酯，有储存及氧化功能。类脂包括：固醇及其酯、磷脂及糖脂等，是细胞膜结构的重要组成部分。

（一）脂肪酸分解代谢过程及能量的生成

1. 脂肪酸分解代谢过程

（1）脂肪动员：是指甘油三酯被脂肪酶水解成甘油和游离脂肪酸，释放入血，供给全身各组织氧化利用的过程。

（2）脂肪酸的 β-氧化：脂肪酸的活化——脂酰 CoA 的生成。

此过程主要在线粒体内进行，脂酰 CoA 进入线粒体是脂肪酸 β 氧化的主要限速步骤。β 氧化是体内脂肪酸分解代谢的主要方式。

2. 脂肪酸氧化的能量生成

脂肪酸氧化是机体 ATP 的重要来源。含 2n 个碳原子的脂肪酸彻底氧化共生成（17n-5）个 ATP 分子，减去脂肪酸活化时耗去的 2 个高能磷酸键，相当于 2 分子 ATP，净生成（17n-7）分子 ATP。

（二）酮体

乙酰乙酸、β-羟丁酸和丙酮三者统称酮体。酮体是脂肪酸在肝内分解氧化时特有的中间产物。乙酰 CoA 是合成酮体的原料，合成的整个过程在线粒体内进行。HMG-CoA 合成酶是酮体生成的关键酶。

（三）脂肪酸的合成，不饱和脂肪酸的生成

1. 脂肪酸合成

脂肪酸的合成在胞液中进行，乙酰 CoA 为合成原料。首先，乙酰 CoA 羧化成丙二酸单酰 CoA，然后丙二酸单酰 CoA 形成丙二酰单酰 ACP，后者反复的依次经缩合、加氢、脱水和再加氢反应，使脂肪酸链延长到 16 碳，生成软脂酰 CoA。

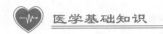

乙酰 CoA 羧化酶是一种变构酶，是脂肪酸合成的限速酶。

2. 不饱和脂肪酸的生成

人体含有的不饱和脂肪酸主要有软油酸、油酸、亚油酸、亚麻酸和花生四烯酸。后三种为必需脂肪酸，以亚油酸为最主要。

硬脂酸和软脂酸在细胞内质网上的去饱和酶催化下脱氢生成相应的油酸和软油酸。

（四）前列腺素及其衍生物

1. 前列腺素

花生四烯酸在 PGH 合成酶（环加氧酶）作用下可转变生成 PGH_2，其在不同组织继续转变成 PGE_2、PGI_2、$PGF_2\alpha$。PGE_2 能诱发炎症，促进局部血管扩张，使动脉平滑肌舒张，降低血压。PGI_2 抑制胃酸分泌，促进胃肠平滑肌蠕动。$PGF_2\alpha$ 使卵巢平滑肌收缩，引起排卵等。

2. 血栓烷

血栓烷是在血小板中血栓烷 A_2（TXA_2）合成酶催化下由 PGH_2 转变生成的。具有促血小板聚集、血管收缩、促凝血及血栓形成等作用。

3. 白三烯

白三烯 A_4 可转变为 LTB_4、LTC_4、LTD_4 及 LTE_4。过敏反应的慢反应物质是 LTC_4、LTD_4 及 LTE_4 的混合物，对平滑肌有很强的收缩作用。LTB_4 促进白细胞游走及趋化作用，刺激腺苷酸环化酶等。

（五）甘油磷脂的合成

甘油磷脂的合成过程主要在细胞内质网内进行，合成基本过程有两个途径。

1. 甘油二酯合成途径

磷脂酰胆碱（卵磷脂）和磷脂酰乙醇胺（脑磷脂）主要通过此途径合成。

2. CDP-甘油二酯合成途径

肌醇磷脂、丝氨酸磷脂和心磷脂由此途径合成。

（六）胆固醇的主要合成途径和转化

胆固醇以游离胆固醇（非酯化胆固醇）和胆固醇酯的形式存在。它是细胞膜的重要成分，也是类固醇激素、胆汁酸盐及维生素 D_3 的前体。

1. 胆固醇的主要合成途径

胆固醇主要是自身合成。胆固醇的合成酶系主要存在于胞液和滑面内质网膜上。合成的器官主要是在肝脏，占合成胆固醇的 70 % ~ 80 %，其次是小肠，合成 10 %。乙酰 CoA 和 NADPH 是合成胆固醇的基本原料。

胆固醇合成过程复杂，有近 30 步酶促反应，概括分为三个阶段：①由乙酰 CoA 合成甲羟戊酸，HMG-CoA 还原酶是关键酶，是合成胆固醇的限速酶；②甲羟戊酸转变为鲨烯；③鲨烯环化为羊毛醇后转变为胆固醇。

2. 胆固醇的转化

胆固醇母核的侧链可被氧化、还原或降解转变为以下物质。

（1）转变为胆汁酸，是胆固醇在体内代谢的主要去路。

（2）转化为类固醇激素。

（3）转化为 7-脱氢胆固醇，7-脱氢胆固醇经紫外线照射转变为维生素 D_3。

（七）血浆脂蛋白的分类、组成、生理作用及代谢

1. 血浆脂蛋白的分类

（1）电泳法分类：血浆脂蛋白分为 α-脂蛋白（泳动最快）、前 β-脂蛋白、β-脂蛋白和乳糜微粒（CM）（不泳动，留在点样处）。

（2）超速离心法分类：血浆脂蛋白分为 CM（密度最小）、极低密度脂蛋白（VLDL）、低密度脂蛋白（LDL）和高密度脂蛋白（HDL）。

2. 血浆脂蛋白的组成

血浆脂蛋白主要由蛋白质、甘油三酯、磷脂、胆固醇及其酯组成。

CM 含甘油三酯最多；VLDL 也以甘油三酯为主要成分；LDL 含胆固醇最多；HDL 含蛋白质最多。

3. 血浆脂蛋白的生理作用

血浆脂蛋白中的蛋白质部分称载脂蛋白（apo），载脂蛋白不仅在结合和转运脂质及稳定脂蛋白的结构上发挥重要作用，而且还调节脂蛋白代谢关键酶活性，参与脂蛋白受体的识别，在脂蛋白代谢上发挥极为重要的作用。

4. 血浆脂蛋白的代谢

CM 是运输外源性甘油三酯及胆固醇酯的主要形式。VLDL 是运输内源性甘油三酯的主要形式。LDL 将肝脏合成的胆固醇转运到肝外组织。HDL 起肝外胆固醇转运至肝内的作用，称胆固醇的逆向转运。HDL 主要由肝脏合成。

三、氨基酸代谢

（一）氨基酸的脱氨基作用

氨基酸分解代谢主要的反应是脱氨基作用。人与动物体内氨基酸脱氨基的主要方式有：氧化脱氨基作用、转氨基作用和联合脱氨基作用等。

1. 氧化脱氨基作用

氧化脱氨基作用是指在酶的催化下氨基酸在氧化脱氢的同时脱去氨基的过程。谷氨酸的氧化脱氨基作用不需氧脱氢酶催化，而由谷氨酸脱氢酶催化。

2. 转氨基作用

转氨基作用是指 α-氨基酸的氨基通过氨基转移酶的作用，将氨基转移至 α-酮酸的酮基位置上，从而生成与此相应的 α-氨基酸，同时原来的 α-氨基酸则转变成为相应的 α-酮酸。

赖氨酸、脯氨酸及羟脯氨酸不能参与转氨基作用。

转氨基作用既是氨基酸的分解代谢过程，也是体内某些非必需氨基酸合成的重要途径。

3. 联合脱氨基作用

将转氨基作用与谷氨酸的氧化脱氨基作用两者联合进行，即为联合脱氨基作用。它是体内各种氨基酸脱氨的主要途径。

氨基酸经转氨、脱氢生成 α-酮酸。此联合脱氨基作用主要在肝、肾等组织中进行。骨骼肌和心肌是通过嘌呤核苷酸循环过程脱去氨基，最终完成氨基酸的脱氨基作用。

联合脱氨基的全过程是可逆的，因此它不仅是氨基酸一般分解代谢的第一步，而且其逆反应也成为体内合成新的非必需氨基酸的主要途径。

（二）氨基酸的脱羧基作用

部分氨基酸通过脱羧基作用生成相应的胺类。催化此反应的酶是氨基酸脱羧酶。以下是几

种重要胺类物质：① γ - 氨基丁酸；②组胺；③ 5- 羟色胺（5-HT）；④多胺；⑤牛磺酸。

（三）体内氨的来源和转运

体内氨有三个主要来源。

（1）氨基酸经脱氨基作用产生的氨是体内氨的主要来源。

（2）由肠道吸收的氨。

（3）肾泌氨。

氨在血液中的转运主要是以丙氨酸 - 葡萄糖循环及谷氨酰胺的运氨两种形式进行的。

（四）尿素的生成——鸟氨酸循环

氨在体内主要的去路是生成无毒的尿素，由肾以铵盐的形式随尿排泄。NH_3 和 CO_2 是合成尿素的原料，通过鸟氨酸循环在肝合成尿素。

鸟氨酸循环的步骤为：① NH_3、CO_2 和 ATP 缩合生成氨基甲酰磷酸；②氨基甲酰磷酸与鸟氨酸反应生产瓜氨酸；③瓜氨酸与天冬氨酸生产精氨酸代琥珀酸；④精氨酸代琥珀酸裂解成精氨酸与延胡索酸；⑤精氨酸水解释放尿素并再生成鸟氨酸。

这个循环过程中，精氨酸代琥珀酸合成酶为限速酶。

（五）一碳单位

某些氨基酸在分解代谢过程中可以产生含有一个碳原子的有机基团，称为一碳单位。一碳单位不能游离存在，常与四氢叶酸 FH_4 结合，才可被转运和参加代谢。

一碳单位的主要生理功能是作为合成嘌呤和嘧啶的原料，与核苷酸代谢关系密切。

一碳单位代谢障碍或 FH_4 不足，可引起某些疾病，如巨幼红细胞贫血。

四、核苷酸代谢

（一）核苷酸的生物学作用

核苷酸的生物学作用包括以下几点。

（1）作为核酸合成原料，这是核苷酸最主要的功能。

（2）是体内能量的利用形式。

（3）作为活化中间代谢物。

（4）参与细胞间信息的传递以调节代谢和生理活动，是体内重要的调节分子。

（5）组成辅酶、腺苷酸，可作为多种辅酶（NAD、FAD、CoA 等）的组成部分。

（二）核苷酸的合成与分解代谢

1. 核苷酸的合成

核苷酸的合成有两条途径：①从头合成途径，此途径为主要途径；②补救合成途径。

2. 核苷酸的分解代谢

嘌呤核苷酸在核苷酸酶的作用下经水解、脱氨、氧化等一系列反应最终生成尿酸。

嘧啶核苷酸经核苷酸酶的作用，再在肝脏中经脱氨、氧化、还原、脱羧等反应进一步分解，胞嘧啶转变为尿嘧啶，尿嘧啶分解代谢后最终生成氨、CO_2 和 β - 氨基丙酸，胸腺嘧啶代谢产生 β - 氨基异丁酸。

五、生物氧化

（一）生物氧化的特点和类型

物质在生物体内的氧化分解过程称为生物氧化。生物氧化反应的特点包括以下四点。

（1）需要有酶的催化，氧化过程是分阶段、逐步完成的。

（2）生物氧化发生部位不同，过程和产物也各不相同。

（3）在线粒体内发生的生物氧化，最终生成 CO_2 和 H_2O，需要消耗氧，并伴随能量的产生，能量主要用于生成 ATP。

（4）在微粒体、内质网等发生的氧化反应主要是对底物进行氧化修饰、转化等，并无 ATP 的生成。

生物氧化反应有脱电子、脱氢、加氧三种类型。

（二）呼吸链

1. 呼吸链的概念

线粒体内膜上有一系列酶作为递氢体或递电子体，按一定顺序排列在内膜上，组成递氢或递电子体系，称为电子传递链。该传递链进行的一系列连锁反应与细胞摄取氧的呼吸相关，故又称为呼吸链。

2. 氧化磷酸化

NADH 和 $FADH_2$ 的氧化过程，与 ADP 的磷酸化相偶联的过程称为氧化磷酸化。

氧化磷酸化的调节有三种方式。

（1）ADP 与 ATP 的调节：ADP 增加，ATP 的生成受抑制。

（2）甲状腺素：能活化 ATP 酶，使 ATP 加速分解，ADP 数量增多。

（3）抑制剂的作用：一类是电子传递抑制剂；一类是解偶联剂。

3. 底物水平磷酸化

作用物（底物）水平的磷酸化即高能化合物直接将其高能键储存的能量传递给 ADP 生成 ATP。

4. 高能磷酸化合物的储存和利用

（1）ATP 是生命活动的直接能源物质，肌肉收缩、神经传导、生物合成、吸收与分泌所需的能量均来自 ATP。

（2）ATP 可将高能磷酸键转移给尿苷二磷酸（UDP）、CDP、鸟苷二磷酸（GDP），以生成 UTP、CTP 及 GTP。UTP 可用于糖原合成，CTP 用于磷脂合成，GTP 用于蛋白质合成。

（3）ATP 可将高能磷酸键转移给肌酸生成磷酸肌酸。当机体 ATP 不足时，磷酸肌酸可将高能磷酸键转移给 ADP 生成 ATP，以供机体需要。

第三节　基因信息的传递

一、DNA 的生物合成——复制

（一）复制的基本规律

1. 半保留复制方式

DNA 在复制时，以亲代双链 DNA 解开为两股单链，各自作为模板，根据碱基配对规律，合成序列互补的子链 DNA 双链，且与亲代 DNA 之间的碱基序列一致。

2. 双向复制形式

原核生物的 DNA 只有一个复制起点，复制时，DNA 从起始点向两个方向进行解链，进行单点起始双向复制。复制又指在进行复制过程中，模板 DNA 形成两个延伸方向相反的开链区，也就是进行复制的双链 DNA 分子所形成的 Y 形区域。

真核生物有多个染色体组成,全染色体均需复制,每个染色体又有多个起始点,呈起点双向复制特征。每个起始点产生两个移动方向相反的复制叉。

3. 半不连续复制

DNA 聚合酶催化 DNA 链从 5'→3' 方向合成,沿 3'→5' 方向合成子链 DNA 是连续复制的,这一条链被称为前导链。沿 5'→3' 方向合成链是不连续复制的,这条链被称为后随链。

沿着后随链的模板链合成的新 DNA 段被称为冈崎片段。

4. 高保真性

DNA 复制的高保真性依赖于四种机制,高保真 DNA 聚合酶利用严格的碱基配对原则是保证复制保真性的机制之一。

(二)DNA 复制的条件

DNA 复制的条件包括以下几个。

(1)底物,4 种脱氧核糖核酸,即 dATP、dGTP、dCTP、dTTP。

(2)模板,解开成单链的 DNA 母链,按照碱基互补规律,各自作为模板,合成子链。

(3)引物,引物酶催化合成的一小段 RNA 分子,为 DNA 复制提供 3'-OH 末端,使 dNTP 可以依次聚合。

(4)酶和蛋白质。

(三)DNA 复制的酶学

DNA 复制过程中的酶包括以下几种:①拓扑异构酶,解开超螺旋;②解旋酶,解开 DNA 双链;③单链 DNA 结合蛋白(SSB),维持已解开的单链 DNA 稳定;④引物酶,催化生成 RNA 引物;⑤DNA 聚合酶;⑥DNA 连接酶。

(四)DNA 复制的基本过程

DNA 复制的基本过程包括三部分。

1. 复制的起始与引物 RNA 的合成

在复制起始部位,首先解开一段双链,形成复制点;其次引物配对识别起始部位;然后按碱基配对规律,沿 5'→3' 方向合成新的短链 RNA 分子。

2. 复制的延长——DNA 片段的合成

DNA 复制延长是指 DNA pol 沿着 5'→3' 方向催化合成新的子链。原核生物延长的 2 条链均由 DNA pol Ⅲ 催化合成。在这个过程中,前导链连续延长;后随链不连续延长,存在多个冈崎片段,需要多个引物。

3. 复制的终止

原核生物是环状 DNA 基因,自起点进行双向复制,可同时汇合于终止点,这时 DNA 的复制终止。原核生物 DNA 复制的终止过程包括切除引物、填补空隙和连接缺口。切除引物是指由 DNA pol Ⅰ 水解冈崎片段上的 RNA 引物。填补空隙是指切除引物后留下的空隙,由 DNA pol Ⅰ 催化合成相应的片段。连接缺口是指由 DNA 连接酶进行相邻缺口的连接。

(五)逆转录或反转录

RNA 病毒的基因组是以 RNA 为模板,dNTP 为原料,由逆转录酶催化,合成 DNA 复制方式。逆转录酶的全称是依赖 RNA 的 DNA 聚合酶。

(六)DNA 的损伤突变及修复

1. 引起突变的因素

(1)体内因素:机体代谢过程中产生的活性氧;DNA 复制过程中发生的碱基错配;DNA

自身的不稳定性。都可导致 DNA 自发损伤。

（2）体外因素：物理原因，最常见的是电磁辐射；化学因素，主要包括自由基、碱基类似物、碱基修饰物和嵌入燃料；生物因素，主要指病毒和霉菌。

2. DNA 损伤的类型

DNA 损伤的类型分为碱基脱落、碱基结构破坏、嘧啶二聚体形成、DNA 单链或双链断裂、DNA 交联等。

3. DNA 损伤的修复

细胞修复 DNA 的损伤是通过一系列酶来完成的。损伤的修复途径主要有以下几种。

（1）光复活修复：嘧啶二聚体在光裂合酶的识别和作用下解聚，恢复成单体核苷酸的形式。

（2）切除修复：依据识别损伤机制的不同，分为碱基切除修复和核苷酸切除修复，是最普遍的 DNA 损伤修复方式。

（3）重组修复：依据机制的不同，分为同源重组修复和非同源末端连接的重组修复。

（4）损伤跨越修复：依据损伤部位跨越机制的不同，分为重组跨越损伤修复和合成跨越损伤修复。

二、RNA 的生物合成——转录

转录就是以 DNA 为模板合成 RNA 的过程。DNA 分子上的遗传信息是决定蛋白质氨基酸序列的原始模板，mRNA 是蛋白质合成的直接模板。

（一）转录的特点

（1）转录的不对称性：能转录出 RNA 的 DNA 区段，称为结构基因。转录的选择性称为不对称转录。

（2）转录的单向性：RNA 的合成方向为 5'→3'。

（3）有特定的起始位点和终止位点：位于结构基因上游，能被聚合酶识别、结合并与起始转录有关的一些 DNA 顺序称为启动子。

（4）转录不同于复制，两者的区别见表 1-2-2。

表 1-2-2　复制与转录的区别

区别	复制	转录
模板	两条 DNA 链均可作为模板	一条 DNA 单链（模板链转录）
催化延长的酶	DNA pol	RNA pol
底物	dNTP	NTP
引物	需要，以短链 RNA 为引物	不需要
产物	子代 DNA 双链	mRNA、tRNA、rRNA 等
配对	A=T，G=C	A=U，G=C，T=A
方式	半保留复制、双向复制、半不连续复制	不对称转录 原核生物转录与翻译同步进行

（二）转录过程

转录的整个过程大致分为 3 个阶段：转录的起始、链的延长和终止。原核生物和真核生物的转录过程有所不同。

1. 原核生物的转录过程

（1）起始：RNA pol 识别并结合启动子，形成闭合转录复合体；DNA 双链打开，闭合转录复合体成为开放转录复合体；RNA pol 使相邻 2 个核苷酸形成 3', 5'- 磷酸二酯键，转录启动。其中，第 1 个核苷酸最常见的是 GTP 或者 ATP。

（2）延长：在原核生物转录启动时，形成的第 1 个 3', 5'- 磷酸二酯键，使转录复合物上的 σ 亚基脱离，清除启动子，转录进入延长阶段。此阶段参与的 RNA pol 只有核心酶（由 α_2、β、β'、ω4 种亚基组成），核心酶沿模板链不停地向下游移动，延长 RNA 链。RNA 链的延长与蛋白质的翻译同步进行。

（3）终止：原核生物 RNA 链延长至 DNA 模板终止位点时，自转录复合物脱离，转录终止。

2. 原核生物的转录过程

（1）起始：顺式作用元件和转录因子（TF）发挥重要作用。RNA pol Ⅱ 与启动子结合后启动转录。

（2）延长：真核生物转录延长阶段与原核生物转录延长阶段大致相同，两者的主要区别在于：真核生物有核膜的存在，它的转录延长与蛋白质翻译并不是同步进行的。

（3）终止：真核生物的终止阶段与加尾修饰同步进行。

（三）RNA 转录后的加工修饰

原核生物内的前体 rRNA、前体 tRNA 等非编码 RNA 可普遍进行剪接和剪切等 RNA 转录后的加工。原核生物内的 mRNA 一般不需要转录后的加工。

真核细胞都要经过加工修饰，才能生成具有生物功能的 RNA。

1. 真核生物信使 RNA（mRNA）的转录后加工

真核生物 mRNA 转录后加工包括 4 个方面。

（1）加帽：前体 mRNA 的 5'- 端加入"帽"结构。

（2）加尾：前体 mRNA 的 3'- 端特异位点断裂加上多聚腺苷酸尾。

（3）剪接：去除前体 mRNA 的内含子，并连接外显子。

（4）编辑：对基因生物编码序列进行转录后加工。

2. 转运 RNA（tRNA）的转录后加工

tRNA 转录后加工包括 2 个方面。

（1）碱基修饰：成熟的 tRNA 的稀有碱基，是在前体 tRNA 上由常规碱基通过碱基修饰形成的，修饰方式包括甲基化、脱氨基、还原和变位等。

（2）剪切：剪切内含子，剪切后由 tRNA 连接酶催化连接相邻的 2 个外显子。

3. 核蛋白体 RNA（rRNA）的转录后加工

rRNA 的转录后加工主要加工方式是切断。另外，rRNA 可进行自我剪接，rRNA 成熟过程中也包括碱基的修饰。

三、蛋白质的生物合成——翻译

蛋白质在机体内的合成过程，就是遗传信息从 DNA 经 mRNA 传递到蛋白质的过程，此时 mRNA 分子中的遗传信息被翻译成蛋白质的氨基酸排列顺序，这一过程也被称为翻译。

（一）蛋白质的生物合成过程

1. 蛋白质生物合成体系

蛋白质生物合成体系包括：氨基酸、mRNA、tRNA、核糖体、酶和离子、蛋白质因子和供能物质等。氨基酸是蛋白质合成的原料；mRNA 是蛋白质合成的模板。

（1）mRNA 与遗传密码：在 mRNA 信息区内，相邻 3 个核苷酸组成 1 个三联体的遗传密码，编码一种氨基酸。AUG 编码多肽链内的甲硫氨酸，若位于 mRNA 的翻译起始部位又可作为多肽合成的起始信号，称为起始密码。UAA、UAG、UGA 不编码任何氨基酸，只作为肽链合成终止的信号，称为终止密码。

（2）遗传密码具有几个重要特点：①连续性，翻译过程中，从起始密码子到终止密码子，中间的密码子被连续阅读；②方向性，遗传密码阅读方向是从 5' → 3'；③简并性，64 个密码子中有 61 个编码氨基酸，而氨基酸只有 20 种，原因是有的氨基酸由多种密码子编码而来；④通用性，整套密码，从原核生物到人类都通用；⑤摆动性，密码子与反密码子间不严格遵守常见的碱基配对原则，称为摆动配对。

2. 蛋白质生物合成过程

蛋白质的合成过程大体可分成以下 4 个阶段。

（1）氨基酸的活化与转运：氨基酸必须经过活化才能参加蛋白质合成。

（2）肽链的合成：包括肽链的起始、延长、终止 3 个阶段。

1）起始：所有蛋白质在合成时的起始氨基酸均为甲硫氨酸 -tRNA。

2）延长：是沿着 5' → 3' 方向进行的。肽链合成时，是沿着氨基端（N- 端）→羧基端（C- 端）方向进行的，在循环过程中，每次循环生成 1 个肽键，同时再残留 1 个氨基酸羧基端。

3）终止：终止密码只能被终止因子辨别，其他任何氨酰 -tRNA 无法辨别，终止因子进入核糖体的 A 位，使合成终止，这个过程中需要 GTP 酶水解 GTP。

第四节 器官和组织生物化学

一、血液生化

（一）血浆蛋白质的分类

1. 功能分类

①凝血系统蛋白质；②纤溶系统蛋白质；③补体系统蛋白质；④脂蛋白；⑤免疫球蛋白；⑥血浆蛋白酶抑制剂；⑦载体蛋白；⑧未知功能的血浆蛋白。

2. 电泳法分类

①清蛋白；② α_1 球蛋白；③ α_2 球蛋白；④ β 球蛋白；⑤ γ 球蛋白。

（二）血浆蛋白的特性

（1）绝大多数血浆蛋白在肝脏合成。

（2）血浆蛋白的合成场所一般位于膜结合的多核糖体上。

（3）除清蛋白以外，几乎所有的血浆蛋白均为糖蛋白，这些糖蛋白含有 N- 或 O- 连接的寡糖链。

（4）许多血浆蛋白呈现多态性。

（5）在循环过程中，每种血浆蛋白均有自己特异的半衰期。

（6）在发生急性炎症或一些类型的组织损伤时，某些血浆蛋白浓度会增高或降低。

（三）血浆蛋白的功能

（1）维持血浆胶体渗透压：血浆胶体渗透压对水在血管内外的分布起决定性作用，清蛋白最能有效地维持血浆胶体渗透压。

（2）维持血浆正常的 pH 值：蛋白质为两性电解质，血浆蛋白盐与相应蛋白形成缓冲对，参与维持血浆正常的 PH 值。

（3）运输作用：亲脂性结合位点可与脂溶性物质结合而被运输。

（4）免疫作用：血浆中的免疫球蛋白在体液免疫中起至关重要的作用。

（5）催化作用：根据血浆酶的来源和功能，分为三类：血浆功能酶；外分泌酶；细胞酶。

（6）营养作用。

（7）凝血、抗凝血和纤溶作用。

（四）成熟红细胞的代谢特点

成熟红细胞有细胞膜和细胞质，无细胞核，没有线粒体等细胞器，不能进行糖有氧氧化。但保留了糖酵解、磷酸戊糖途径及谷胱甘肽代谢系统，这些代谢反应可供给红细胞能量，保护红细胞及保证红细胞的气体运输作用。

糖酵解是成熟红细胞糖代谢的主要途径，也是其获得能量的唯一途径。

（五）血红素的合成

1. 血红素合成步骤

血红素合成的原料是甘氨酸、琥珀酰 CoA 和 Fe^{2+} 等。合成过程分为四步。

（1）δ - 氨基 - γ - 酮戊酸（ALA）生成，催化此反应的是血红素合成的限速酶——ALA 合酶，受血红素的反馈调节。

（2）胆色素原的合成。

（3）尿卟啉原与粪卟啉原生成。

（4）血红素生成。

2. 血红素合成的调节

血红素的合成受多种因素的调节，最主要的调节步骤是 ALA 合成。

ALA 脱水酶和亚铁螯合酶对重金属的抑制均非常敏感，因此血红素合成的抑制是铅中毒的重要体征。

促红细胞生成素是促进红细胞生成的主要调节剂，可加快有核红细胞的成熟，促进血红素和血红蛋白的合成。

二、肝脏生化

（一）肝在全身物质代谢中的主要作用

1. 肝在糖代谢中的作用

肝是维持血糖水平相对稳定的重要器官。肝在糖代谢中的作用主要通过糖原合成、分解与糖异生作用维持血糖浓度的相对稳定，确保全身各组织特别是大脑和红细胞的能量供应。

2.肝在脂类代谢中的作用

肝在脂质代谢中占据中心地位。肝在脂质的消化、吸收、分解、合成和运输等代谢过程中发挥重要作用。

3.肝在蛋白质代谢中的作用

肝在人体蛋白质合成、分解和氨基酸代谢中起重要作用。氨基酸的脱氢作用会产生氨（有毒），肝通过鸟氨酸循环将有毒的氨合成无毒的尿素。

4.肝在维生素代谢中的作用

肝合成和分泌的胆汁酸可以促进脂溶性维生素的吸收；维生素 A、K 和 B_{12} 以肝为主要储存场所；肝合成和分泌视黄醇结合蛋白，它能与视黄醇结合，在血液中运输视黄醇；肝还参与多种维生素的转化。

5.肝在激素代谢中的作用

激素发挥调节作用后，主要在肝中代谢转化，从而导致降低或失去活性，这个过程称为激素的灭活。

（二）肝的生物转化作用

生物转化指人体内的某些物质不能作为构建组织细胞或提供能源，甚至对人体有一定的生物学效应或者潜在的毒性作用，机体在排出这些物质前，需对它们进行代谢转变，使水溶性提高，极性增强，易于通过胆汁或尿排出体外的过程。肝是机体内生物转化最重要的器官。

（三）胆汁酸的合成原料和代谢产物

1.胆汁酸的种类

胆汁酸分种类见表1-2-3。

表 1-2-3　胆汁酸的分类

分类		主要内容
按结构 分类	游离型胆汁酸	胆酸、鹅脱氧胆酸、脱氧胆酸、少量石胆酸
	结合型胆汁酸	甘氨胆酸、牛磺胆酸、甘氨鹅脱氧胆酸、牛磺鹅脱氧胆酸
按来源 分类	初级胆汁酸	胆酸和鹅脱氧胆酸，以及它们与甘氨酸或牛磺酸的结合产物
	次级胆汁酸	脱氧胆酸和石胆酸，以及它们在肝中分别与甘氨酸或牛磺酸结合生成的结合产物

2.胆汁酸的生成

初级胆汁酸在肝内合成，以胆固醇为原料，经过羟化、加氢还原、侧链氧化断裂和加水等反应，生成游离型的初级胆汁酸——胆酸和鹅脱氧胆酸。它们又分别与甘氨酸或牛磺酸反应，生成相应的结合型初级胆汁酸。

3.胆汁酸盐的代谢

初级胆汁酸由肝细胞以胆固醇为原料合成，再由肠道细菌的作用转变为次级胆汁酸。胆汁酸约有 95 % 以上被肠道重吸收，其余的随粪便排出。

（四）胆色素

胆色素是铁卟啉化合物在体内的主要分解代谢产物，包括胆红素、胆绿素、胆素原和胆素。胆红素分为间接胆红素和直接胆红素，两者区别见下表1-2-4。

表 1-2-4　间接胆红素与直接胆红素的区别

	间接胆红素（游离胆红素）	直接胆红素（结合胆红素）
是否与葡萄糖醛酸结合	未结合	结合
和重氮试剂起反应的速度	慢或间接反应	快、直接反应
在水中的溶解度	小	大
进入脑组织产生毒性	大	无
通过肾随尿排出	不能	能
主要存在部位	血液	肝、胆汁、肠道
能否与清蛋白结合	能	不能

三、维生素

维生素是人体内不能合成，或合成量极少不能满足机体自身的需要，必须由食物供给，以维持正常生命活动的一类低分子量有机化合物，是人体的重要营养素之一。按照维生素溶解特性的不同，可分为脂溶性维生素和水溶性维生素两大类。

（一）脂溶性维生素

脂溶性维生素包括维生素 A、维生素 D、维生素 E 和维生素 K，它们都是疏水性化合物，易溶于脂质和有机溶剂，常随脂质被吸收。

维生素 A：视黄醇、视黄醛和视黄酸是维生素 A 的活性形式；维生素 A 缺乏主要表现为夜盲症和眼干燥症（干眼症）。

维生素 D：1，25- 二羟维生素 D_3[1，25-（OH）$_2$-D_3] 是维生素 D 的活性形式；维生素 D 缺乏主要表现为儿童（佝偻病）、成人（骨软化、骨质疏松）。

维生素 E：生育酚是维生素 E 的活性形式；维生素 E 一般不容易缺乏，如果缺乏可引起溶血性贫血、神经性功能障碍。

维生素 K：2- 甲基 -1，4- 萘醌是维生素 K 的活性形式；主要功能是促进肝合成凝血因子 Ⅱ、Ⅶ、Ⅸ、Ⅹ 和抗凝血因子蛋白 C、蛋白 S 维持骨盐密度，减少动脉钙化；维生素 K 一般不易缺乏，若缺乏可引起凝血障碍（易出血）。

（二）水溶性维生素

水溶性维生素包括维生素 B（B_1、B_2、PP、泛酸、生物素、B_6、叶酸与 B_{12}）和维生素 C（又称 L- 抗坏血酸），水溶性维生素在体内主要构成酶的辅因子，直接影响某些酶的活性。

●●●●●跟踪训练

一、单项选择题

1. 维持蛋白质二级结构的主要化学键是（　　）。

A. 盐键　　　　　　B. 疏水键　　　　　　C. 氢键　　　　　　D. 肽键

2. 下面哪种碱基存在于 RNA 而不存在于 DNA（　　）。

A. 鸟嘌呤　　　　　　　　　　　　B. 腺嘌呤

C. 尿嘧啶　　　　　　　　　　　　D. 胸腺嘧啶

3. 三大营养物质分解产能的共同通路是（　　）。

A. 乳酸循环 　　　　　　　　　　　　 B. 鸟氨酸循环

C. 羧酸循环 　　　　　　　　　　　　 D. 胆汁酸的肠肝循环

4. 人体嘌呤分解代谢的终产物是（　　）。

A. β－丙氨酸 　　　　　　　　　　　　 B. β－氨基异丁酸

C. 肌酸 　　　　　　　　　　　　　　　 D. 尿酸

5. 在下列物质中是脂肪酸合成的原料的是（　　）。

A. 甘油 　　　　　　 B. 丙酮酸 　　　　　　 C. 酮体 　　　　　　 D. 乙酰 CoA

6. 酶的化学本质是蛋白质，关于酶及酶促反应的特点，下列说法错误的是（　　）。

A. 酶具有稳定性

B. 酶的活性与酶量具有可调节性

C. 酶对底物具有高度选择性

D. 酶对底物具有极高的催化效率

7. 糖异生的生理意义是（　　）。

A. 将乳糖等转为糖原 　　　　　　　　 B. 饥饿下血糖稳定

C. 保证机体在缺氧时获得能量 　　　　 D. 更新肝糖原

8. 体内氨的主要去路是（　　）。

A. 合成谷氨酰胺 　　　　　　　　　　 B. 合成尿素

C. 合成非必要氨基酸 　　　　　　　　 D. 合成丙氨酸

9. 在蛋白质的翻译过程中，遗传密码在 mRNA 每个三联体密码子之间没有间隔，这体现了遗传密码的（　　）特点。

A. 通用性 　　　　　 B. 连续性 　　　　　 C. 方向性 　　　　　 D. 简并性

10. 细胞内含量丰富的 RNA（　　）。

A. miRNA 　　　　　 B. mRNA 　　　　　 C. tRNA 　　　　　 D. rRNA

二、多项选择题

1. 以血红素为辅基的蛋白质包括（　　）。

A. 肌红蛋白 　　　　　　　　　　　　 B. 血红蛋白

C. 细胞色素 C 　　　　　　　　　　　 D. 核糖核酸酶

参考答案及解析

一、单项选择题

1. C 　【解析】蛋白质分子中，某一段肽链的局部空间结构，即该段肽链主链骨架原子的相对空间位置，不涉及氨基酸残基侧链的构象。蛋白质的二级结构的主要形式包括 α－螺旋、β－折叠、β－转角和 Ω 环。氢键是维持蛋白质二级结构的主要化学键。

2. C 　【解析】碱基是构成核苷酸的基本组成之一，可分为嘌呤和嘧啶。嘌呤碱主要是鸟嘌呤（G）和腺嘌呤（A），嘧啶碱主要是胞嘧啶（C）、尿嘧啶（U）和胸腺嘧啶（T），DNA 和 RNA 中都含有鸟嘌呤、腺嘌呤和胞嘧啶，胸腺嘧啶存在于 DNA 中；尿嘧啶存在于 RNA 中。

3. C 　【解析】三羧酸循环是三大营养物质分解产能的共同通路。糖、脂肪、氨基酸都是能源物质，它们在体内分解最终都将产生乙酰CoA然后进入三羧酸循环彻底氧化。

4. D 　【解析】嘌呤核苷酸在核苷酸酶的作用下经水解、脱氨、氧化等一系列反应最终生成尿酸。

5. D 　【解析】ATP、NADPH、乙酰CoA是脂肪酸合成原料，可促进脂肪酸合成；软脂酰CoA是乙酰CoA羧化酶的别构抑制剂，抑制脂肪酸合成。

6. A 　【解析】酶是活细胞产生的一类具有催化功能的生物分子。酶促反应的特点包括：具有极高的催化效率、对底物具有高度的特异性、酶具有可调节性以及酶具有不稳定性。

7. B 　【解析】由非糖化合物转变为葡萄糖或糖原的过程称为糖异生。糖异生的主要作用是：（1）饥饿或运动时调节血糖，维持酸碱平衡；（2）是补充或恢复肝糖原储备的重要途径；（3）肾糖异生增强有利于维持酸碱平衡。

8. B 　【解析】氨是体内的有毒物质，各组织必须以无毒的形式通过血液将氨运输到肝脏代谢。氨的主要代谢去路是在肝脏中合成尿素，少部分以铵盐的形式随尿排出。

9. B 　【解析】遗传密码具有以下重要特点：（1）方向性；（2）连续性；（3）简并性；（4）摆动性；（5）通用性。遗传密码的连续性指，翻译过程中，指密码子之间没有间隔核苷酸，从起始密码子到终止密码子，中间的密码子被连续阅读。

10. D 　【解析】rRNA是细胞含量最多的RNA，约占RNA总量的80%以上。rRNA具有确定的种类和保守的核苷酸序列。rRNA是核糖体的主要成分，与核糖体蛋白共同构成核糖体。

二、多项选择题

1. ABC 　【解析】肌红蛋白（Mb）和血红蛋白（Hb）两者都含有血红素辅基。血红素不但是血红蛋白的辅基，也是肌红蛋白、细胞色素、过氧化物酶等的辅基。

第二部分　人体解剖学

第一章　运动系统

◇ 知识框架

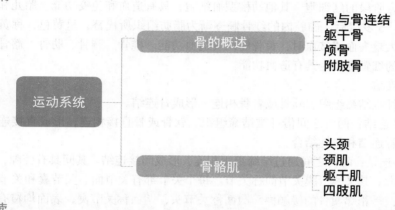

◇ 知识解读

第一节　骨的概述

一、骨与骨连结

（一）骨

1. 骨的形态

成人全身有 206 块骨，其中 6 块听小骨属于感觉器，骨按部位分为颅骨、躯干骨和四肢骨。骨按形态分为长骨、短骨、扁骨和不规则骨。

（1）长骨：呈长管状，骨干内有空腔，称髓腔，充满骨髓。长骨分布于四肢，起支持和杠杆作用，如肱骨和股骨等。

（2）短骨：呈立方体形。多成群分布于连接牢固且较灵活的部位，如腕骨和跗骨等。

（3）扁骨：呈板状，主要构成颅腔、胸腔和盆腔壁，对腔内器官起保护作用，如颅盖骨、胸骨和肋骨等。

（4）不规则骨：呈不规则形状，如椎骨等。有些不规则骨内与外界相通的腔洞，称含气骨，如上颌骨。

2. 骨的构造

骨由骨膜、骨质、骨髓构成。

（1）骨膜：主要由纤维结缔组织构成。除关节面外，骨的内外表面均覆有骨膜。幼年时，能分化为成骨细胞，参与骨的形成。成年后，转为静止状态，维持骨的生理状态。如在骨折时，骨膜又恢复分化为成骨细胞，形成骨痂，使折端愈合。

骨膜可分为骨外膜和骨内膜。骨外膜包裹着除关节面以外的整个骨的外表面，对骨有保护作用。骨外膜又可分内外两层，外层含有丰富的血管和神经，对骨的营养和新陈代谢具有重要意义。骨外膜内层和骨内膜都有一些细胞能分化为成骨细胞和破骨细胞，可产生新骨质、破坏原骨质以重塑骨。

（2）骨质：由骨组织构成，按结构分为骨密质和骨松质两种。骨密质结构致密，抗压、抗扭曲力强，分布于骨的表面；骨松质呈海绵状，由相互交织的骨小梁排列而成。扁骨的骨密质分布在骨的表面，称内板和外板，而骨松质分布于外板和内板之间，称板障，有板障静脉经过。

（3）骨髓：骨髓充填于髓腔和骨松质间隙内的软组织，分为红骨髓和黄骨髓。红骨髓含有大量不同发育阶段的红细胞、其他幼稚型血细胞，具有造血和免疫功能。胎儿和幼儿期的骨髓均为红骨髓。5岁以后，髓腔内的红骨髓逐渐为脂肪组织所代替，呈黄色，称黄骨髓，失去造血能力。当大量失血或贫血时，黄骨髓恢复造血功能。椎骨、胸骨、肋骨、髂骨以及肱骨和股骨等长骨中的红骨髓终生具有造血功能。

（二）骨连结

骨与骨借纤维结缔组织、软骨或者骨相连，形成骨连结。

（1）直接连结：两骨之间借纤维结缔组织、软骨或骨直接相连，形成直接连接。可分为纤维连结、软骨连结和骨性结合。

（2）间接连结：两骨之间通过结缔组织相连，形成间接连结。其间具有腔隙，充以滑液。连结活动性较大。其又称滑膜关节简称关节。每个关节都有关节面、关节囊和关节腔。

①关节面：是相邻两骨的接触面。凸面称关节头，凹面称关节窝，表面均覆有一层关节软骨。关节软骨表面光滑且有弹性，能够在运动时减少关节面的摩擦，缓冲冲击和震荡。

②关节囊：是由结缔组织构成的膜性囊，附着于关节面的周缘，与骨膜融合，包围整个关节，封闭关节腔。关节囊分内、外两层：外层是纤维膜，厚而坚韧，由致密结缔组织构成，有丰富的血管和神经，有加强骨间的连结和制止关节过度运动的作用；内层为滑膜，薄而柔软，由疏松结缔组织构成，并附着于关节软骨的周缘。滑膜分泌的滑液，有润滑、减少摩擦和营养关节软骨的作用。

③关节腔：由关节囊滑膜层和关节面共同围成的密闭腔隙，内含少量滑液。关节腔内呈负压，对维持关节的稳固有一定作用。

二、躯干骨

躯干骨包括椎骨、骶骨、尾骨、肋骨和胸骨，分别参与脊柱、骨性胸廓和骨盆的构成。

（一）椎骨

椎骨由椎体和椎弓构成。幼年时为32或33块，分为颈椎7块、胸椎12块、腰椎5块、骶椎5块、尾椎3～4块。成年后5块骶椎融合成1块骶骨，3～4块尾椎融合成1块尾骨。

各部椎骨的主要特征：

（1）颈椎：椎体较小，横断面呈椭圆形。横突有横突孔，有椎动脉和椎静脉通过。

（2）胸椎：椎体自上向下逐渐增大，横断面呈心形。在横突末端前面，有横突肋凹与肋结节相关节。棘突较长，向后下方倾斜，相邻棘突呈叠瓦状排列。

（3）腰椎：椎体粗壮，横断面呈肾形。椎孔呈卵圆形或三角形。上下关节突粗大，关节面几呈矢状位。棘突宽短呈板状，水平伸向后方。各棘突的间隙较宽，临床上可于此进行腰椎穿刺术。

（4）骶骨：由 5 块骶椎融合而成，呈三角形。骶前后孔均与骶管相通，骶管上通连椎管，下端的裂孔称骶管裂孔，裂孔两侧有向下突出的骶角，骶管麻醉常以骶角作为标志。

（5）尾骨：由 3 ~ 4 块退化的尾椎融合而成。跌倒或者撞击可能会导致尾骨骨折。

（二）胸骨

胸骨为长方形扁骨，位于胸前壁正中，前凸后凹，从上而下可分为胸骨柄、胸骨体和剑突三部分。

胸骨柄与胸骨体连接处形成微向前突的胸骨角，两侧平对第 2 肋，是计数肋的重要标志。

（三）肋

肋由肋骨和肋软骨组成，共 12 对。第 1 ~ 7 对肋前端直接与胸骨连结，称为真肋。第 8 ~ 10 对肋不直接与胸骨相连，称为假肋。第 11 ~ 12 对肋前端游离于腹壁肌层中，称为浮肋。

三、颅骨

颅骨有 23 块（中耳的 3 对听小骨未计入），颅骨分为脑颅骨和面颅骨两部分。

（一）脑颅骨

脑颅由 8 块脑颅骨组成，包括不成对的额骨、筛骨、蝶骨和枕骨，成对的顶骨、颞骨。

（二）面颅

由 15 块面颅骨构成，包括不成对的犁骨、下颌骨和舌骨，成对的上颌骨、鼻骨、泪骨、颧骨、腭骨、下鼻甲。它们形成颜面的骨性基础，以及眼眶、鼻腔和口腔的支架。

四、附肢骨

（一）上肢骨

1. 上肢带骨

上肢带骨包括锁骨和肩胛骨。

2. 自由上肢骨

自由上肢骨包括肱骨、桡骨、尺骨和手骨。

（1）肱骨是上肢最大的管状骨，位于上臂部，分两端和一体。

（2）前臂骨包括桡骨和尺骨，桡骨在外侧，尺骨在内侧，都分为两端和一体。

（3）手骨分为腕骨（8 块）、掌骨（5 块）和指骨（14 块）三部分。

（二）下肢骨

1. 下肢带骨

下肢带骨即髋骨，由髂骨、坐骨和耻骨构成，三骨会合于髋臼，16 岁左右完全融合。

2. 自由下肢骨

自由下肢骨包括股骨、髌骨、胫骨、腓骨和足骨。

（1）股骨是人体内最长、最结实的长骨，分一体和上下两端。上端有朝向内上的股骨头，与髋臼相关节。下端有两个后突的膨大，为内侧髁和外侧髁。

（2）髌骨是人体内最大的籽骨，位于股骨下端前面、股四头肌腱内，上宽下尖，前面粗糙，后面光滑为关节面，与股骨髌面相关节。髌骨具有保护膝关节、避免股四头肌腱对股骨髁软骨面的摩擦、增加膝关节稳定性的功能，可在体表扪及。

（3）胫骨位于小腿内侧，粗大，为小腿主要承重骨，分一体两端。上端膨大，向两侧突出，形成内侧髁和外侧髁。

（4）腓骨位于胫骨外后方，细长，分一体两端。

（5）足骨包括跗骨、跖骨和趾骨。

第二节　骨骼肌

骨骼肌是运动系统的动力部分，绝大多数附着于骨骼，主要存在于躯干和四肢。全身共有600多块骨骼肌，其总重量约占体重的40％。每块肌肉都具有一定的形态、位置、结构和辅助装置，有丰富的血管、淋巴管和神经分布，并执行一定的功能。

全身骨骼肌可分为头肌、颈肌、躯干肌和四肢肌。

一、头肌

头肌分为面肌和咀嚼肌。

（1）面肌：大多起自颅骨的不同部位，止于面部皮肤，主要分布于面部口、眼、鼻等孔裂周围，牵动面部皮肤显示喜、怒、哀、乐等各种表情，又叫表情肌。

（2）咀嚼肌：包括咬肌、颞肌、翼内肌和翼外肌，分布于颞下颌关节周围，参与咀嚼运动。

二、颈肌

颈肌分为颈浅肌与颈外侧肌、颈前肌、颈深肌三群。

1. 颈浅肌与颈外侧肌：包括颈阔肌和胸锁乳突肌。

（1）颈阔肌：位于颈部浅筋膜中，起自胸大肌和三角肌表面的筋膜，止于口角、下颌骨下缘和面下部皮肤。

（2）胸锁乳突肌：位于颈部两侧，大部分为颈阔肌所覆盖。起自胸骨柄前面和锁骨的胸骨端，二头会合斜向后上方，止于颞骨的乳突。作用是一侧收缩使头向同侧倾斜，脸转向对侧，两侧同时收缩可使头后仰。

2. 颈前肌

颈前肌包括舌骨上肌群和舌骨下肌群。

3. 颈深肌

颈深肌分为内外侧两群。外侧群位于脊柱颈段的两侧，当颈部固定时，可上提肋，帮助吸气；内侧群位于脊柱颈段前面、正中线的两侧。

三、躯干肌

躯干肌可分为背肌、胸肌、膈、腹肌和会阴肌。

1. 背肌

背肌位于背部，分为背浅肌、背深肌两群。背浅肌群主要有斜方肌和背阔肌；背深肌群主要有竖脊肌。

（1）斜方肌：位于项部和背上部的浅层，为三角形的扁肌，左右两侧合在一起呈斜方形。作用是全肌收缩，使肩胛骨向脊柱靠拢。

（2）背阔肌：位于背的下半部和胸的后外侧，为全身最大的扁肌。作用是肌收缩，使肩关节内收、旋内和后伸。

（3）竖脊肌：位于脊柱棘突两侧、斜方肌和背阔肌深面，是背肌中最长、最大的肌。作用是一侧收缩，使脊柱向同侧屈；两侧同时收缩，使脊柱后伸并仰头。

2.胸肌

胸肌主要有胸大肌、胸小肌、肋间内肌和肋间外肌。

（1）胸大肌位于胸廓前上部的浅层，为扇形扁肌，可分为锁骨部、胸肋部和腹部三部分。作用是肌收缩，使肩关节内收、旋内和前屈。上肢固定时，可做引体向上运动，还可提肋助吸气。

（2）胸小肌位于胸大肌深面，呈三角形。肩胛骨固定时，可提肋助吸气。

（3）前锯肌位于胸廓侧壁，为宽大的扁肌。前锯肌受胸长神经支配。前锯肌瘫痪，可导致翼状肩。

3.膈

膈是指位于胸腔与腹腔之间，向上膨隆呈穹隆形的扁薄阔肌。构成胸腔的底和腹腔的顶。膈肌为主要的呼吸肌。作用是收缩时，膈肌穹隆下降，胸腔容积扩大，以助吸气；松弛时，膈肌穹隆上升恢复原位，胸腔容积减小，以助呼气。

4.腹肌

腹肌位于胸廓骨盆之间，参与腹壁的组成。分为前外侧群和后群两部分。

前外侧群主要包括腹直肌、腹外斜肌、腹内斜肌和腹横肌。

（1）腹直肌：位于腹前壁正中线两侧，居腹直肌鞘中，上宽下窄。

（2）腹外斜肌：位于腹前外侧部浅层，为宽阔扁肌。

（3）腹内斜肌：位于腹外斜肌深面，肌纤维由外下方斜向前上方，在腹直肌外侧缘移行为腱膜，参与构成腹直肌鞘前后壁。

（4）腹横肌：位于腹内斜肌的深面。肌纤维向内横行，在腹直肌外侧缘移行为腱膜，参与构成腹直肌鞘的前后壁。

腹肌同时收缩可增加腹压，协助排便、分娩、咳嗽和呕吐等。

四、四肢肌

四肢肌分为上肢肌和下肢肌。

1.上肢肌

上肢肌分为上肢带肌、臂肌、前臂肌和手肌。

（1）上肢带肌：配布于肩关节周围。

主要的上肢带肌是三角肌。三角肌呈三角形，位于肩部。主要作用是使肩关节外展，前部肌束可以使肩关节屈和旋内，后部肌束能使肩关节伸和旋外。

冈上肌位于斜方肌深面，作用是使肩关节外展。冈下肌位于冈下窝内，收缩时使肩关节旋外。小圆肌位于冈下肌下方，收缩时使肩关节旋外。大圆肌位于小圆肌下方，收缩时使肩关节后伸、内收和旋内。肩胛下肌位于肩胛骨前面，呈三角形。收缩时使肩关节内收和旋内。

（2）臂肌：分为前后两群。前群包括浅层的肱二头肌及深层的肱肌和喙肱肌。前群由肌皮神经支配。后群包括肱三头肌。

1）肱二头肌：呈梭形。收缩时，屈肘关节，当前臂在旋前位时能使其旋后，协助屈肩关节。

2）喙肱肌：位于臂上1/2的前内侧，肱二头肌短头后内方。作用是使肩关节前屈和内收。

3）肱肌：位于肱二头肌下半部深面。作用是屈肘关节。

4）肱三头肌：作用是伸肘关节，长头还可使肩关节后伸和内收，桡神经支配。

2. 下肢肌

下肢肌分为髋肌、大腿肌、小腿肌和足肌。

（1）髋肌：又叫盆带肌，主要起自骨盆的内面和外面，跨过髋关节，止于股骨上部，主要运动髋关节。分为前后两群。前群主要包括髂腰肌和阔筋膜张肌，后群主要包括臀大肌、臀中肌、臀小肌、梨状肌。

1）髂腰肌：由腰大肌和髂肌组成。腰大肌位于脊柱腰部两侧，髂肌位于腰大肌外侧，呈扇形，起自髂窝。此肌收缩时，使髋关节前屈和旋外；下肢固定时，可使躯干前屈，如仰卧起坐。腰丛神经支配。

2）阔筋膜张肌：位于大腿上部前外侧。作用是紧张阔筋膜和屈髋关节。臀上神经支配。

3）臀大肌：位于臀部肌的浅层，大而肥厚。此肌收缩时，使髋关节伸和旋外；下肢固定时能伸直躯干，防止躯干前倾。臀下神经支配。

4）臀中肌：前上部位于皮下，后下部位于臀大肌的深面。

5）臀小肌：位于臀中肌的深面。臀中肌和臀小肌都呈扇形，二者的作用是使髋关节外展，前部肌束可使髋关节旋内，后部肌束使髋关节旋外。臀中肌和臀小肌都由臀上神经支配。

6）梨状肌：位于臀中肌的下方。此肌收缩时，使髋关节外展和旋外。骶丛分支支配。

（2）大腿肌：分为前群、后群和内侧群。前群分为缝匠肌和股四头肌，后群分为股二头肌、半腱肌和半膜肌，内侧群分为耻骨肌、股薄肌、长收肌、短收肌、大收肌。

1）缝匠肌：位于大腿前面及内侧面浅层，是全身最长的肌，呈扁带状。此肌的作用是屈髋关节和膝关节，并使已屈的膝关节旋内。

2）股四头肌：位于大腿前面，是全身最大的肌，有四个头，即股直肌、股内侧肌、股外侧肌和股中间肌。此肌的作用是屈髋关节和伸膝关节。

3）股二头肌：位于股后部外侧。

4）半腱肌：位于股后部的内侧。肌腱细长，约占肌的下半，止于胫骨上端内侧。

5）半膜肌：位于半腱肌深面。上部是扁薄的腱膜，几乎占肌的一半，下端以腱止于胫骨内侧髁的后面。

后群肌的作用是屈膝关节和伸髋关节；屈膝时股二头肌可以使膝关节旋外，而半腱肌和半膜肌使膝关节旋内。

（3）小腿肌：分为前群、后群和外侧群。前群包括胫骨前肌、趾长伸肌和拇长伸肌，后群分为浅层、深层两层，外侧群包括腓骨长肌和腓骨短肌。

第二章　消化系统

◆ 知识框架

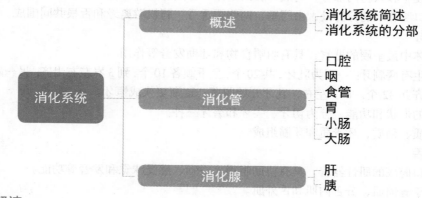

◆ 知识解读

第一节　概　述

一、消化系统简述

消化系统由口腔、咽、食管、胃、小肠、大肠、口腔腺、肝和胰等器官组成。消化系统的基本功能是消化食物、吸收营养，排出消化吸收后剩余的食物残渣。

二、消化系统的分部

消化系统包括消化管和消化腺两大部分。

1.消化管

消化管是指从口腔到肛门的管道，分为口腔、咽、食管、胃、小肠和大肠。其中的小肠又分为十二指肠、空肠和回肠，大肠又分为盲肠、阑尾、结肠、直肠和肛管。临床上通常把从口腔到十二指肠的这部分管道称上消化道，空肠以下的部分称下消化道。

2.消化腺

消化腺按体积的大小和位置不同，可分为小消化腺和大消化腺两类。小消化腺位于消化管壁内；大消化腺位于消化管壁外。

第二节　消化管

一、口腔

口腔是消化管的起始部。口腔向前经口唇围成的口裂通向体外，向后以咽峡与咽相通。口腔前壁为上唇和下唇；侧壁为颊；上壁为腭；下壁为口腔底。

（一）口腔各壁

口唇分为上唇和下唇，外面为皮肤，中间为口轮匝肌，内面为黏膜。

颊是口腔的两侧壁，由皮肤、颊肌、颊脂体和口腔黏膜构成。在上颌第 2 磨牙牙冠相对的颊黏膜上有腮腺管乳头，其上有腮腺管的开口。

腭分为硬腭和软腭两部分，构成口腔的上壁，分隔鼻腔与口腔。

咽峡是口腔和咽的分界处，由腭垂、两侧腭舌弓、腭帆游离缘和舌根共同围成。

（二）牙

牙是人体中最坚硬的器官，具有咀嚼食物和辅助发音等作用。

人的一生有两副牙：一副为乳牙，共 20 个，上下颌各 10 个，到 3 岁左右出齐；另一副为恒牙，恒牙全部出齐共 32 个。6 岁左右，乳牙开始脱落，逐渐更换成恒牙。

根据牙的形状和功能，分为切牙、尖牙和磨牙三种。

牙由牙质、釉质、牙骨质和牙髓组成。

（三）舌

是位于口腔底的肌性器官，具有协助咀嚼、吞咽、感受味觉和发音等功能。

舌肌属于骨骼肌，分舌内肌和舌外肌。

（四）唾液腺

唾液腺位于口腔周围，分泌唾液并经过导管排入口腔。唾液腺分为大小两类。大唾液腺有腮腺、下颌下腺和舌下腺 3 对。

腮腺：最大的唾液腺，形状不规则。腮腺管开口于平对上颌第 2 磨牙牙冠所对颊黏膜上的腮腺管乳头。

下颌下腺：呈扁椭圆形，开口于舌下阜。

舌下腺：较小，位于口腔底舌下襞的深面。舌下腺有大小导管 2 种，大管有一条，与下颌下腺管共同开口于舌下阜，小管约有 5 ~ 15 条，短而细，直接开口于舌下襞黏膜表面。

二、咽

咽是上窄下宽，前后略扁的漏斗形肌性管道，长约 12 cm，咽位于第 1 ~ 6 颈椎前方，上端起于颅底，下端约在第 6 颈椎下缘或环状软骨的高度移行于食管。咽的前壁不完整，可与鼻腔、口腔和喉腔相通。

鼻咽是咽的上部，位于鼻腔后方，上达颅底。有咽管咽口，咽腔经此口通过咽鼓管与中耳的鼓室相通。喉咽是咽的最下部，在喉口的两侧各有一深窝称梨状隐窝，为异物易滞留之处。

三、食管

食管是一前后扁平的肌性管道，是消化管各部中最狭窄的部分。食管上端在第 6 颈椎体下缘平面与咽相接，下端约平第 11 胸椎体高度与胃的贲门连接。食管可分为颈部、胸部和腹部。

食管有三个生理性狭窄区：第一个狭窄为食管的起始处，相当于第 6 颈椎体下缘水平距中切牙约 15 cm；第二个狭窄在左主支气管的后方与食管交叉处，相当于第 4、第 5 胸椎体之间水平，距中切牙约 25 cm；第三个狭窄为食管通过膈的食管裂孔处，相当于第 10 胸椎水平，距中切牙约 40 cm。

上述三个狭窄区常是食管内异物易滞留的部位，也是食管癌的好发部位。

四、胃

胃是消化管各部中最膨大的部分。胃除有受纳食物、分泌胃液的作用外，还有内分泌功能。

（一）胃的形态

胃的形态受体位、体型、年龄、性别和胃的充盈状态等多种因素的影响。胃在完全空虚时略呈管状，高度充盈时可呈球囊形。

胃的近端与食管连接处是胃的入口，称为贲门；出口称为幽门，与十二指肠相续。胃的上缘凹向右上方，称为胃小弯。胃小弯最低点的弯曲转折明显处，称为角切迹，是胃体与幽门部在胃小弯侧的分界。下缘大部分凸向左下方，称为胃大弯。胃的前壁朝向前上方，后壁朝向后下方。

（二）胃的分部

胃可分为四部：贲门附近的部分称贲门部；自贲门向左上方膨出的部分称胃底；自胃底向下至角切迹处的中间大部分称胃体；胃体下界与幽门之间的部分，称幽门部，幽门部又分为幽门管和幽门窦，幽门窦通常位于胃的最低部。

胃溃疡和胃癌多发生于胃的幽门窦近胃小弯处。

五、小肠

小肠是消化管中最长的部分，成人的小肠长 5 ~ 7 m。上端起自胃幽门，下端接续盲肠。分为十二指肠、空肠和回肠。小肠是消化和吸收的重要器官。

1. 十二指肠

十二指肠介于胃与空肠之间，是小肠中长度最短、管径最大、位置最深且最为固定的部分。十二指肠整体上呈 C 形，包绕胰头，分为上部、降部、水平部和升部。

（1）上部：起自幽门，长约 5 cm，其肠壁薄，管径大，黏膜面光滑平坦，无环状襞，故临床常称此段为十二指肠球部，是十二指肠溃疡及其穿孔的好发部位。

（2）降部：长约 7 ~ 8 cm，降部的黏膜形成发达的环状襞，其中份后内侧壁上有一纵行的皱襞称十二指肠纵襞。其下端的圆形隆起称十二指肠大乳头，为肝胰壶腹的开口处。

（3）水平部：又称下部，向左横跨第 3 腰椎。

（4）升部：最短，移行为空肠。在腹部外科手术中，十二指肠悬韧带可作为确定空肠起始的重要标志。

2. 空肠和回肠

空肠和回肠上端起自十二指肠空肠曲，下端接续盲肠。空肠和回肠一起被肠系膜悬系于腹后壁，合称为系膜小肠。一般将系膜小肠的近侧 2/5 称空肠，远侧 3/5 称回肠。

六、大肠

（一）大肠的形态

大肠是消化管的下道。全程围绕于空肠、回肠的周围，可分为盲肠、阑尾、结肠、直肠和肛管 5 部分。大肠的主要功能是吸收水分、维生素和无机盐，将食物残渣形成粪便并排出体外。大肠的形态特点如下。

（1）表面有 3 条与大肠纵轴平行的结肠带，是由肠壁纵肌增厚形成的。

（2）由于结肠带短于肠管的长度，使肠管皱缩，形成由横沟隔开并向外膨出的囊状突起，称结肠袋。

（3）肠脂垂是沿结肠带两侧分布的许多小突起，由浆膜和其所包含的脂肪组织形成。

阑尾、直肠和肛管没有这些结构特点。上述 3 个特点是腹部手术中鉴别大肠、小肠的主要依据。

（二）大肠的分部

1. 盲肠和阑尾

盲肠是大肠的起始部，长约 6～8 cm，位于右髂窝内，下端为盲端，上续升结肠，左侧与回肠相连接。回肠末端向盲肠的开口，称回盲口。此外肠壁内的环行肌增厚，并覆以黏膜而形成上下两片半月形的皱襞，称回盲瓣。此瓣的作用是阻止小肠内容物过快地流入大肠，以便食物在小肠内充分消化吸收，并可防止盲肠内容物逆流回小肠。在回盲口下方约 2 cm，有阑尾的开口。

阑尾是从盲肠下端后内侧壁向外延伸的一条细管状器官，因外形酷似蚯蚓，又称引突。阑尾根部的体表投影点，通常在右髂前上棘与脐连线的中外 1/3 交点处，该点称麦氏点（McBurney 点）。

2. 结肠

结肠是介于盲肠与直肠之间的一段大肠，整体呈 M 形，包绕于空肠、回肠周围。分为升结肠、横结肠、降结肠和乙状结肠 4 部分。

3. 直肠

直肠是消化管位于盆腔下部的一段，全长 10～14 cm，上接乙状结肠，下穿盆膈移行于肛管。直肠内面有三个直肠横襞，由黏膜及环行肌构成，具有阻挡粪便下移的作用。

直肠内面的三个直肠横襞，对直肠镜或乙状结肠镜检查有一定的临床意义。中间的直肠横襞大且明显，位置恒定，常作为直肠镜或乙状结肠镜检查的定位标志。

4. 肛管

肛管的上界为直肠穿过盆膈的平面，下界为肛门，长约 4 cm。肛管被肛门括约肌所包绕，平时处于收缩状态，有控制排便的作用。

肛管内面有 6～10 条纵行的黏膜皱襞称肛柱。各肛柱下端彼此借半月形黏膜皱襞相连，此襞称肛瓣。每一肛瓣与其相邻的两个肛柱下端之间形成开口向上的隐窝称肛窦。

第三节　消化腺

一、肝

（一）肝的位置和形态

肝是人体中最大的消化腺，也是人体内最大的实质性器官。肝的血液供应十分丰富，活体的肝呈棕红色。肝的质地柔软而脆弱，易受外力冲击而破裂，发生腹腔内大出血。肝大部分位于右季肋区和腹上区，小部分在左季肋区。

肝可分上下两面和前、后、左、右四缘。肝的上面隆起，贴于膈，又称膈面。肝膈面前部借肝镰状韧带分为左右两叶。左叶小而薄，右叶大而厚。肝的下面凹凸不平，邻接一些腹腔器官，又称脏面，有略呈"H"形的 3 条沟：左右两条纵沟和一条横沟。横沟为肝门，有肝管、肝门静脉、肝固有动脉、淋巴管和神经出入。右纵沟的前部为胆囊窝，容纳胆囊；后部为腔静脉沟，有下腔静脉通过。左纵沟前方有肝圆韧带，后方有静脉韧带。肝下面借"H"形沟分成四叶：左叶在左纵沟的左方，右叶在右纵沟的右方，方叶在横沟前方，尾状叶在横沟的后方。

（二）胆囊和输胆管道

1. 胆囊

胆囊呈梨形，位于肝下面的胆囊窝内。胆囊的容量为 40 ～ 60 mL。胆囊可分为胆囊底、胆囊体、胆囊颈和胆囊管四部分。胆囊管、肝总管和肝的脏面围成的三角形区域称胆囊三角，三角内常有胆囊动脉通过，因此该三角是胆囊手术中寻找胆囊动脉的标志。

胆囊有贮存和浓缩胆汁的功能。

2. 输胆管道

左右肝管出肝门之后汇合成肝总管，肝总管与胆囊管汇合形成胆总管。胆总管在十二指肠降部与胰管汇合，形成略膨大的肝胰壶腹（又称 Vater 壶腹），开口于十二指肠大乳头。在肝胰壶腹周围有肝胰壶腹括约肌包绕，在胆总管末段及胰管末段周围亦有少量平滑肌包绕，以上三部分括约肌统称为 Oddi 括约肌。

二、胰

胰是人体的第二大消化腺，由外分泌部和内分泌部两部分组成。

外分泌部能分泌胰液，内含多种消化酶，有分解和消化蛋白质、脂肪和糖类等作用；内分泌部即胰岛，主要分泌胰岛素，调节血糖浓度。

胰是位于胃后方的一个狭长腺体，质地柔软，呈灰红色。胰可分头、颈、体、尾 4 部分，各部之间无明显界限。头、颈部在腹中线右侧，体、尾部在腹中线左侧。

第三章　呼吸系统

◇ 知识框架

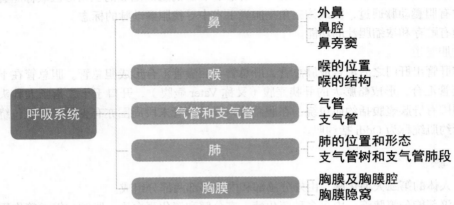

◇ 知识解读

第一节　鼻

鼻既是呼吸道的起始部，又是嗅觉器官，可分为外鼻、鼻腔和鼻旁窦。

一、外鼻

外鼻位于面部中央，以骨和软骨为支架，外被皮肤。软骨部的皮肤因富含皮脂腺和汗腺成为痤疮、酒渣鼻和疖肿的好发部位。

二、鼻腔

鼻腔被鼻中隔分为左右两腔，向前借鼻孔通向外界，向后经鼻后孔通向鼻咽部。每侧鼻腔以鼻阈为界分为鼻前庭和固有鼻腔。

三、鼻旁窦

鼻旁窦共四对，依其所在骨的位置而命名为上颌窦、额窦、蝶窦和筛窦。各窦口都与鼻腔相通。上颌窦、额窦、筛窦的前群和中群都开口于中鼻道；筛窦的后群开口于上鼻道。蝶窦开口于蝶筛隐窝。鼻旁窦有温暖、湿润空气及对发音产生共鸣的作用。

第二节　喉

喉是呼吸的通道，也是发音的器官，主要由喉软骨和喉肌构成。

一、喉的位置

成年人喉位于第 3～6 颈椎前方。喉的前方被皮肤、颈筋膜及舌骨下肌群所覆盖，喉的后方紧邻喉咽部，两侧有颈血管、神经和甲状腺侧叶。

二、喉的结构

（一）喉的软骨及其连结

喉由甲状软骨、环状软骨、会厌软骨和成对的杓状软骨等组成。

1. 甲状软骨

甲状软骨是最大的喉软骨，位于环状软骨与会厌软骨之间，构成喉的前壁和侧壁。甲状软骨由前缘互相愈合的呈四边形的左右软骨板组成。左右软骨板的融合处称前角。前角上端向前突出，称为喉结，在成年男性中明显。

2. 环状软骨

环状软骨是喉软骨中唯一完整的软骨环，位于甲状软骨的下方，作用是支撑呼吸道、保持通畅。

3. 会厌软骨

会厌软骨位于舌骨体后方，形似树叶，上宽下窄，上端游离，下端借韧带连于甲状软骨内面。会厌软骨被覆黏膜构成会厌，会厌是喉口的活瓣，吞咽时，喉随咽上提并向前移动，会厌封闭喉口，阻止食物误入喉腔。

4. 杓状软骨

杓状软骨位于环状软骨板上方中线两侧，形似三棱锥体形，是成对的喉软骨。分为一尖、一底、两突和三个面。

（二）喉肌

喉肌是发音的动力器官，属于横纹肌。它们的主要作用是紧张和松弛声带、开大或缩小声门裂以及缩小喉口的作用。

（三）喉腔

喉腔是由喉软骨、韧带、纤维膜、喉肌和喉黏膜等共同围成的管腔。喉腔上通咽，下通气管和肺。喉腔侧壁有上、下两对黏膜皱襞，上方的一对称前庭襞，下方的一对称声襞。上述两对皱襞将喉腔分为 3 部分，即前庭襞上方的喉前庭，声襞下方的声门下腔，前庭襞和声襞之间的喉中间腔。

声门下腔位于声襞与环状软骨下缘之间的部分，其黏膜下组织疏松，炎症时易发生喉水肿，尤其是婴幼儿更易发生急性喉水肿而致喉阻塞，造成呼吸困难。

第三节　气管和支气管

一、气管

气管位于喉与气管杈之间，气管起自环状软骨下缘约平第 6 颈椎下缘，向下至胸骨角平面约平第 4 胸椎体下缘，分叉形成左右主支气管，分叉处称气管杈。

气管由黏膜、气管软骨、平滑肌和结缔组织构成。气管软骨由 14～17 个呈 C 形缺口向后的透明软骨环构成。

二、支气管

支气管是气管分出的各级分支，其中一级分支是左右主支气管。

左右主支气管的区别为：左主支气管细长、嵴下角大、斜行、有 7~8 个软骨环；右主支气管粗短，嵴下角小，走行陡直，有 3~4 个软骨环。

第四节　肺

一、肺的位置和形态

肺位于胸腔内，纵隔两侧，分为左肺和右肺。右肺宽而短，左肺窄而长。肺柔软而有弹性，呈海绵状，正常肺呈浅红色。

肺一般呈圆锥形。上部为肺尖，下部为肺底，又称膈面，与膈相接触。外侧面为肋面，内侧面的纵隔部中间有一凹陷，称肺门，是支气管、血管、淋巴管、神经出入肺的地方。这些结构被结缔组织包成一束，称肺根。

两肺根内的结构排列自前向后依次为：肺上静脉、肺动脉、主支气管。两肺根内的结构自上而下排列不同，左肺根内的结构自上而下是左肺动脉、左主支气管、左肺下静脉；右肺根内的结构自上而下是右肺上叶支气管、右肺动脉、右肺下静脉。

二、支气管树和支气管肺段

一级支气管（左右主支气管）在肺门处分出二级支气管（肺叶支气管）进入肺叶，各肺叶支气管再分出三级支气管（肺段支气管），如此逐级在肺内反复分支，形状如树，称为支气管树。

每一肺段支气管及其分支分布区域的肺组织，称为支气管肺段（简称肺段）。支气管肺段的结构和功能具有相对独立性，临床上可以在结构和功能上均为一个独立的单位支气管肺段为单位的切除手术。

第五节　胸　膜

一、胸膜及胸膜腔

胸膜是衬覆于胸壁内面、膈上面、纵隔两侧面和肺表面等处的一层浆膜，根据衬覆部位不同，分为脏胸膜和壁胸膜。脏胸膜紧贴在肺的表面，与肺实质结合紧密，并伸入肺斜裂和水平裂内。壁胸膜贴在胸廓内面、纵隔两侧面、膈上面及突至颈根部等处，又可分为肋胸膜、膈胸膜、纵隔胸膜和胸膜顶四部分。

胸膜腔指脏胸膜、壁胸膜在肺根处相互移行，二者之间围成的一个封闭的、潜在的腔隙。胸膜腔左右各一，呈负压，互不相通。胸膜腔内仅有少量浆液，可减少呼吸时的摩擦。

二、胸膜隐窝

不同部分的壁胸膜返折并相互移行处的胸膜腔，即使在深吸气时，肺缘也不能伸入到其内，故称胸膜隐窝。胸膜隐窝包括肋膈隐窝、肋纵隔隐窝和膈纵隔隐窝等。

肋膈隐窝是诸多胸膜隐窝中位置最低、容量最大的部位，其深度可达两个肋间隙。胸膜腔积液常先积存于肋膈隐窝。

第四章 脉管系统

◇ 知识框架

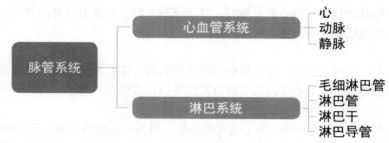

◇ 知识解读

第一节 心血管系统

心血管系统由心、动脉、毛细血管和静脉组成。

一、心

心是中空的肌性纤维性器官，斜位于胸腔的中纵隔内，约 2/3 在正中线的左侧，1/3 在正中线的右侧。心两侧为肺，下方为膈。

（一）心的构造

心可分为一尖、一底、两面、三缘，表面尚有 4 条沟。

（1）尖：心尖由左心室构成，朝向左前下方。体表投影一般在左侧第 5 肋间隙，锁骨中线内侧 1 ~ 2 cm 处可触到心尖搏动。

（2）底：向右后上方，主要由左心房和小部分的右心房构成。

（3）面：胸肋面（前面）朝向前上方，大部分由右心房和右心室构成，小部分由左心耳和左心室构成。膈面（下面），大部分由左心室构成，小部分由右心室构成，朝向下方并略朝向后，几乎呈水平位，隔心包与膈毗邻。

（4）缘：下缘（锐缘）介于膈面与胸肋面之间，接近水平位，由右心室和心尖构成。左缘（钝缘）居胸肋面与肺面之间，绝大部分由左心室构成，仅上方一小部分由左心耳参与。右缘由右心房构成。

（二）心腔

心有四个腔。后上部为左心房、右心房，两者之间隔以房中隔。前下部为左心室、右心室，两者之间隔以室中隔。正常心左右两半互不相通。

1. 右心房

右心房位于心的右上部，壁薄而腔大，可分为前部的固有心房和后部的腔静脉窦，两者以界沟为分界线。

三角形的突出部分称右心耳。右心房有 3 个入口，分别为上腔静脉口、下腔静脉口和冠状

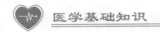

窦口。出口为右房室口。

2. 右心室

右心室接受右心房来的血液，入口即右房室口，在口周缘附有三片瓣膜，呈三角形，称右房室瓣（通常称为三尖瓣）。瓣膜的游离缘连有多条结缔组织细索，称腱索。腱索向下连于室壁上的乳头肌。心室收缩时，由于乳头肌的收缩，牵拉腱索，使瓣膜不致翻向右心房，且互相紧贴，关闭右房室口，防止血液逆流。右心室的出口为肺动脉口。肺动脉口周缘有三个呈袋状的半月形瓣膜，称肺动脉瓣。当心室收缩时，肺动脉瓣开放，血液射向肺动脉；心室舒张时，瓣膜关闭，阻止血液逆流入右心室。

3. 左心房

左心房位于右心房的左后方。左心房的后部内壁光滑，左右两侧各有一对肺静脉口，为左肺静脉、右肺静脉的入口。左心房的前下部有左房室口，通向左心室。

4. 左心室

左心室位于右心室的左后下方。左心室壁特别厚，约为右心室的三倍，左心室收缩力较强。底部有两个口，位于左后方者是左房室口，位于右前方者是主动脉口。左房室口的周缘有两个半月形的瓣膜称左房室瓣（通常称为二尖瓣），它的游离缘也附有腱索与左心室的乳头肌相连。主动脉口周围有三个半月形的瓣膜，称主动脉瓣，瓣膜与主动脉壁之间的腔称主动脉窦。主动脉窦的左侧和右侧有左冠状动脉、右冠状动脉的开口。

（三）心的传导系统

心传导系统由特殊心肌细胞组成，其功能是产生和传导兴奋，控制心的节律性活动。

1. 窦房结

窦房结是心的正常起搏点。多呈长梭形（或半月形），位于上腔静脉与右心房交界处的界沟上 1/3 的心外膜深面。

2. 房室结

位于房室隔内，由房室结（位于 Koch 角的尖端）的心房扩展部和房室束近侧部组成。房室交界区的主要作用是将来源于窦房结的兴奋延搁下传至心室，使心房肌和心室肌按照先后顺序分别收缩。房室交界区是冲动从心房传向心室的必经之路，也是最重要的次级起搏点。此区病变常导致许多复杂的心律失常。

3. 房室束

起自房室结前端，走行在室间隔肌部和中心纤维之间，向前下行于室间隔膜部后下缘，最后分为左束支、右束支。

二、动脉

动脉包括肺循环的动脉和体循环的动脉。

（一）肺循环的动脉

肺动脉干位于心包内的粗短动脉干。起自右心室，在主动脉的前方向左后上方斜行，至主动脉弓的下方分为左肺动脉、右肺动脉。

左肺动脉较短，横行分为两支进入左肺上下两叶。

右肺动脉较长且粗，在右肺门处分成三支进入右肺的上、中、下三叶。

（二）体循环的动脉

主动脉为体循环动脉的主干。主动脉从左心室发出后，依据走行部位和形态可分为升主动脉、主动脉弓和降主动脉。

1. 升主动脉

从左心室发出，向右前上方斜行，至右侧第 2 胸肋关节处移行为主动脉弓。

2. 主动脉弓

从主动脉弓上发出的分支由右向左分别为头臂干、左颈总动脉和左锁骨下动脉。

（1）颈总动脉：颈总动脉是头颈部的动脉主干，右侧起自头臂干，左侧起自主动脉弓。两侧颈总动脉均经过胸锁关节后方，沿食管、气管和喉的外侧上行，在甲状软骨上缘水平分为颈内动脉和颈外动脉。

1）颈内动脉：自颈总动脉分出后，垂直上行至颅底，经颈动脉管入颅腔，主要分支分布于脑和视器。

2）颈外动脉：自颈总动脉分出后，上行穿腮腺至下颌颈处，分为 2 个终支，即颞浅动脉和上颌动脉。颈外动脉共有 8 个分支，包括甲状腺上动脉、舌动脉、面动脉、颞浅动脉、上颌动脉、枕动脉、耳后动脉、咽升动脉。其中上颌动脉发出脑膜中动脉，分布于硬脑膜。脑膜中动脉的前支经过颅骨翼点内面，颞骨骨折时易损伤该动脉，可形成硬膜外血肿。

（2）锁骨下动脉：锁骨下动脉右侧起自头臂干，左侧直接起自主动脉弓，两侧均穿过斜角肌间隙，至第 1 肋外侧缘移行为腋动脉。锁骨下动脉的主要分支包括椎动脉、胸廓内动脉、甲状颈干、肋颈干。

（3）腋动脉：是锁骨下动脉的直接延续，行于腋窝深部，至大圆肌下缘移行为肱动脉。

（4）肱动脉：是腋动脉的直接延续，沿肱二头肌内侧下行至肘窝，平桡骨颈高度分为桡动脉和尺动脉。肱深动脉是肱动脉的重要分支，自肱动脉发出后，斜向后外方行于桡神经沟，与桡神经伴行，分支分布于肱骨和肱三头肌，终支参与肘关节网的形成。在肘窝稍上方，可摸到肱动脉搏动，此处是测量血压时的听诊部位。

（5）桡动脉和尺动脉：桡动脉是临床切脉的部位。

3. 胸主动脉

胸主动脉位于后纵隔内，是胸部的动脉主干。分壁支和脏支。

（1）壁支：有肋间后动脉、肋下动脉和膈上动脉。

（2）脏支：较细小，包括支气管动脉，食管动脉和心包支。

4. 腹主动脉

腹主动脉是腹部的动脉主干，其脏支分成对脏支和不成对脏支。

（1）成对脏支：有肾上腺中动脉、肾动脉、睾丸动脉（男性）或卵巢动脉（女性），它们营养相应的器官。

（2）不成对脏支有三支：①肠系膜上动脉：分支布于小肠、盲肠、阑尾及升结肠、横结肠。②肠系膜下动脉：分支布于降结肠、乙状结肠及直肠。③腹腔干：分支布于肝、胆囊、胰、胃、十二指肠等。

5. 髂总动脉

左右各一，腹主动脉分出后，沿腰大肌的内侧下行至骶髂关节处分为髂内动脉和髂外动脉。

（1）髂内动脉：是盆部动脉的主干，为一短干，沿盆腔侧壁下行，分布范围包括盆内脏器以及盆部的肌肉。发出壁支和脏支两种。

1）壁支：主要分支闭孔动脉、臀上动脉、臀下动脉、髂腰动脉和骶外侧动脉。

2）脏支：主要分支有脐动脉、膀胱下动脉、直肠下动脉、子宫动脉和阴部内动脉。

（2）髂外动脉：沿腰大肌内侧缘下行，经腹股沟韧带中点的深面至股前部，移行为股动脉。

（3）股动脉：股动脉是髂外动脉的直接延续，至腘窝处移行为腘动脉。股动脉的分支营养大腿肌、腹前壁下部的皮肤和外阴部等。股动脉的主要分支为股深动脉。

（4）腘动脉：在腘窝的深部下行，至腘肌的下缘，分为胫前动脉和胫后动脉。

（5）胫前动脉和胫后动脉：胫前动脉由腘动脉发出后，至踝关节的前方移行为足背动脉。胫后动脉分为足底内侧动脉和足底外侧动脉。

三、静脉

全身静脉包括肺循环的静脉和体循环的静脉。

（一）肺循环的静脉

肺循环的静脉主要为肺静脉，左右各两条，收集肺泡毛细血管的动脉血。起自肺门，注入左心房。

（二）体循环的静脉

体循环的静脉主要包括上下腔静脉系和心静脉系。

1.上腔静脉系

上腔静脉系由上腔静脉及其属支组成，它收集头颈部、上肢和胸部（心和肺除外）等上半身的静脉血。

（1）头颈部静脉：浅静脉包括面静脉、颞浅静脉、颈前静脉和颈外静脉，深静脉包括颅内静脉、颈内静脉和锁骨下静脉等。

（2）上肢静脉：包括头静脉、贵要静脉、肘正中静脉及其属支。临床上常用手背静脉网、前臂和肘部前面的浅静脉取血、输液和注射药物。

（3）胸部静脉：主要包括头臂静脉、上腔静脉、奇静脉及其属支。

2.下腔静脉系

下腔静脉系由下腔静脉及其属支组成。收集下半身的静脉血。

（1）下肢静脉：下肢静脉比上肢静脉瓣膜多，浅静脉与深静脉之间的交通也较丰富。下肢浅静脉包括小隐静脉和大隐静脉及其属支。大隐静脉是全身最长的静脉。

（2）腹盆部静脉：腹盆部静脉主要有髂外静脉、髂内静脉、下腔静脉和肝门静脉及其属支。

第二节　淋巴系统

淋巴系统由淋巴管道、淋巴组织和淋巴器官组成。

一、毛细淋巴管

毛细淋巴管是淋巴管道的起始段，以膨大的盲端起始，互相吻合成毛细淋巴管网，然后汇入淋巴管。

二、淋巴管

淋巴管由毛细淋巴管吻合而成，管壁结构与静脉相似。淋巴管内有很多单向开放的瓣膜，具有防止淋巴液逆流的功能。

三、淋巴干

淋巴干由全身各部的淋巴管经过相应的淋巴结群中继后，在颈根部和膈下等处汇合形成。淋巴干共有9条，包括：成对的腰干、支气管纵隔干、锁骨下干、颈干，不成对的肠干。

四、淋巴导管

全身9条淋巴干汇合成两条淋巴导管，即胸导管和右淋巴导管，分别注入左右静脉角。

（一）胸导管

胸导管是全身最大的淋巴导管，起自乳糜池（位于第1腰椎前方，由肠干和左腰干、右腰干汇合而成），经膈的主动脉裂孔入胸腔，沿脊柱右前方上行于胸主动脉和奇静脉之间，至第5胸椎高度向左斜行于食管和脊柱之间，然后沿脊柱左前方上行，经胸廓上口达颈部，在左颈总动脉和左颈内静脉的后方转向前内下方，注入左静脉角。胸导管引流下肢、盆部、腹部、左上肢、左胸部和左头颈部的淋巴，即全身3/4部位的淋巴。

（二）右淋巴导管

右淋巴导管由右颈干、右锁骨下干和右支气管纵隔干汇合而成，注入右静脉角。

第五章　泌尿生殖系统

◇ **知识框架**

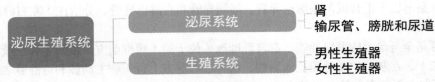

◇ **知识解读**

第一节　泌尿系统

一、肾

（一）肾的形态

肾是成对的实质性器官，形似蚕豆，左右各一，位于腹后壁。肾分内外侧两缘，前后两面及上下两端。肾的前面凸向前外侧，后面较平，紧贴腹后壁。上端宽而薄，下端窄而厚。肾的内侧缘中部凹陷称为肾门，有肾动脉、肾静脉、肾盂、神经和淋巴管等结构进出。这些进出肾门的结构被结缔组织包绕，形成肾蒂。肾蒂内主要结构的排列，从前向后依次为肾静脉、肾动脉和肾盂，从上到下依次为肾动脉、肾静脉和肾盂。由肾门向肾实质延伸的腔隙称为肾窦，内含肾血管（如肾动脉及其分支、肾静脉及其属支）、肾小盏、肾大盏、肾盂及脂肪组织等结构。

（二）肾的位置和被膜

1. 肾的位置

肾位于脊柱两侧，腹膜后间隙内，为腹膜外位器官。肾门的体表投影位于竖脊肌外侧缘与第 12 肋的夹角处，称肾区。

2. 肾的被膜

肾皮质表面覆盖着平滑肌纤维和结缔组织构成的肌织膜。除肌织膜外，通常将肾的被膜分为三层：即由内向外依次为纤维囊、脂肪囊与肾筋膜。

（三）肾的大体构造

肾的冠状切面观，肾实质分为肾皮质和肾髓质。肾皮质新鲜标本为红褐色，由肾小体与肾小管组成。

（四）肾的畸形与异常

在发育过程中，肾可出现畸形或位置与数量的异常。

1. 马蹄肾

两侧肾的下端互相连接呈马蹄铁形，出现率为 1 % ～ 3 %。易引起肾盂积水、感染或结石。

2. 多囊肾

胚胎时肾小管与集合管不交通，致使肾小管分泌物排出困难，引起肾小管膨大成囊状。随着囊肿的增大，肾组织会逐渐萎缩、坏死最终形成肾功能衰竭。

3. 双肾盂及双输尿管

由输尿管芽反复分支形成。

4. 单肾

一侧发育不全或缺如，国人以右侧为多。先天性单肾发生率约为 0.5‰。

5. 低位肾

一侧者多见，两侧者少见，多因胚胎期的肾上升受影响所致。因输尿管短而变形，常易引起肾盂积水、感染或结石。

二、输尿管、膀胱和尿道

（一）输尿管

输尿管是一对细长的肌性管道，上接肾盂末端，下终于膀胱。依据行程，可将输尿管分为输尿管腹部、输尿管盆部和输尿管壁内部。

输尿管全长有上、中、下三个狭窄部：①上狭窄位于肾盂与输尿管移行处；②中狭窄位于小骨盆上口，输尿管跨过髂血管处；③下狭窄位于输尿管壁内部。这些狭窄常是肾结石的滞留部位。

（二）膀胱

1. 膀胱的位置和形态

膀胱是储存尿液的囊状肌性器官，其形状、大小和位置均随尿液的充盈程度而变化。正常成年人的容量为 300 ～ 500 mL。

空虚的膀胱呈三棱锥体形，分尖、体、底和颈 4 部分。

膀胱尖朝向前上方，连接脐正中韧带。膀胱底朝向后下方。膀胱尖与底之间的部分是膀胱体。膀胱的最下部为膀胱颈。

2. 膀胱的组织结构

膀胱内面被覆黏膜。膀胱襞是指膀胱壁收缩时，黏膜聚集形成的皱襞。膀胱的大部分区域黏膜与肌层结合疏松，但在膀胱底的内面，两输尿管口与尿道内口之间形成的三角形区域，称为膀胱三角，这个区域黏膜与肌层紧密相连，缺少黏膜下组织，无论膀胱处于充盈或空虚时，黏膜都保持平滑状态，无皱襞。膀胱三角是炎症、结核和肿瘤的好发部位，也是进行膀胱镜检查时应特别注意的重要区域。

（三）尿道

男性尿道除排尿外，还兼有排精的作用。女性尿道较男性尿道短、宽，且较直，仅有排尿功能。由于女性尿道短且直，易发生尿路感染。

第二节 生殖系统

男女生殖器官，均分为内生殖器和外生殖器。内生殖器由生殖腺、生殖管道和附属腺组成；外生殖器则以两性交媾器官为主。

一、男性生殖器

男性内生殖器包括生殖腺（睾丸）、输精管道和附属腺。睾丸是产生精子和分泌男性激素的器官。睾丸产生的精子，先贮存于附睾内，当射精时经输精管、射精管和尿道排出体外。附属腺有精囊、前列腺和尿道球腺。它们的分泌物参与组成精液，供给精子营养并有利于精子的活动。男性外生殖器包括阴囊和阴茎。

（一）睾丸

睾丸位于阴囊内，左右各一。呈略扁的卵圆形，分内外侧面，前后缘和上下端。前缘游离；后缘有血管、神经和淋巴管出入，并与附睾和输精管睾丸部相接触。

（二）输精管道

1. 附睾

附睾呈新月形，紧贴在睾丸的上端和后缘。附睾分为3部分，即上端膨大为附睾头，中部为附睾体，下端为附睾尾。附睾的主要功能是暂时储存精子，分泌附睾液营养精子，并促进精子进一步成熟。

2. 输精管和射精管

输精管是附睾管的直接延续，长度约为50 cm，管壁较厚，肌层发达，管腔细小。依据行径，可将输精管分为4部分，即睾丸部、精索部、腹股沟管部和盆部。

（1）睾丸部：始于附睾尾，最短，较迂曲，沿睾丸后缘、附睾内侧行至睾丸上端。

（2）精索部：介于睾丸上端与腹股沟管皮下环之间，在精索内位于其他结构的后内侧；此段位置表浅，易于触及，为结扎输精管的理想部位。

（3）腹股沟管部：全程位于腹股沟管的精索内。

（4）盆部：为输精管最长一段。

（三）附属腺

1. 精囊

精囊为长椭圆形的囊状器官，位于膀胱底的后方，输精管壶腹的外侧，左右各一，其输出管与输精管壶腹的末端汇合成射精管。

2. 前列腺

是不成对的实质性器官，位于膀胱与尿生殖膈之间。呈前后稍扁的栗子形，上端宽大，下端尖细，前列腺的分泌物是形成精液的主要成分，内含前列腺素。

3. 尿道球腺

尿道球腺是一对豌豆大小的球形器官，位于尿道膜部两侧。腺的排泄管细长，开口于尿道球部。

（四）男性外生殖器

1. 阴囊

是位于阴茎后下方的囊袋状结构。阴囊壁由皮肤和肉膜组成。阴囊的皮肤薄而柔软，有少量阴毛，色素沉着明显。

2. 阴茎

分为头、体和根三部分。由两条阴茎海绵体和一条尿道海绵体组成。阴茎海绵体的后端附着于耻骨下支和坐骨支。尿道海绵体位于阴茎海绵体的腹侧，尿道贯穿其全长。尿道海绵体前端膨大为阴茎头，后端膨大称为尿道球。

（五）男性尿道

男性尿道兼有排尿和排精功能。尿道起自膀胱的尿道内口，终止于阴茎头的尿道外口。男性尿道可分为前列腺部、膜部和海绵体部3部分。尿道前列腺部和膜部称为后尿道。尿道有三个狭窄、三个膨大和两个弯曲。

（1）三个狭窄：分别位于尿道内口、尿道膜部和尿道外口，以外口最窄。尿道结石常易嵌顿在这些狭窄部位。

（2）三个膨大：分别位于尿道前列腺部、尿道球部和尿道舟状窝。

（3）两个弯曲：是凸向下后方的耻骨下弯和凸向上前方的耻骨前弯。

二、女性生殖器

女性生殖器包括内生殖器和外生殖器。内生殖器包括生殖腺（卵巢）、输送管道（输卵管、子宫和阴道）和附属腺（前庭大腺）组成。

（一）卵巢

卵巢可产生卵子和分泌女性激素，是成对的实质性器官，位于髂内、髂外动脉所夹的卵巢窝内。卵巢呈扁卵圆形，分内外侧面，前后缘和上下端。卵巢前缘借系膜连于子宫阔韧带。前缘中部有血管、神经等出入，称卵巢门。

（二）输卵管

输卵管是输送卵子的肌性管道，左右各一，连于子宫底的两侧。输卵管由内侧向外侧分为四部。

（1）输卵管子宫部：位于子宫壁内的一段，直径最细，以输卵管子宫口通子宫腔。

（2）输卵管峡部：短而直，输卵管结扎术常在此进行。

（3）输卵管壶腹部：粗而长，供血丰富，约占输卵管全长的2/3，行程弯曲。卵子一般在壶腹内受精。

（4）输卵管漏斗部：输卵管腹腔口边缘形成许多细长的指状突起，称为输卵管伞，覆盖于卵巢表面；其中一条较长，内面沟也较深，称为卵巢伞。

（三）子宫

1. 子宫的位置和形态

（1）子宫的位置：子宫位于小骨盆中央，膀胱与直肠之间，下端接阴道。

（2）子宫的形态：成年人的子宫呈前后稍扁的倒置梨形，分为底、体、颈3部分。子宫底为输卵管子宫口水平以上的部分。子宫颈为下端较窄而呈圆柱状的部分，为肿瘤的好发部位。子宫底与子宫颈之间为子宫体。子宫两侧缘的上部与输卵管相接处称子宫角。子宫体与子宫颈上端相接较为狭细的部分，称子宫峡。

2. 子宫的固定装置

子宫韧带有子宫阔韧带，限制子宫向两侧倾斜；子宫圆韧带，维持子宫前倾位；子宫主韧带，维持子宫颈正常位置，防止其向下脱垂；子宫骶韧带，向后上牵引子宫颈，与子宫圆韧带共同维持子宫的前倾前屈位。

（四）阴道

阴道呈扁平管状，是女性的性交器官，也是排出月经和娩出胎儿的管道。阴道上连子宫，下以阴道口开口于阴道前庭。

（五）女性外生殖器

女性外生殖器又称女阴，包括阴阜、大阴唇、小阴唇、阴蒂和阴道前庭等结构。阴道前庭是位于两侧小阴唇之间的菱形区，有4个开口，即前方的尿道外口，后方的阴道口，后部两侧有前庭大腺导管的开口。

第六章　内分泌系统

◇ 知识框架

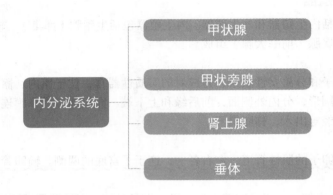

◇ 知识解读

第一节　甲状腺

甲状腺位于颈前部，由左右2个侧叶和甲状腺峡构成，形如"H"样。甲状腺峡多位于第2～4气管软骨环前方；甲状腺侧叶位于喉下部和气管颈部的前外侧，上端可达甲状软骨中部，下端至第6气管软骨环，后方平第5～7颈椎。

甲状腺表面由结缔组织构成的被膜，将腺组织分隔为若干小叶。小叶内有许多滤泡和滤泡旁细胞。

甲状腺是人体最大的内分泌腺，能分泌甲状腺素，可调节机体的新陈代谢并影响机体的生长发育，对脑和骨骼发育的影响尤为显著。甲状腺还能分泌降钙素，可降低血钙，参与体内钙、磷平衡的调节。

第二节　甲状旁腺

甲状旁腺通常为上下2对的扁椭圆形腺体，位于甲状腺侧叶的后面，也可位于甲状腺鞘外。甲状旁腺表面包有薄层结缔组织被膜与甲状腺组织分隔。腺实质的腺细胞排成索团状，分主细胞和嗜酸性细胞两种。

甲状旁腺分泌甲状旁腺素，能升高血钙，降低血磷，调节机体钙、磷代谢，维持血钙平衡。

第三节　肾上腺

肾上腺左右各一，位于腹膜后隙，与肾共同包在肾筋膜内。通常左侧肾上腺比右侧的略大，且稍长，呈月牙形；右侧肾上腺较短，呈三角形。

肾上腺分为表层的皮质和内部的髓质。肾上腺皮质可分为球状带、束状带和网状带，分泌盐皮质激素、糖皮质激素和性激素，调节水盐代谢和碳水化合物代谢，影响第二性征。肾上腺髓质含嗜铬细胞，可分泌肾上腺素和去甲肾上腺素（NE）。肾上腺素能加快心率，增强心肌收缩力，升高血压；去甲肾上腺素能收缩小动脉，维持血压稳定。

第四节　垂体

垂体是机体内重要的内分泌腺，可分泌多种激素。

垂体呈椭圆形，位于颅底蝶鞍的垂体窝内。垂体可分为 2 部分，即腺垂体和神经垂体。

腺垂体分为远侧部、中间部和结节部。远侧部是垂体的主要部分。根据腺细胞的染色不同，分为嗜色细胞和嫌色细胞两类。中间部由滤泡及其周围的嗜碱性细胞和嫌色细胞组成。中间部可分泌促黑色素细胞激素，该激素作用于皮肤黑色素细胞，使皮肤颜色变深。结节部含有丰富的毛细血管，细胞较小，主要是嫌色细胞。

神经垂体分为神经部和漏斗部。神经垂体主要由大量无髓神经纤维、神经胶质细胞和少量结缔组织构成。

第七章　神经系统

◇ 知识框架

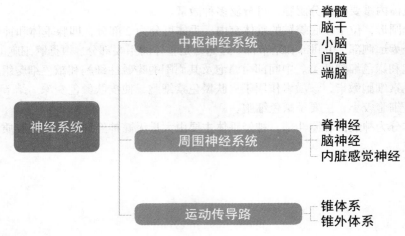

◇ 知识解读

第一节　中枢神经系统

一、脊髓

（一）脊髓的外形

脊髓位于椎管内，呈前后略扁的圆柱形。脊髓上端在枕骨大孔处与延髓相连，脊髓末端变细，称为脊髓圆锥，自此处向下延为细长的无神经组织的终丝。

（二）脊髓的内部结构

脊髓由灰质和白质组成。

1. 灰质

灰质围绕中央管周围，呈"H"形。脊髓灰质共分为10层，从后向前用罗马数字 Ⅰ～Ⅸ 表示，第 Ⅹ 为中央管周围灰质。其中第Ⅸ层由前角运动神经元和中间神经元组成，前角运动神经元又包括 α - 运动神经元和 γ - 运动神经元，后者可调节肌张力。

前角运动神经元受损时，可导致脊髓灰质炎，主要表现为节段性、弛缓性瘫痪，无感觉障碍。

2. 白质

脊髓的白质围绕在灰质外围，主要由上行（感觉）和下行（运动）有髓鞘神经纤维组成，分为前索（位于前正中裂和前外侧沟之间）、侧索（位于前后外侧沟之间）和后索（位于后外侧沟和后正中沟之间）3 部分。

二、脑干

脑位于颅腔内，脑分为端脑、间脑、小脑、中脑、脑桥和延髓，通常将中脑、脑桥和延髓合称脑干。

（一）脑干的外形

中脑：腹面上界为间脑视束，下界为脑桥上缘。腹侧面一对粗大的纵行隆起，称大脑脚底，由大量大脑皮质发出的下行纤维构成。

脑桥：腹面宽阔膨隆，称脑桥基底部。其下缘借延髓脑桥沟与延髓分界，上缘与中脑的大脑脚相接。

延髓：形似倒置的圆锥体，下部与脊髓外形相近，内腔仍为中央管，上部内腔向背侧开放，形成第四脑室下部。延髓具有心血管中枢及呼吸中枢等重要维生中枢的结构及感应器，能借此维持体内平衡。这部分受压或受伤会危及生命。

（二）脑干的内部结构

脑干由灰质、白质和网状结构组成。

1. 灰质

脑干中的灰质被纵横的纤维贯穿，形成团状或柱状，称为脑神经核，分散在白质中。脑神经核一般多位于中脑水管和第四脑室的腹侧，按其功能可分为躯体感觉核、内脏感觉核、内脏运动核及躯体运动核。脑神经运动核发出运动纤维，脑神经感觉核接受感觉纤维。

脑干的灰质除了脑神经核以外，还有很多与上、下行的传导束相关联的神经核，它们具有特定的功能或在传导通路中起中继作用。

2. 白质

脑干的白质中有重要的上行、下行传导束，白质多位于脑干的腹侧与外侧。上行传导束（如脊髓丘脑束、内侧丘系）将传入（感觉）神经冲动自脊髓向上传至脑干、小脑和大脑皮层；下行传导束，将神经冲动由上向下传至效应器，其传导方向与上行传导束相反。

3. 脑干的网状结构

在脑干内除了脑神经核、中继核和传导束外，还有很多纵横交错的神经纤维和散在的神经核团，它们共同构成网状结构。网状结构与中枢神经系统各部分之间具有广泛的联系，是中枢神经系统极其重要的组成部分。网状结构不仅影响大脑皮层的活动，而且对躯体的运动和内脏活动具有调节作用。

网状结构内具有加强肌紧张和运动的区域，称为易化区；具有抑制肌紧张和运动的区域，称为抑制区。它们对于脊髓中的运动神经元有易化和抑制两种作用。正常情况下，易化区和抑制区相互拮抗而取得相对平衡，维持适宜的肌紧张。

三、小脑

（一）小脑的外形及分叶

小脑位于颅后窝，呈扁圆形，依据发生和功能可将小脑分为3叶。

（1）绒球小结叶：它们在种系发生上属于最古老的部分，称原小脑。接受前庭神经及前庭神经核的纤维，与调节平衡有关。

（2）小脑前叶：主要接受脊髓小脑前束、后束纤维，与肌张力调节有关。

（3）小脑后叶：体积最大，属新小脑。主要接受来自脑桥核的纤维，与协调肌群的运

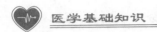

动有关。

（二）小脑的内部结构

小脑包括表面的皮质、深部的髓质和小脑核。小脑表面的灰质为小脑皮质，皮质深层的白质为髓质。髓质内的核团称小脑核。

小脑核共 4 对。最外侧为齿状核，体积最大；中间部为栓状核和球状核；顶核位于第四脑室顶的上方。

四、间脑

间脑居中脑与端脑之间，连接大脑半球和中脑。间脑可分 5 部分：背侧丘脑、后丘脑、上丘脑、底丘脑和下丘脑。两侧间脑之间有 1 个矢状狭窄的腔隙，称为第三脑室，后经中脑导水管与第四脑室相通。

（一）背侧丘脑

背侧丘脑为一对卵圆形的灰质块，背侧丘脑内有一"Y"形的神经纤维板，称内髓板，将背侧丘脑分隔为前核群、内侧核群和外侧核群 3 个核群。

（二）下丘脑

下丘脑位于背侧丘脑的前下方，构成第三脑室侧壁的下半和底壁。下丘脑前界为终板和视交叉，下界为视束、灰结节和乳头体。

下丘脑是神经内分泌活动的中心，又是内脏活动的高级调节中枢，主要功能有：调节神经 - 内分泌；调节自主神经；调节体温；调节摄食行为；调节昼夜节律。

五、端脑

端脑是脑的最高级部位。由左右大脑半球和半球间连合及其内腔构成。

（一）大脑半球的外形和分叶

两侧大脑半球之间有大脑纵裂，纵裂底以胼胝体连接。脑回和脑沟是对大脑半球进行分叶和定位的重要标志。每侧半球借 3 条恒定的沟分为 5 叶。

1. 大脑半球的分叶

（1）外侧沟：外侧沟以下的部分为颞叶。外侧沟深面一个三角形皮质区为岛叶。

（2）中央沟：在外侧沟上方和中央沟以前的部分为额叶，外侧沟上方，中央沟后方，枕叶以前的部分为顶叶。

（3）顶枕沟：在半球内侧面后部，自前下向后上，转至上外侧面，是顶叶与枕叶之间的界限。

2. 大脑半球上的沟和回

（1）额叶：在中央沟的前方有与中央沟平行的中央前沟。自中央前沟向前，有额上沟和额下沟，将中央前回以前分为额上回、额中回和额下回。

（2）顶叶：在中央沟的后方有与中央沟平行的中央后沟。中央沟与中央后沟之间为中央后回。

（3）颞叶：在大脑外侧沟的下方有与之平行的颞上沟和颞下沟，将颞叶分为颞上回、颞中回和颞下回。

（二）大脑皮质的分区和功能定位

大脑皮质是脑的最重要部分，是高级神经活动的物质基础，见表 2-7-1。

表 2-7-1　大脑皮质的名称、部位及损伤表现

名称		部位	损伤表现
大脑皮质的功能定位	第 I 躯体运动中枢	中央前回和中央旁小叶前部	运动障碍
	第 I 躯体感觉中枢	中央后回和中央旁小叶后部	感觉障碍
	第 1 视区	距状沟上、下方的枕叶皮质	视力损害
	第 1 听区	颞横回	听力损害
	运动性语言中枢（说话中枢）语言中枢	额下回后 1/3 部	运动性失语症
	听觉性语言中枢（听话中枢）	颞上回后部	感觉性失语症
	书写中枢	额中回后部	失写症
	视觉性语言中枢（阅读中枢）	顶下小叶的角回	失读症

第二节　周围神经系统

除中枢神经系统（脑和脊髓）外，分布于全身各处的神经结构和神经组织，称为周围神经系统。周围神经系统可分为脊神经和脑神经两大部分。

一、脊神经

脊神经连接于脊髓的周围神经部分，共 31 对。包括颈神经 8 对、胸神经 12 对、腰神经 5 对、骶神经 5 对和尾神经 1 对。颈神经根最短，腰神经根最长，在无脊髓的椎管内形成了马尾。

脊神经都是混合神经，根据脊神经的分布与功能可将其神经纤维分为 4 种纤维成分。

（1）躯体运动纤维：分布于躯干和肢体的骨骼肌，支配其随意运动。

（2）躯体感觉纤维：分布于皮肤、骨骼肌、肌腱和关节等身体部位，将皮肤浅感觉（痛觉、温觉和触觉）以及肌、腱和关节的深感觉（运动觉和位置觉）信号传入中枢。

（3）内脏运动纤维：分布于内脏、心血管和腺体的效应器，支配心肌和平滑肌的运动，控制腺体的分泌活动。

（4）内脏感觉纤维：分布于内脏、心血管和腺体的效应器。

脊神经干很短，脊神经的前根和后根在椎间孔处合为脊神经后，立即分为 4 支。这些分支包括前支、后支、脊膜支和交通支。

（一）臂丛

臂丛由第 5 ~ 8 颈神经前支和第 1 胸神经前支的大部分纤维构成。先经斜角肌间隙向外侧穿出，继而在锁骨后方进入腋窝。臂丛神经主要分布于锁骨上分支和锁骨下分支。

锁骨上分支主要分支包括胸长神经、肩胛背神经和肩胛上神经，锁骨下分支主要分支包括腋神经、肌皮神经、正中神经、尺神经、桡神经等。

（1）胸长神经：分布于前锯肌和乳房外侧肌，此神经的损伤可导致前锯肌瘫痪，出现以肩胛骨内侧缘翘起为特征的"翼状肩"体征。

（2）肩胛背神经：分布于菱形肌和肩胛提肌。

（3）肩胛上神经：分布于冈上肌、冈下肌和肩关节，肩胛上切迹处该神经最易损伤，损伤后表现出冈上肌和冈下肌无力，肩关节疼痛等症状。

（4）腋神经：分布于肩部和臂外侧区上部的皮肤，称为臂外侧上皮神经。腋神经的损伤，会导致三角肌瘫痪，表现为臂不能外展，肩部和臂外上部皮肤感觉障碍。

（5）肌皮神经：分布于前臂外侧的皮肤，称为前臂外侧皮神经。损伤时表现为屈肘无力以及前臂外侧部皮肤感觉的减弱。

（6）正中神经：正中神经损伤后，运动障碍表现为不能旋前，屈腕能力减弱，拇指、食指不能屈曲，拇指不能对掌。由于鱼际肌萎缩，手掌变平呈"猿掌"。感觉障碍以拇指、食指和中指的远节最为明显。

（7）桡神经：损伤主要表现为不能伸腕、伸指，举起前臂时呈"垂腕"。

（二）胸神经前支

胸神经前支共12对，第1～11对均位于相应的肋间隙中，称为肋间神经，第12对胸神经前支位于第12肋下方，故名肋下神经。胸神经前支在胸、腹壁皮肤的节段性分布最为明显，由上向下按顺序依次排列。

（三）腰丛

腰丛由第12胸神经前支一部分、第1～3腰神经前支及第4腰神经前支的一部分组成。腰丛主要分支是股神经。

股神经是腰丛中最大的一支，经腹股沟韧带深面至股部。股神经损伤主要症状是屈髋无力，膝跳反射消失，大腿前及小腿内侧皮肤感觉障碍。

（四）骶丛

骶丛位于骨盆后壁前面。骶丛发出的长神经主要是坐骨神经。

坐骨神经是全身最粗大的神经，经梨状肌下孔出骨盆，其总干位于臀大肌深面，经股骨大转子和坐骨结节之间下降至股骨后部，行至腘窝分为胫神经和腓总神经。

1. 胫神经

发出肌支和皮支，其中肌支分布于小腿后群肌。腓肠神经（由胫神经的皮支腓肠内侧皮神经和来自腓总神经的腓肠外侧皮神经合成）分布于足背和小趾外侧缘皮肤。

2. 腓总神经

分布范围主要有小腿前外侧群肌，足背肌，及小腿外侧、足背和趾背的皮肤。腓总神经损伤主要表现为足不能背屈，不能伸趾，足下垂且内翻，呈马蹄内翻足畸形，行走时呈跨阈步态。

二、脑神经

脑神经是与脑相连的周围神经，共12对。由前至后依次命名为：Ⅰ嗅神经、Ⅱ视神经、Ⅲ动眼神经、Ⅳ滑车神经、Ⅴ三叉神经、Ⅵ展神经、Ⅶ面神经、Ⅷ前庭蜗神经、Ⅸ舌咽神经、Ⅹ迷走神经、Ⅺ副神经、Ⅻ舌下神经。

除嗅神经连于端脑，视神经连于间脑外，其余脑神经皆连于脑干。

（一）嗅神经

嗅神经为特殊内脏感觉纤维，穿过筛孔入颅前窝，进入嗅球传导嗅觉。

（二）视神经

视神经是传导视觉信息的特殊躯体感觉纤维，由视网膜节细胞的轴突在视神经盘处聚集后，穿过巩膜筛板而构成视神经。

（三）动眼神经

动眼神经为运动神经，含躯体运动纤维和内脏运动纤维（副交感）两种。躯体运动纤维支配眼球的上睑提肌、上直肌、下直肌、内直肌和下斜肌。内脏运动纤维（副交感）支配睫状肌和瞳孔括约肌，参与瞳孔对光反射和眼的调节反射。动眼神经损伤主要表现为上睑下垂，眼球向外斜视，瞳孔散大等。

（四）滑车神经

滑车神经为运动神经，细小。起自对侧中脑下丘的滑车神经核，经眶上裂入眶，支配眼上斜肌。滑车神经损伤，眼不能向外下方斜视。

（五）三叉神经

三叉神经为混合神经，有特殊内脏运动纤维和一般躯体感觉纤维两种。

（1）躯体感觉纤维的细胞体位于颞骨岩部上面的三叉神经节。

三叉神经共分三支：第一支称眼神经，属于感觉神经，与动眼神经、滑车神经、展神经一起经眶上裂入眶，接受一般痛、温、触觉。第二支称上颌神经，为感觉纤维，从圆孔出颅。第三支称下颌神经，为混合神经，从卵圆孔出颅。

（2）特殊内脏运动纤维支配咀嚼肌。

（六）展神经

展神经由一般躯体运动纤维组成，起自脑桥下部的展神经核，经眶上裂入眶，支配眼外直肌。

（七）面神经

面神经为混合神经，包括特殊内脏运动纤维、一般内脏运动纤维、特殊内脏感觉纤维和一般躯体感觉纤维4种。

（1）特殊内脏运动纤维，支配面肌运动。

（2）一般内脏运动纤维起于上泌涎核，分布于泪腺、舌下腺、下颌下腺及鼻、腭的黏膜腺。

（3）特殊内脏感觉纤维为味觉传导纤维。

（4）一般躯体感觉传导耳部皮肤的一般躯体感觉和面肌的本体感觉。

面神经损伤主要表现为面部表情肌瘫痪，口角歪斜，眼不能闭合，还伴有味觉和泌涎障碍。

（八）前庭蜗神经

前庭蜗神经是特殊感觉性神经，含有传导平衡觉和传导听觉的特殊躯体感觉纤维，包括前庭神经和蜗神经。

前庭蜗神经损伤表现为眩晕、眼球震颤和听力障碍。

（九）舌咽神经

舌咽神经为混合神经，包含特殊内脏运动纤维、一般内脏运动纤维、一般内脏感觉纤维、特殊内脏感觉纤维及一般躯体感觉纤维5种。

舌咽神经损伤表现为患侧舌后1/3味觉消失，舌根及咽峡区痛觉消失，咽肌收缩力弱，泌涎障碍。

（十）迷走神经

迷走神经是混合神经，是脑神经中行程最长，分布最广的神经。迷走神经在颈部、胸部和腹部各有分支。

（1）颈部的主要分支：喉上神经、耳支、颈心支。

（2）胸部的主要分支：喉返神经、支气管支和食管支。

（3）腹部的主要分支：胃前支、肝支、胃后支和腹腔支。

迷走神经主干损伤表现为心率加快、恶心、呕吐、呼吸深慢等，也可出现声音嘶哑，语言困难，吞咽障碍等。

（十一）副神经

副神经为运动神经，脊髓根起于脊髓颈部的副神经脊髓核，自颈静脉孔出颅腔。支配斜方肌和胸锁乳突肌。此神经受损时，患侧肩下垂，面不能转向对侧。

（十二）舌下神经

舌下神经为运动神经，自延髓发出经舌下神经管出颅。一侧舌下神经损伤表现为同侧舌肌萎缩、瘫痪，伸舌时舌尖偏向患侧。

三、内脏感觉神经

根据形态和功能的不同，内脏运动神经分为交感神经和副交感神经两部分。内脏运动神经与躯体运动神经的区别见表2-7-2。

表2-7-2　内脏运动神经与躯体运动神经的区别

区别	内脏运动神经	躯体运动神经
支配器官	支配平滑肌、心肌和腺体，不受意志的控制	支配骨骼肌，受意志的控制
神经元数目	2个	1个
纤维成分	两种	一种
纤维粗细	细	粗
节后纤维分布形式	神经丛－分支－效应器	神经干

第三节　运动传导路

从所支配的器官来分，运动传导可分为支配骨骼肌和支配平滑肌的运动传导路两大类。支配平滑肌运动即一般内脏运动。支配骨骼肌运动的传导路，可分为锥体系和锥体外系。

一、锥体系

锥体系主要管理骨骼肌的随意运动，组成锥体系的神经元可分为上运动神经元和下运动神经元。上运动神经元的胞体位于中央前回和中央旁小叶前部的皮质，轴突组成下行纤维束，下行纤维束经过延髓锥体，故也称锥体束。

在正常的反射活动中，上神经元对下神经元有抑制作用，故上神经元损伤时，因前角运动神经元脱离上神经元的控制，肢体出现功能亢进，呈痉挛性瘫痪。若下神经元损伤，则肌张力降低，称弛缓性瘫痪。

二、锥体外系

锥体外系是指锥体系以外管理骨骼肌运动、张力和协调活动的下行径路。锥体外系主要机能是调节骨骼肌张力、协调骨骼肌活动、维持和调整体态姿势、习惯性动作等，而锥体系主要是与随意运动，特别是与四肢远端小群肌肉的精细活动有关。两者在结构与功能上都不能截然分开，不宜过分强调两者的区分。

第八章 感觉器

◇ 知识框架

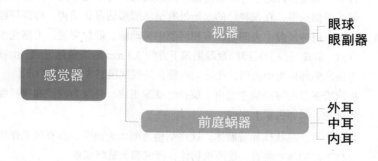

◇ 知识解读

第一节 视 器

视器即眼，由眼球和眼副器构成。眼球位于眶内，眼副器位于眼球的周围或附近。

视器的功能是感受光波的刺激，将光刺激转变为神经冲动，经视觉传导通路传至大脑视觉中枢，并产生视觉。

一、眼球

眼球由眼球壁及其内容物所组成见表2-8-1。

表2-8-1 眼球的构成及各部分结构作用

眼球构成		作用
眼球壁	纤维膜	1.角膜：占眼球纤维膜的前1/6，无色透明，富有弹性，无血管但富有感觉神经末梢，外凸内凹，具有屈光作用 2.巩膜：占眼球纤维膜的后5/6，乳白色不透明，厚而坚韧，有保护眼球内容物和维持眼球形态的作用
	血管膜	血管膜富含血管和色素细胞，呈棕黑色，具有营养眼球内组织及遮光的作用。分为虹膜、睫状体和脉络膜三个部分 1.虹膜：呈冠状位，位于血管膜最前部，呈圆盘形，中央有圆形的瞳孔 2.睫状体：是血管膜中部最肥厚的部分，位于巩膜与角膜移行部的内面。后部较为平坦，为睫状环；前部有向内突出呈放射状排列的皱襞，称睫状突。睫状体内含睫状肌由副交感神经支配。睫状体有调节晶状体曲度和产生房水的作用 3.脉络膜：占血管膜的后2/3，富含血管及色素。脉络膜可营养眼球内组织并吸收分散光线

续表 2-8-1

眼球构成		作用
眼球壁	视网膜	视网膜位于眼球血管膜的内面，分为视网膜虹膜部、睫状体部和脉络膜部 3 个部分。虹膜部和睫状体部分别贴附于虹膜和睫状体的内面，薄而无感光作用，称为视网膜盲部。脉络膜部附于脉络膜内面，范围最大，有感光作用，又称为视网膜视部。视部的后部最厚，在视神经的起始处有呈椭圆形的盘状结构，称视神经盘（视神经乳头）。视神经盘中央凹陷，有视网膜中央动脉、静脉穿过，无感光细胞，称生理性盲点。黄斑是位于视神经盘颞侧偏下方约 3.5 mm 的淡黄色区域，由视锥细胞构成。中央凹陷部称为中央凹，此处无血管，是视网膜感光最敏锐的部位 视网膜视部的神经层主要由 3 层神经细胞组成。外层为视锥和视杆细胞，它们是感光细胞，紧邻色素上皮层
眼球内容物	主要内容	包括房水、晶状体和玻璃体。这些结构透明而无血管，具有屈光作用。它们与角膜合称为眼的屈光装置，使所视物体在视网膜上清晰成像
	房水	房水为无色透明的液体，充填于眼房内。房水的生理功能是为角膜和晶状体提供营养并维持正常的眼内压。病理情况下房水代谢紊乱或循环不畅可造成眼内压增高，临床上称为继发性青光眼
	晶状体	晶状体位于虹膜和玻璃体之间，借睫状小带与睫状体相连，呈双凸透镜状，前面曲度较小，后面曲度较大，无色透明、富有弹性、不含血管和神经。晶状体若因疾病或创伤而变混浊，称为白内障。临床上，糖尿病患者常并发白内障及视网膜病变
	玻璃体	玻璃体是无色透明的胶状物质，表面被覆玻璃体膜。它填充于晶状体与视网膜之间，对视网膜起支撑作用

二、眼副器

眼副器对眼球有支持、保护和运动的功能，包括眼睑、结膜、泪器、眼球外肌、眶脂体和眶筋膜等结构。

（一）眼睑

眼睑俗称眼皮，位于眼球前方，构成保护眼球的屏障。分上睑和下睑，二者之间的裂隙称睑裂。睑裂的内外侧端分别称内眦和外眦。睑的游离缘称睑缘，又分为睑前缘和睑后缘。

（二）结膜

结膜是一层薄而透明、富含血管的黏膜，覆盖在眼球前面及眼睑内面。按所在部位分为睑结膜、球结膜和结膜穹窿。当上下睑闭合时，整个结膜形成囊状腔隙称结膜囊，经睑裂与外界相通。

（三）泪器

泪器由泪腺和泪道组成。泪道包括：泪点、泪小管、泪囊和鼻泪管四部分。

泪腺位于眼眶上壁前外侧的泪腺窝内。其分泌的泪液有湿润眼球，防止角膜干燥，冲洗眼球表面微尘，利于眼球的运动的作用；泪液内富含溶菌酶，有杀菌的作用。

（四）眼球外肌

眼球外肌为视器的运动装置。眼球外肌包括六条运动眼球的肌肉和一条上睑提肌，均为骨骼肌。

第二节　前庭蜗器

前庭蜗器又称耳，包括外耳、中耳和内耳。外耳和中耳是收集和传导声波的装置，内耳有接受声波和位觉刺激的感受器。

一、外耳

外耳包括耳郭、外耳道和鼓膜三部分。耳郭收集声波，经外耳道作用于鼓膜，引起鼓膜振动。

（一）耳郭

耳郭位于头部两侧，前凹后凸，利于收集声波。耳郭上方大部分以弹性软骨为支架，覆以皮肤构成，皮下组织少，下方小部分富含结缔组织和脂肪，柔软而无软骨，称为耳垂。耳郭的外部形态为中医耳针定穴的标志。

（二）外耳道

外耳道是外耳门至鼓膜间的弯曲管道，成人长 2.0 ～ 2.5 cm，其外 1/3 部为软骨部，是耳郭软骨的延续；内 2/3 为骨性部，是由颞骨鳞部和鼓部围成的椭圆形短管。检查鼓膜时，成人需将耳郭向后上方牵拉，使外耳道变直，方可窥见鼓膜。

（三）鼓膜

位于外耳道和中耳鼓室之间。

二、中耳

中耳包括鼓室、咽鼓管、乳突窦及乳突小房等。

（一）鼓室

鼓室是颞骨岩部内含气的不规则小腔。鼓室由 6 个壁组成，内有听小骨、韧带、肌、血管和神经等。鼓室内包括锤骨、砧骨和镫骨有 3 块听小骨。

（二）咽鼓管

咽鼓管是连通鼓室和鼻咽部扁管，分骨部和软骨部。咽鼓管的作用是使鼓室内的气压等于外界的大气压，以保持鼓膜内、外压力平衡。骨部和软骨部两部交界处，称咽鼓管峡，是咽鼓管管腔的最窄处。

（三）乳突窦和乳突小房

乳突窦和乳突小房是鼓室向后的延伸。乳突小房为颞骨乳突内的许多相通的含气小腔。乳突窦是鼓室与乳突小房之间的腔隙，乳突窦和乳突小房内衬以黏膜，且与鼓室黏膜相延续，可因中耳炎引起感染。

三、内耳

内耳位于颞骨岩部的骨质内，形状不规则，构造复杂，又称迷路，由骨迷路和膜迷路两部分组成。骨迷路与膜迷路之间充满外淋巴，膜迷路内充满内淋巴，内外淋巴互不相通。位觉感受器和听觉感受器位于膜迷路内。

（一）耳蜗

耳蜗位于前庭的前方，形似蜗牛壳。耳蜗由蜗轴和蜗螺旋管构成。蜗轴为耳蜗的中央骨质，骨松质内有蜗神经通过。蜗螺旋管的管腔可分为3部分，上方近蜗顶侧为前庭阶，下方近蜗底侧为鼓阶，终于蜗窗上的第二鼓膜，中间为膜性的蜗管。前庭阶和鼓阶在蜗顶处借蜗孔相通。

（二）前庭器

前庭居骨迷路中部，近似椭圆形腔隙，外侧壁即鼓室的内侧壁，有前庭窗和蜗窗。内侧壁为内耳道底，后壁有骨半规管的五个开口。

●●●●●跟踪训练

一、单项选择题

1. 能屈髋关节又能伸膝关节的肌是（　　）。

A. 缝匠肌 　　　　　　　　　　　　B. 股直肌

C. 股二头肌 　　　　　　　　　　　D. 股薄肌

2. 临床上将消化道分为上消化道与下消化道，下列属于上消化道的结构是（　　）。

A. 空肠 　　　　　　　　　　　　　B. 回肠

C. 十二指肠 　　　　　　　　　　　D. 结肠

3. 鼻位于人体面部，是（　　）的起始部。

A. 消化道 　　　　B. 呼吸道 　　　　C. 尿道 　　　　　D. 神经元

4. 尿路感染常多发于女性的原因是女性尿道有（　　）的特点，并且临近阴道，肛门这些容易被污染的部位。

A. 短、直、宽、易扩张 　　　　　　B. 长、弯、窄、易收缩

C. 长、直、宽、易收缩 　　　　　　D. 长、弯、窄、易扩张

5. 关于膀胱描述正确的是（　　）。

A. 男性膀胱后方与前列腺、输精管壶腹部和直肠毗邻

B. 空虚的膀胱分为尖、体、底、颈四部分

C. 膀胱壁肌肉收缩形成的褶皱形成膀胱襞

D. 正常成人膀胱容量是 250～450 mL

6. 右主支气管的特点是（　　）。

A. 细长斜 　　　　B. 短粗直 　　　　C. 粗长斜 　　　　D. 细短直

7. 脊神经的纤维成分中（　　）由位于脊髓灰质前角的运动神经元的轴突所构成，分布于骨骼肌，支配骨骼肌随意运动。

A. 躯体感觉纤维 　　　　　　　　　B. 内脏感觉纤维

C. 躯体运动纤维 　　　　　　　　　D. 内脏运动纤维

8. 对角膜最主要的功能描述，最恰当的是（　　）。

A. 维持眼球的一定形态 　　　　　　B. 保护眼内组织

C. 维持一定眼内压 　　　　　　　　D. 构成眼的屈光系统

9. 下列为不成对的淋巴干是（　　）。

A. 肠干 　　　　　　　　　　　　　B. 锁骨下干

C. 颈干 　　　　　　　　　　　　　D. 支气管纵隔干

10. 迷走神经属于下列哪个神经系统（　　）。

A. 感觉性脑神经 　　　　　　　　　B. 运动性脑神经

C. 混合性脑神经 　　　　　　　　　D. 自主神经系统

二、多项选择题

1. 骨按形态可分为（　　）。

A. 长骨　　　　　　　B. 短骨　　　　　　　C. 扁骨　　　　　　　D. 不规则骨

2. 下列属于女性外生殖器的是（　　）。

A. 阴阜　　　　　　　B. 大阴唇　　　　　　C. 小阴唇　　　　　　D. 阴道前庭

三、简答题

简述糖异生的生理意义。

参考答案及解析

一、单项选择题

1. B 【解析】股四头肌位于大腿前面，是全身最大的肌，有四个头，即股直肌、股内侧肌、股外侧肌和股中间肌。此肌的作用是屈髋关节和伸膝关节。

2. C 【解析】消化系统由消化管和消化腺组成。消化管是指从口腔到肛门的管道，分为口腔、咽、食管、胃、小肠和大肠。其中的小肠又分为十二指肠、空肠和回肠，大肠又分为盲肠、阑尾、结肠、直肠和肛管。临床上通常把从口腔到十二指肠的这部分管道称上消化道，空肠以下的部分称下消化道。

3. B 【解析】鼻既是呼吸道的起始部，又是嗅觉器官。可分为外鼻、鼻腔和鼻旁窦。

4. A 【解析】女性尿道较男性尿道短、宽，且较直，仅有排尿功能。由于女性尿道短且直，易发生尿路感染。尿道内口周围为平滑肌组成的膀胱括约肌所围绕。尿道容易扩张。

5. B 【解析】膀胱是储存尿液的肌性囊状器官，其形状、大小、位置和壁的厚度随尿液充盈程度而异。空虚的膀胱呈三棱锥体形，分尖、体、底和颈四部分。

6. B 【解析】左主支气管细长，嵴下角大，斜行，有7～8个软骨环；右主支气管粗短，嵴下角小，走行陡直，有3～4个软骨环。

7. C 【解析】躯体运动纤维位由于脊髓灰质前角的运动神经元的轴突所构成，分布于躯干和肢体的骨骼肌，支配其随意运动。

8. D 【解析】角膜占眼球纤维膜的前1/6，无色透明，富有弹性，无血管但富有感觉神经末梢，外凸内凹，具有屈光作用。

9. A 【解析】淋巴干由全身各部的淋巴管经过相应的淋巴结群中继后，在颈根部和膈下等处汇合形成。淋巴干共有9条，包括：成对的腰干、支气管纵隔干、锁骨下干、颈干，不成对的肠干。

10. C 【解析】迷走神经是混合神经，是脑神经中行程最长，分布最广的神经。迷走神经在颈部、胸部和腹部各有分支。

二、多项选择题

1. ABCD 【解析】骨按形态可分为长骨、短骨、扁骨和不规则骨。

2. ABCD 【解析】女性外生殖器又称女阴，包括阴阜、大阴唇、小阴唇、阴蒂和阴道前庭等结构。

三、简答题

糖异生的生理意义：①空腹或饥饿时利用非糖化合物异生成葡萄糖，以维持血糖水平恒定；②糖异生是肝补充或恢复糖原储备的重要途径；③饥饿时，糖异生增强有利于维持酸碱平衡。

第三部分　生理学

第一章　绪　论

◇ 知识框架

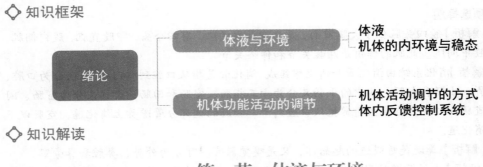

◇ 知识解读

第一节　体液与环境

一、体液

成人身体重量约 60 % 由液体构成。体内的液体称为体液，约 2/3 的体液（约占体重的 40 %）分布在细胞内，称为细胞内液；其余 1/3 的体液（约占体重的 20 %）分布在细胞外，称为细胞外液。细胞外液的 1/4（约占体重的 5 %）分布在心血管系统的管腔内，也就是血浆；其余 3/4（约占体重的 15 %）分布在全身的组织间隙中，称为组织液。细胞外液是细胞在体内直接所处的环境，故称之为内环境，以区别于整个机体所处的外环境。

二、机体的内环境与稳态

内环境的各种物理、化学性质是保持相对稳定的，称为内环境的稳态。所谓保持相对稳定或稳态，是指在正常生理情况下内环境的各种理化性质只在很小的范围内发生变动。内环境的稳态是细胞维持正常生理功能的必要条件，也是机体维持正常生命活动的必要条件。

第二节　机体功能活动的调节

外界环境发生变化时，机体总要随外环境的条件变化而发生相应的变化，以实现机体与环境的协调统一。这种相应的变化，由机体的三种调节机制来完成，即神经调节、体液调节和自身调节。

一、机体活动调节的方式

（一）神经调节

神经调节是指通过神经系统的活动，对生物体的功能所进行的调节。其基本调节方式是反射。所谓反射是指生物体在中枢神经系统的参与下对刺激发生的规律性应答。反射的结构基础是反射弧，它由五个基本环节组成，即感受器、传入神经、神经中枢、传出神经、效应器。反射活动的完成有赖于反射弧结构和功能的完整。

反射可分为非条件反射和条件反射。非条件反射是先天遗传的，是固定的，终生不变。条件反射则是后天获得的，是个体在生活过程中按照其生活条件而建立起来的。

（二）体液调节

体液调节是体内的某些特殊化学物质（如激素、生物活性物质）经体液运输，而影响生理功能。体液调节的特点是反应速度较慢、不够精确，但作用广泛而持久。

（三）自身调节

自身调节是指组织和细胞在不依赖于外来神经和体液调节的情况下，自身对刺激发生的适应性反应过程。

二、体内反馈控制系统

反馈有负反馈和正反馈两种形式。反馈控制系统是一个闭环系统，因而具有自动控制的能力。

受控部分发出的反馈信息调整控制部分的活动，最终使受控部分的活动朝着与原先活动相反的方向改变，称为负反馈。起纠正、减弱控制信息的作用，维持机体内环境的稳定。

受控部分发出的反馈信息促进与加强控制部分的活动，最终使受控部分的活动朝着与原先活动相同的方向改变，称为正反馈。正反馈不是维持系统的稳态或平衡，而是破坏原有的平衡状态。

第二章 细胞的基本功能

◇ 知识框架

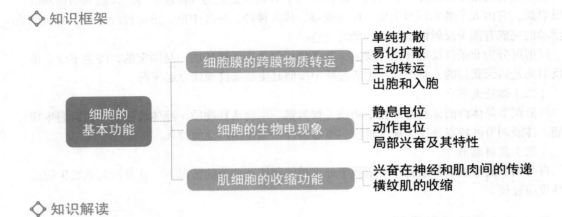

◇ 知识解读

第一节 细胞膜的跨膜物质转运

细胞膜对物质的转运形式有：单纯扩散、经载体和经通道易化扩散、主动转运、出胞和入胞。

一、单纯扩散

单纯扩散是指脂溶性物质或少数不带电荷的极性小分子物质，由细胞膜的高浓度一侧向低浓度一侧按扩散原理做跨膜运动或转运的过程。跨膜扩散的方向取决于膜两侧的物质浓度差和膜对该物质的通透性。

二、易化扩散

易化扩散是指非脂溶性的小分子物质带电离子，在特殊膜蛋白质分子的"协助"下，由膜的高浓度一侧向低浓度一侧移动的过程。参与易化扩散的有载体蛋白质和通道蛋白质。

1. 经载体易化扩散

以载体为中介的易化扩散有以下特点：结构特异性、饱和现象、竞争性抑制。

2. 经通道易化扩散

通道介导的易化扩散常与一些带电离子的快速移动有关。膜上有结构特异的通道蛋白质，分别为 Na^+ 通道、K^+ 通道、Ca^{2+} 通道等。

通道易化扩散的特点：离子通道具有离子选择性和门控特性、无饱和现象、通道有"开放"和"关闭"两种不同的功能状态。

三、主动转运

指某些物质在膜蛋白的帮助下，由细胞代谢提供能量而进行的逆浓度梯度和（或）电位梯度跨膜转运。

主动转运的分类和转运对象如下。

（1）原发性主动转运：通常是带电离子。

（2）继发性主动转运：驱动力并不直接来自ATP分解，而是来自原发性主动转运所形成的离子浓度梯度。葡萄糖在小肠黏膜上皮的主动吸收就是一个典型的继发性主动转运。

四、出胞和入胞

大分子物质或物质团块不能穿越细胞膜，它们可通过形成质膜包被的囊泡，以出胞或入胞的方式完成跨膜转运。

出胞是指某些大分子物质以分泌囊泡的形式排出细胞的过程。

入胞是指大分子物质或物质团块（如细菌、细胞碎片等）借助于细胞膜形成吞噬或吞饮的方式进入细胞的过程。

第二节　细胞的生物电现象

一、静息电位

（一）静息电位的概念

静息电位是指细胞处于安静状态时，存在于细胞膜内外两侧的电位差。

细胞处于静息电位时，细胞膜两侧处于外正内负的稳定状态，称为极化。在极化状态的基础上，静息电位增大，称为超极化；静息电位减小，则称为除（去）极化；去极化至零电位后膜电位进一步变为正值，称为反极化；细胞膜去极化后再向静息电位方向恢复，称为复极化。

（二）静息电位的产生机制

静息电位形成的基础是带电离子的跨膜转运，主要是K^+的外流。当促使K^+外流的电位差和阻止K^+外流的电位差这两种力量达到平衡时，膜内外的电位差保持一个稳定状态，即静息电位。

（三）静息电位的影响因素

（1）细胞外液K^+浓度的改变：当细胞外液K^+浓度升高时，K^+平衡电位减小，静息电位绝对值也减小。

（2）膜对K^+和Na^+的相对通透性改变：对K^+通透性增高时，静息电位绝对值增大；对Na^+通透性升高时，静息电位绝对值减小。

（3）钠泵的活动水平：钠泵活动增强时，膜发生一定程度的超极化，使静息电位增大；反之，钠泵活动受抑制时，膜发生一定程度的去极化，使静息电位减小。

二、动作电位

（一）动作电位的概念

细胞在静息电位的基础上，接受有效刺激后产生的一个迅速可向远处传播的膜电位波动，称为动作电位。

（二）动作电位形成的机制

动作电位的产生是细胞膜两侧带电离子跨膜移动的结果。动作电位包括上升支和下降支。当细胞受到刺激时，膜内的负电位迅速消失，进而变成正电位，由原来的内负外正变为内正外负的反极化状态，形成了动作电位的上升支。

在动作电位达到顶峰时，Na^+通道失活而关闭，K^+通道被激活而开放，Na^+内流停止，膜对 K$^+$ 的通透性增加，K$^+$ 借助于浓度差和电位差快速外流，使膜内电位迅速下降，形成动作电位的下降支。

当膜复极化结束后，膜上的 Na$^+$–K$^+$ 泵开始主动将膜内的 Na$^+$ 泵出膜外，同时把流失到膜外的 K$^+$ 泵回胞内，以恢复兴奋前的离子分布的浓度，保证细胞能接受新的刺激而产生反应。

（三）动作电位的特点

1. 脉冲式传导

脉冲式传导，即两个动作电位之间总是有一定的间隔，形成脉冲，其原因是有不应期的存在。

2. "全或无"现象

"全或无"现象可以表现在两个方面。

（1）动作电位幅度，一旦产生动作电位，其幅值就达最大，增大刺激强度，不随刺激强度的增加而增大。

（2）动作电位在同一细胞上的传播是不衰减的，其幅度和波形始终保持不变。

三、局部兴奋及其特性

这种由少量钠通道激活而产生的去极化膜电位波动属于局部电位或局部反应，准确地说，称为局部兴奋。局部兴奋时的膜电位称为局部电位。局部电位有其自己的特点。

（1）等级性电位：幅度与刺激强度呈正比，不是"全或无"的。

（2）衰减性传导：以电紧张的方式向周围扩散。

（3）没有不应期：反应可以叠加总和，总和达到阈电位水平可以形成动作电位。

第三节　肌细胞的收缩功能

一、兴奋在神经和肌肉间的传递

神经末梢在接近肌细胞处失去髓鞘，轴突末梢沿肌膜表面深入到一些向内凹陷的突触沟槽，这部分轴突末梢称为接头前膜，与其相对的肌膜，称为终板膜或接头后膜，二者之间还有接头间隙，其中充满细胞外液。在终板膜上有 N$_2$ 型 ACh 受体阳离子通道，在终板膜的表面还分布有乙酸胆碱酯酶，它可将 ACh 分解为胆碱和乙酸。

神经肌肉接头处的信息传递过程：神经末梢兴奋→膜对 Ca^{2+} 通透性增加→Ca^{2+} 内流→神经末梢释放递质 ACh → ACh 与 N$_2$ 型受体结合→终板膜对 Na$^+$、K$^+$（以 Na$^+$ 为主）通透性增高→Na$^+$ 内流→终板电位→电紧张扩布到相邻肌膜→总合到阈电位→肌膜动作电位。

细胞间传递的特点是：单向传递、传递延搁、易受环境因素影响。

二、横纹肌的收缩

（一）横纹肌的特殊结构

肌纤维内含大量肌原纤维和肌管系统，肌管系统包括纵管系统和横管系统。纵管系统含有大量 Ca^{2+} 的终末池，一条横管和两侧的终末池构成三联管结构，这是兴奋 – 收缩耦联的关键部位。

（二）骨骼肌收缩形式

（1）等长收缩：肌肉收缩时，肌肉长度不变，张力增加。

（2）等张收缩：肌肉收缩时，肌肉张力保持不变，仅有长度缩短。

第三章　血　液

◇ 知识框架

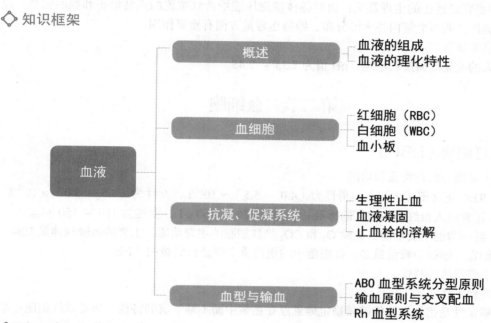

◇ 知识解读

第一节　概　述

一、血液的组成

血液是一种流体组织，在心血管系统内循环流动。血液的作用包括：运输物质，是血液的基本功能；缓冲作用；参与维持机体内环境稳态，如维持体温相对平衡；防御和保护机体。

血液由血浆和悬浮于其中的血细胞组成。

血浆是一种晶体物质溶液，包括水和溶解于其中的多种电解质、小分子有机化合物和一些气体。血浆中含多种蛋白，称为血浆蛋白，血浆蛋白分为白蛋白、球蛋白和纤维蛋白原三类。

血细胞分为红细胞（RBC）、白细胞（WBC）和血小板（Plt）。红细胞数量最多，白细胞最少。血细胞在血液中所占的容积百分比称为血细胞比容。血细胞比容可以反映血液中红细胞的相对浓度。

二、血液的理化特性

1. 相对密度

全血的相对密度为 1.050 ~ 1.060。血浆相对密度约为 1.025 ~ 1.030，高低主要取决于血浆蛋白的含量。

2. 渗透压

（1）血浆渗透压：渗透压的大小取决于溶液中所含溶质颗粒的数目，而与溶质的种类、颗粒大小无关。血浆渗透压分为晶体渗透压和胶体渗透压。

（2）血浆渗透压的生理意义：血浆晶体渗透压能维持红细胞的正常形态和膜的完整；血浆胶体渗透压在调节血管内外水的分布、维持血容量方面有重要作用。

3. 血浆酸碱度

正常人的血浆酸碱度较稳定，pH 值为 7.35 ~ 7.45。

第二节　血细胞

一、红细胞（RBC）

（一）红细胞的正常值和功能

（1）RBC 正常值（成年）：男性为（4.0 ~ 5.5）×10^{12}/L，女性为（3.5 ~ 5.0）×10^{12}/L。

（2）正常成人血血红蛋白浓度的标准：男性为 120 ~ 160 g/L，女性为 110 ~ 150 g/L。

（3）红细胞的主要功能：运输 O_2 和 CO_2 是红细胞的主要功能，主要的运输载体是 Hb。红细胞在血细胞中数量最多，红细胞中的蛋白质主要是血红蛋白（Hb）。

（二）红细胞的特性

1. 悬浮稳定性

悬浮稳定性是指红细胞能够较稳定地悬浮在血浆中而不易下沉的特性。通常以红细胞在第一小时末下沉的距离来表示红细胞的沉降速度，称为红细胞沉降率。沉降率越快，表示悬浮稳定性越差。

2. 渗透脆性

渗透脆性是指红细胞在低渗盐溶液中发生膨胀破裂的特性。生理情况下，衰老红细胞对低渗盐溶液的抵抗力低，即脆性高；而初成熟的红细胞抵抗力高，即脆性低。

3. 可塑性变形

正常红细胞在外力作用下具有变形的能力。可塑变形性是红细胞生存所需的最重要的特性。红细胞的可塑变形性取决于红细胞的形状、红细胞内的黏度和红细胞膜的弹性。

（三）红细胞的生成与破坏

1. 红细胞生成的调节

在红细胞生成的过程中，需要有足够的蛋白质、铁、叶酸和维生素 B_{12} 的供应。蛋白质和铁是合成血红蛋白的重要原料，铁是合成血红蛋白的必需原料，而叶酸和维生素 B_{12} 是红细胞成熟所必需的辅酶物质。

促红细胞生成素主要由肾产生，是机体红细胞生成的主要调节物。

2. 红细胞的破坏

红细胞的平均寿命为 120 天，每天约有 0.8 % 的衰老红细胞被破坏。90 % 的衰老红细胞被巨噬细胞吞噬。

二、白细胞（WBC）

根据其形态分为以下几种。

（一）粒细胞

根据胞浆内所含嗜色颗粒的种类又分为以下 3 种。

1. 中性粒细胞

中性粒细胞占 50% ～ 70%，是外来微生物和人体本身的坏死组织及衰老红细胞的主要吞噬者，保护人体不受病原微生物和坏死物的侵害。

2. 嗜酸性粒细胞

嗜酸性粒细胞占 0.5% ～ 5%，吞噬抗原 – 抗体复合物，以免组织受损伤。

3. 嗜碱性粒细胞

嗜碱性粒细胞占 0% ～ 1%，释放肝素和组胺，前者可防止血液在血管内凝固，后者能使局部血管扩张。

（二）无粒细胞

1. 单核细胞

单核细胞占 3% ～ 8%，具有很强的吞噬功能，参与机体防卫机制。

2. 淋巴细胞

淋巴细胞占 20% ～ 40%，又分为 T 细胞和 B 细胞，前者与细胞免疫有关，后者与体液免疫有关。

知识拓展 ●●●●

白细胞的生理特性和功能

各类白细胞均参与机体的防御功能。白细胞所具有的变形、游走、趋化、吞噬和分泌等特性是执行防御功能的生理基础。

三、血小板

血小板具有黏附、释放、聚集、收缩、吸附等特性。血小板在血液凝固、生理性止血等过程中起重要作用。

第三节　抗凝、促凝系统

一、生理性止血

小血管受损后引起的出血，在几分钟内就会自行停止，这种现象称为生理性止血。生理性止血过程主要包括血管收缩、血小板止血栓形成和血液凝固三个过程。其中，血小板在生理性止血过程中居于中心地位。

生理性止血过程如下。

1. 血管收缩

受损血管局部和附近的小血管收缩，这是生理性止血最先出现的表现，可导致局部血流减少，有利于止血。

　　2. 血小板止血栓形成

　　（1）血小板黏附识别损伤部位，使止血栓正确定位。

　　（2）活化的血小板释放 ADP 和 TXA$_2$，促进血小板发生不可逆聚集，形成血小板止血栓，达到初步止血。

　　3. 血液凝固

　　血管受损后，除激活血小板外，还激活了凝血系统，使局部血液迅速发生凝固，血浆中可溶性的纤维蛋白原转变成不溶性的纤维蛋白，并交织成网，起到加固止血栓的作用，称二期止血。

二、血液凝固

　　血液自血管流出后，由流动的液体状态变为不流动的凝胶状态的过程称为血液凝固。实质是血浆中可溶性的纤维蛋白原转变为不溶性的纤维蛋白的过程。

　　1. 凝血因子

　　血浆和组织中直接参与血液凝固的物质称为凝血因子。目前已知的凝血因子主要有 14 种，其中 12 种已按国际命名法依据发现的先后顺序，采用罗马数字编号，即凝血因子 Ⅰ～ⅩⅢ（简称 FⅠ～FⅩⅢ）。除 FⅢ 存在于血管外组织中外，其他凝血因子都存在于新鲜血浆中。当肝脏病变时，可出现凝血功能障碍。

　　（1）内源性激活：是由血浆中的因子Ⅻ的激活开始的。
　　（2）外源性激活：组织损伤释放的因子Ⅲ与因子Ⅶ形成复合物。

　　2. 凝血过程

　　血液凝固是由凝血因子按一定顺序相继激活而生成凝血酶，最终使纤维蛋白原变为纤维蛋白的过程。因此，凝血过程分为凝血酶原酶复合物的形成、凝血酶的激活和纤维蛋白的生成三个基本步骤。

　　3. 血液凝固的负性调节

　　血液凝固的负性调节也就是机体的抗凝作用。肝素具有较强的抗凝作用，主要通过增强抗凝血酶的活性而发挥间接抗凝作用。

三、止血栓的溶解

　　止血栓的溶解主要依赖于纤维蛋白溶解系统（简称纤溶系统）。

　　纤维蛋白溶解（简称纤溶）：在小血管中一旦形成血凝块，纤维蛋白可逐渐溶解、液化；在血管外形成的血凝块，也会逐渐液化。参与纤溶的因子包括纤溶酶原、纤溶酶、纤溶酶原激活物和纤溶酶抑制物。纤溶过程分两个阶段，即纤溶酶原的激活和纤维蛋白的降解。

第四节　血型与输血

一、ABO 血型系统分型原则

　　ABO 血型系统有两种凝集原（抗原），即 A 凝集原和 B 凝集原。根据红细胞膜上含有凝集原的种类及有无，将人类的血型分为四型：含有 A 凝集原的为 A 型，含有 B 凝集原的为 B 型，含有 A 和 B 两种凝集原的为 AB 型，不含 A 凝集原也不含 B 凝集原的为 O 型。人的血浆中天然存在两种相应的凝集素，即抗 A 凝集素与抗 B 凝集素。相对应的凝集原与凝集素相遇会发生抗原抗体反应。

二、输血原则与交叉配血

（一）输血原则

对应的凝集原与凝集素相遇时，红细胞会发生凝集反应，最终红细胞溶血，这是一种会危及生命的输血反应。因此，临床上采用同型输血是首选的输血原则。若在无法得到同型血液的特殊情况下，不同血型的互相输血则要遵守一个原则：供血者红细胞不被受血者血清凝集，而且输血量要少，速度要慢。

（二）交叉配血试验

人类的血型系统有 15 种之多，为防止血型不合的输血事故发生，临床上在输血前，即使血型相同，也要进行交叉配血试验。其方法是将供血者的红细胞与受血者的血清相混合，称为主侧；受血者的红细胞与供血者血清相混合，称为次侧，观察两侧有无凝集现象。可能有四种结果和输血选择。

（1）两侧均无凝集反应，为配血相合，可以输血。
（2）两侧均有凝集反应，为配血完全不合，绝对不能输血。
（3）主侧有凝集反应，次侧无凝集反应，为配血不合，绝对不能输血。
（4）主侧无凝集反应，次侧有凝集反应，可以少量、缓慢输血。

三、Rh 血型系统

是红细胞血型中最复杂的一个系统。Rh 血型系统是在人类红细胞表面与 ABO 血型系统同时存在的另一种血型系统，多数人红细胞膜表面有 Rh 凝集原，称为 Rh 阳性，少数人无 Rh 凝集原，称为 Rh 阴性。

Rh 血型系统的特点是血清中不存在天然的凝集素，要通过体液免疫产生。当 Rh 阴性的人接受 Rh 阳性血液后，体内便产生了抗 Rh 的抗体，当此人第二次接受 Rh 阳性血液时，便会出现凝集反应。

知识拓展 ●●●●

Rh 阴性妇女如果怀了 Rh 阳性胎儿，则胎儿红细胞外表面 Rh 抗原可于分娩时经胎盘进入母体，刺激母体产生抗 Rh 抗体。当母体再次怀 Rh 阳性胎儿时，这种抗体就可进入胎儿体内，引起新生儿溶血性贫血。

第四章 血液循环

◇ 知识框架

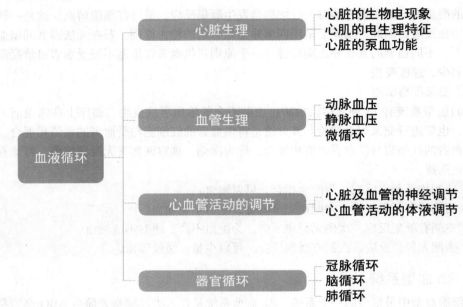

◇ 知识解读

第一节 心脏生理

一、心脏的生物电现象

（一）工作细胞的跨膜电位

1. 静息电位

人和哺乳动物心室肌细胞的静息电位约为 $-90 \sim -80$ mV，静息电位的数值与静息时细胞膜对不同离子的通透性和离子的跨膜浓度差有关。静息电位数值是 K^+ 平衡电位、少量 Na^+ 内流和生电性 Na^+-K^+ 泵活动的综合反映。

2. 动作电位

动作电位的特点：复极化复杂，持续时间较长。分为以下几个时期。

0 期（去极化）：Na^+ 内流接近 Na^+ 平衡电位。

1 期（快速复极初期）：K^+ 外流所致。

2 期（平台期）：Ca^{2+}、Na^+ 等正离子内流与 K^+ 外流处于平衡所致；区别于神经细胞和骨骼肌细胞的动作电位。

3 期（快速复极末期）：Ca^{2+} 内流停止，K^+ 外流增多所致。

4期（静息期）：膜电位基本上稳定在静息电位水平，细胞需要排出 Na^+ 和 Ca^{2+}，并摄入 K^+，以恢复细胞内外各种离子的正常浓度梯度，保持心肌细胞的正常兴奋性。

（二）窦房结起搏细胞的跨膜电位

窦房结细胞的自律性很高，是心脏内兴奋的起搏点。其动作电位分为去极化过程的 0 期和复极化过程的 3、4 期，无明显的 1 期和 2 期，最大舒张电位和阈电位的绝对值均小于心室肌细胞，0 期去极化速度慢，去极化幅度低，去极化时程较长，故称为慢反应细胞。最显著的特点是 4 期膜电位不稳定，当膜电位达到最大舒张电位时，即开始自动去极化，去极达阈电位水平时又自动产生动作电位。4 期自动去极是自律细胞产生自动自律的基础。

二、心肌的电生理特征

心肌细胞具有兴奋性、自律性、传导性和收缩性四种基本的生理特性。

（一）兴奋性

1. 心肌兴奋性的周期变化

心肌细胞发生一次兴奋时，其兴奋性也发生一系列周期性变化，历经有效不应期、相对不应期和超常期。其特点是有效不应期较长，心肌不会出现强直收缩。

2. 影响兴奋性的因素

（1）静息电位水平：静息电位或最大复极电位水平，在阈电位不变的情况下，静息电位和最大复极化电位与阈电位之间的差距越大，引起兴奋所需的刺激强度越大，兴奋性越低。

（2）阈电位水平。

（3）引起 0 期去极化的离子通道的性状。

（二）自律性

1. 心肌的自律性

心肌组织能够在没有外来刺激的情况下自动地发生节律性兴奋的特性，称为自动节律性，简称自律性。心肌的自律性来源于特殊传导系统的自律细胞。窦房结细胞的自律性最高，是正常起搏点。

2. 影响自律性的因素

影响自律性的因素包括最大复极电位与阈电位之间的差距和自律细胞动作电位 4 期自动去极化的速度。

（三）传导性

心肌细胞某处发生的兴奋，能沿传导纤维扩布到整个心脏，而心脏内兴奋的传播是以心肌细胞间的缝隙连接为基础的。兴奋传导的特点如下。

（1）主要传导途径为：窦房结→心房肌→房室交界→房室束及左右束支→浦肯野纤维→心室肌。

（2）浦肯野纤维传导速度最快，以保证心室肌同步收缩。

（3）房室交界处传导速度慢，形成房-室延搁，以保证心房、心室顺序活动和心室充分休息，有足够的充盈血液的时间以及冠状动脉血流的灌注。

（四）心肌收缩的特点

1. "全"或"无"方式收缩

由于心房和心室内特殊传导组织的传导速度快，因此，兴奋在心房或心室内传导很快，全心房或全心室同步收缩和舒张。

2. 不发生强直收缩

心肌细胞的有效不应期较长，一直持续到机械反应的舒张期开始之后，故不发生强直收缩。

3. 对细胞外 Ca^{2+} 的依赖性

细胞外液 Ca^{2+} 浓度决定了心肌收缩力的强弱。

三、心脏的泵血功能

（一）心动周期

1. 心动周期的概念

心脏一次收缩和舒张，构成一个机械活动周期称为心动周期。由于心室在心脏泵血活动中起主要作用，所以心动周期通常指心室活动周期。

2. 心动周期与心率的关系

心动周期时间的长短与心率有关，心率增快时，心动周期将缩短，收缩期和舒张期都相应缩短。

3. 心动周期的特点

舒张期长于收缩期；无全心收缩期，即总是心房先收缩，心室后收缩；存在全心舒张期，即心房和心室同时舒张的时期。

（二）心脏泵血的过程

在一个心动周期中，由于心室舒缩→室内压变化→室内压与房内压或室内压与动脉压关系变化→瓣膜启闭→血液流出或流入心脏。具体过程包括以下几个时期。

1. 等容收缩期

心室收缩开始，室内压升高，当室内压高于房内压时，房室瓣关闭，而此时室内压仍低于主动脉压，动脉瓣处于关闭状态，故心室处于压力不断增加的等容封闭状态。

2. 快速和减慢射血期

在射血期的早期，心室射入主动脉的血流量很大，流速亦很快，这段时期称为快速射血期；随后，心室内压开始下降，速度逐渐变慢，这段时期称为减慢射血期。

在快速射血期的中期或稍后，乃至整个减慢射血期，室内压已低于主动脉压，但此时心室内的血液因具有较高的动量，故仍可逆压力梯度继续进入主动脉。

3. 等容舒张期

心室开始舒张，当心室内压低于动脉压时，动脉瓣关闭，而此时室内压仍高于房内压，房室瓣处于关闭状态。

4. 快速和减慢充盈期

等容舒张期结束，进入心室充盈期。在充盈初期，心室与心房间压力差较大，血液充盈速度也较快，称快速充盈期。随后不断充盈，心室内压与心房内压差值减小，血流充盈速度变慢，称为减慢充盈期。

5. 房缩期

在心室舒张的末期，心房收缩，心房内压升高，进一步将血液挤入心室。随后心室开始收缩，进入下一个心动周期。

（三）心脏泵血功能的储备

心泵功能储备的大小主要决定于搏出量和心率能够提高的程度，因而心泵功能储备包括搏出量储备和心率储备两部分。

1. 搏出量储备

搏出量是心室舒张末期容积和收缩末期容积之差，所以，搏出量储备又可分为收缩期储备和舒张期储备两部分。前者是通过增强心肌收缩能力和提高射血分数来实现的，而后者则是通过增加舒张末期容积而获得的。

2. 心率储备

假如搏出量保持不变，而使心率在一定范围内加快，当心率达 160 ~ 180 次 / 分时，心输出量可增加至静息时的 2 ~ 2.5 倍。但心率过快时，由于舒张期过短，心室充盈不足，可导致搏出量和心输出量减少。

（四）心脏泵血功能的评价

1. 每搏输出量及射血分数

（1）一侧心室一次心脏搏动所射出的血量，称为每搏输出量。安静状态下，成人心脏每搏输出量为 60 ~ 80 mL。

（2）每搏输出量与心室舒张末期容积的百分比称为射血分数（EF）。人体安静时的射血分数为 55 % ~ 65 %。

2. 每分输出量与心指数

（1）每分钟由一侧心室输出的血量，称为每分输出量。它等于每搏输出量乘以心率。

（2）以单位体表面积（m^2）计算的每分输出量称为心指数（CI）。正常值为 3.0 ~ 3.5 L/（min·m^2）。

（五）影响心输出量的因素

1. 前负荷对搏出量的影响

前负荷是指肌肉收缩前所承受的负荷。心室舒张末期压力可反映前负荷，也可用心房内压力反映心室的前负荷。

2. 后负荷对搏出量的影响

后负荷是指在肌肉收缩后所遇到的负荷或阻力，对于心室肌来说，即为动脉血压。心室射血过程中，大动脉血压起着后负荷的作用。后负荷增加时，心室射血所遇阻力增加，射血期缩短，从而导致每搏输出量减少。

3. 心肌收缩能力对搏出量的影响

心肌收缩能力是一种不依赖于前后负荷而改变心肌收缩的强度和速度等力学活动的内在特性。通过改变心肌收缩能力的心脏泵血功能调节称为等长调节。

4. 心率对心输出量的影响

在一定范围内，心率加快，可使心排血量增加。每分输出量与心率成正比；心率超过 160 ~ 180 次 / 分时，心输出量随心率的增加反而下降。心率低于 40 次 / 分时，心舒张期过长，心室充盈已达极限，输出量不能继续增加。

第二节　血管生理

一、动脉血压

（一）血压的概念

血压指血管内流动的血液对单位面积血管侧壁的压强，即单位面积上的压力。

（二）形成动脉血压的条件

动脉血压通常是指主动脉血压。动脉血压的形成条件主要包括四个方面：心血管系统有足够的血液充盈这是动脉血压形成的前提条件；心脏射血是动脉血压形成的必要条件；外周阻力；主动脉和大动脉的弹性贮器作用。

（三）影响动脉血压的因素

1. 心脏每搏输出量

每搏输出量主要影响收缩压。搏出量增多时，收缩压增高，脉压增大。

2. 心率

心率主要影响舒张压。心率增快使心舒期缩短，致流出动脉的血液减少，舒张压升高比收缩压升高明显，脉压减小。

3. 外周阻力

外周阻力是影响舒张压的最重要因素。外周阻力增加时，舒张压增大，脉压减小。外周阻力的决定因素有血管口径和血液黏滞性。

4. 主动脉和大动脉的弹性贮器作用

动脉硬化，顺应性小，致收缩压升高，舒张压降低，脉压差增大。

5. 循环血量与血管系统容量的匹配情况

循环血量与血管系统容量的匹配情况影响平均充盈压。

二、静脉血压

静脉血压是血管系统中最低的，而且越靠近心脏静脉血压越低。静脉血压分为中心静脉压和外周静脉压。

（一）中心静脉压（CVP）

中心静脉压指胸腔内大静脉或右心房的血压，正常值为 $4 \sim 12\ cmH_2O$。中心静脉压的高低取决于心脏射血能力和静脉回心血量的多少。CVP 是反映心血管功能的指标之一。

知识拓展 ●●●●

临床上在用输液治疗休克时，除需观察动脉血压变化外，也要观察中心静脉压的变化。而各器官静脉的血压称为外周静脉压。中心静脉压降低，说明血容量不足。

（二）外周静脉压

各器官或肢体的静脉血压，称为外周静脉压。心射血功能减弱，静脉血回流减慢时，血液滞留在外周静脉将导致静脉压升高，测量外周静脉压也作为判断心射血功能的指标。

（三）影响静脉回流的因素

静脉回流量取决于外周静脉压与中心静脉压之差以及静脉对血流的阻力。

（1）体循环平均充盈压：静脉回流量与血管内血液充盈程度呈正相关。

（2）心脏收缩力：心脏收缩力是静脉回流的原动力。

（3）体位改变：从卧位转为立位时，回心血量减少。

（4）骨骼肌的挤压作用：骨骼肌的收缩和静脉瓣一起，对静脉回流起着"泵"的作用，肌肉的节律性收缩促进静脉回流。

（5）呼吸运动：吸气时胸内负压增大，促进静脉回流；而呼气时，静脉回流减少。

三、微循环

（一）微循环

1. 概念

微循环是指微动脉和微静脉之间的血液循环。它是机体与外界环境进行物质和气体交换的场所，对维持组织细胞的新陈代谢和内环境稳态起着重要作用。

典型的微循环由微动脉、后微动脉、毛细血管前括约肌、真毛细血管、通血毛细血管（或称直捷通路）、动－静脉吻合支和微静脉七部分组成。

2. 微循环的血流通路及作用

（1）迂回通路：又称营养通路，是血液与组织液进行物质交换的场所。

（2）直捷通路：主要是促使血流迅速通过微循环而由静脉回流心脏。

（3）动－静脉短路：又称非营养通路，参与体温调节。

（二）组织液

1. 概念

组织液是由血浆通过毛细血管壁滤过到组织间隙而形成的。

2. 有效滤过压

有效滤过压是组织液形成的动力，是滤过力量和重吸收的力量之差。

有效滤过压＝（毛细血管压＋组织液胶体渗透压）－（血浆胶体渗透压＋组织液静水压）

3. 影响组织液生成的因素

（1）毛细血管有效流体静压：是毛细血管压与组织液静水压的差值，主要作用是促进组织液生成。毛细血管有效流体静压升高，组织液生成增多。

（2）有效胶体渗透压：是血浆胶体渗透压与组织液胶体渗透压之差。它是限制组织液生成的主要力量。血浆胶体渗透压降低时，组织液生成增多。

（3）毛细血管壁通透性：毛细血管壁通透性增高时，血浆胶体渗透压下降，组织液胶体渗透压升高，有效滤过压增大，导致组织液增多，引起组织水肿。

（4）淋巴回流：回流减少常引起水肿。

第三节　心血管活动的调节

一、心脏及血管的神经调节

（一）心脏的神经支配

支配心脏的传出神经为交感神经系统的心交感神经和副交感神经系统的心迷走神经。心交感神经节后纤维支配心脏的窦房结、房室交界、房室束、心房肌和心室肌。心迷走神经节后纤维支配窦房结、房屋交界、心房肌、房室束及其分支。

（二）血管的神经支配

支配血管的神经纤维主要有：

1. 缩血管神经纤维

缩血管神经纤维又称交感缩血管神经，其节后纤维末释放的递质为去甲肾上腺素，支配全身几乎所有血管，其在皮肤中最密，其次为骨骼肌和内脏血管。

2. 舒血管神经纤维

舒血管神经纤维包括交感舒血管神经纤维和副交感舒血管神经纤维，节后纤维都是胆碱能纤维。交感舒血管神经纤维主要支配骨骼肌微动脉，而副交感舒血管神经纤维支配的器官包括脑膜、唾液腺、胃肠外分泌腺和外生殖器等。

（三）心血管中枢

中枢神经系统中与控制心血管活动有关的神经元集中的部位称为心血管中枢，基本的心血管中枢在延髓。

（四）心血管反射

心血管反射包括：颈动脉窦和主动脉弓压力感受性反射、颈动脉体和主动脉体化学感受性反射、心肺感受器引起的心血管反射、躯体感受器引起的心血管反射、内脏感受器引起的心血管反射、脑缺血反应。此处重点介绍颈动脉窦和主动脉弓压力感受性反射。

（1）动脉压力感受器：指位于颈动脉窦和主动脉弓血管外膜下的感觉神经末梢，主要是感受血管壁受到的机械牵张刺激。

（2）传入神经及其中枢联系：颈动脉窦压力感受器的传入神经纤维组成窦神经，加入舌咽神经后进入延髓。主动脉弓压力感受器的传入神经纤维行走于迷走神经干内并随之进入延髓。

（3）反射效应：动脉血压升高时，压力感受器传入冲动增多，压力感受性反射增强，导致心迷走紧张加强，心交感紧张和交感缩血管紧张减弱，引起心率减慢，心输出量减少，外周阻力减小，动脉血压下降；而当动脉血压降低时，压力感受器传入冲动减少，压力感受性反射减弱，引起心率加快，心输出量增多，外周阻力增大，血压回升。

（4）生理意义：压力感受性反射属于典型的负反馈调节，能够在短时间内快速调节动脉血压，维持动脉血压相对稳定，减少血压的波动幅度。

二、心血管活动的体液调节

（一）肾素 – 血管紧张素

1. 肾素

肾素 – 血管紧张素是人体重要的体液调节系统，肾素是由肾脏近球细胞分泌的一种酸性蛋白酶。血管紧张素中最重要的是血管紧张素 Ⅱ 。

2. 血管紧张素 Ⅱ 的作用

收缩血管、促进交感神经末梢释放递质、降低中枢对压力感受性反射的敏感性、促进醛固酮的合成和释放。

（二）肾上腺素和去甲肾上腺素

循环血液中的肾上腺素和去甲肾上腺素主要来自肾上腺髓质的分泌，肾上腺素约占 80%，去甲肾上腺素约占 20%，肾上腺素可与 α 和 β 两类肾上腺素能受体结合。在皮肤、肾、胃肠道血管平滑肌上 α 肾上腺素能受体占优势，肾上腺素使这些器官的血管收缩；在骨骼肌和肝的血管，β_2 肾上腺素能受体占优势，小剂量常兴奋 β_2 肾上腺素能受体，引起血管舒张，大剂量时兴奋 α 肾上腺素能受体，引起血管收缩。

去甲肾上腺素主要与 α 肾上腺素能受体结合。静脉注射去甲肾上腺素，可使全身血管广泛收缩，动脉血压升高，使压力感受性反射活动加强，压力感受性反射对心脏的效应超过去甲肾上腺素对心脏的直接效应，心率减慢。

第四节　器官循环

一、冠脉循环

（一）冠脉循环的特点

（1）灌注压高，血流量大。

（2）摄氧率高，耗氧量大。

（3）血流量受心肌收缩的影响发生周期性变化。

（二）冠脉循环的调节

冠状动脉血流量受多种因素的调节，但最主要调节因素为心肌代谢水平，以腺苷的作用最为重要。腺苷对小动脉具有强烈的舒张作用，能增加冠脉血流量。

二、脑循环

（一）脑循环的特点

（1）血流量大，耗氧量大。

（2）血流量变化小。

（3）脑循环存在血－脑脊液屏障和血－脑屏障。

（二）脑循环的调节

脑循环受多种因素的调节。

（1）自身调节：平均动脉压在 60 ～ 140 mmHg 范围内变动时，脑血流量可通过自身调节保持相对稳定。

（2）CO_2 分压与低氧的影响：CO_2 分压升高和低氧可引起血管舒张，整体情况下，CO_2 分压升高和低氧引起的化学感受性反射可使血管收缩。

（3）神经调节。

三、肺循环

（一）肺循环的特点

（1）血流阻力小、血压低。

（2）血容量大，变化也大。

（3）毛细血管的有效滤过压较低。

（二）肺循环的调节

肺循环血流量仍在一定程度上受神经、体液和局部组织化学因素的调节和影响。局部组织化学因素中，肺泡气 O_2 分压对局部肺循环血管的舒缩活动具有较大影响。

第五章 呼　吸

◇ 知识框架

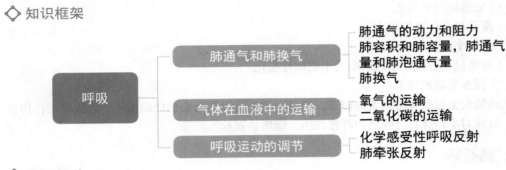

◇ 知识解读

第一节　肺通气和肺换气

一、肺通气的动力和阻力

肺通气是指气体在外界大气与肺泡之间交换的过程。

（一）肺通气的动力

直接动力是肺泡气与外界大气之间的压力差。肺通气的原动力是呼吸肌的收缩和舒张所引起的节律性呼吸运动。

1. 呼吸运动

呼吸运动指呼吸肌的收缩和舒张所引起的胸廓节律性扩大和缩小的运动。

呼吸运动包括吸气运动和呼气运动，主要吸气肌是膈肌和肋间外肌，主要呼气肌为肋间内肌和腹肌。

根据参与活动的呼吸肌的主次、多少和用力程度不同，呼吸运动分为腹式呼吸和胸式呼吸、平静呼吸和用力呼吸。

（1）腹式呼吸：以膈肌舒缩活动为主的呼吸运动。

（2）胸式呼吸：以肋间外肌舒缩活动为主的呼吸运动。

（3）平静呼吸：正常人安静状态下的呼吸平稳而均匀，吸气主动而呼气被动。

（4）用力呼吸：吸气和呼气都是主动的。

2. 胸膜腔内压

胸膜腔内的压力为胸膜腔内压，胸膜腔内压在平静呼吸时始终低于大气压，为负压。

胸膜腔负压的形成及作用与胸膜腔的两种力有关，一是肺内压，使肺泡扩张；二是肺回缩压，使肺泡缩小。胸膜腔内压就是这两种方向相反的力的代数和。

胸膜腔内保持负压，可以维持肺扩张的状态，使肺能随胸廓的张缩而张缩；能使胸腔内的腔静脉和胸导管扩张，有利于静脉血和淋巴液的回流。

胸膜腔内保持负压的一个重要前提是胸膜腔内保持密闭性。

（二）肺通气的阻力

肺通气的阻力包括弹性阻力和非弹性阻力。

1. 弹性阻力

弹性阻力包括肺弹性阻力和胸廓的弹性阻力。

顺应性指弹性组织在外力作用下发生变形的难易程度。顺应性的高低可以用来衡量弹性阻力的大小。顺应性高，弹性阻力小；顺应性低，弹性阻力大。

肺弹性阻力来自肺的弹性成分和肺泡表面张力。弹性成分包括肺自身的弹力纤维和胶原纤维等结构。

2. 非弹性阻力

非弹性阻力包括气道阻力、惯性阻力和黏滞阻力，气道阻力是气体流经呼吸道时气体分之间和气体分子与气道壁之间摩擦产生的阻力，占非弹性阻力的 80 % ~ 90 %。

（三）肺表面活性物质

肺表面活性物质是由肺泡 Ⅱ 型细胞分泌的一种脂蛋白，主要成分是二棕榈酰卵磷脂和表面活性物质结合蛋白，分布于肺泡液体分子层的表面。

肺表面活性物质的生理意义如下。

（1）维持不同大小肺泡的稳定性。

（2）减少肺间质和肺泡内的组织液生成，防止肺水肿发生。

（3）减少吸气阻力，减少吸气做功。

二、肺容积和肺容量，肺通气量和肺泡通气量

（一）肺容积

（1）潮气量（TV）：正常成人平均为 400 ~ 600 mL，反映肺一次通气的速度。

（2）补吸气量（IRV）：正常成人为 1500 ~ 2000 mL，反映吸气的储备量。

（3）补呼气量（ERV）：正常成人为 900 ~ 1200 mL，反映呼气的储备量。

（4）余气量（RV）：正常成人为 1000 ~ 1500 mL，余气量的存在可避免肺泡在低肺容积条件下发生塌陷。

（二）肺容量

肺容量是指肺容积中两项或两项以上的联合气体量。

（1）功能余气量（FRC）：平静呼气末尚存留于肺内的气体量，是余气量与补呼气量之和，正常人约为 2500 mL。功能余气量的生理意义是缓冲呼吸过程中肺泡气 O_2 分压（PO_2）和 CO_2 分压（PCO_2）的变化幅度。

（2）肺活量（VC）：尽力吸气后，从肺内所能呼出的最大气体量，是潮气量、补吸气量与补呼气量之和，正常成人男性约为 3500 mL，女性约 2500 mL。它反映肺一次通气的最大能力，是肺功能测定的常用指标。

（3）深吸气量（IC）：从平静呼气末做最大吸气时所能吸入的气体量，是潮气量与补吸气量之和，是衡量最大通气潜力的指标之一。

（4）肺总量（TLC）：肺所能容纳的最大气体量，是肺活量与余气量之和，正常成年男性为 5000 mL，女性为 3500 mL。在限制性通气不足时肺总量降低。

（三）肺通气量

肺通气量是指每分钟呼出或吸入肺的气体总量。

肺通气量 = 潮气量 × 呼吸频率。

（四）肺泡通气量

肺泡通气量是指每分钟吸入肺泡的新鲜空气量。

肺泡通气量 = （潮气量 − 无效腔气量）× 呼吸频率。

三、肺换气

肺换气即肺泡与肺毛细血管血液之间的气体交换。

（一）肺换气的结构基础

肺换气的结构基础是呼吸膜，由 6 层结构组成：①肺表面活性物质的液体层。②肺泡上皮层。③上皮基底膜层。④上皮基底膜和毛细血管基膜之间的间隙（间质层）。⑤毛细血管基膜层。⑥毛细血管内皮细胞层。

（二）肺换气的原理

O_2 和 CO_2 的交换都是以扩散的方式通过细胞膜实现的。在肺部，O_2 从分压高的肺泡通过呼吸膜扩散到血液，而 CO_2 则从分压高的肺毛细血管血液中扩散到分压低的肺泡中。

（三）影响肺换气的因素

1. 呼吸膜的厚度

气体扩散速率与呼吸膜厚度成反比，呼吸膜增厚，气体交换距离增加，肺换气减少。

2. 呼吸膜的面积

气体扩散速率与扩散面积成正比。呼吸膜面积增大，气体交换面积增加，肺换气增多。

3. 通气 / 血流比值（V_A/Q）

通气 / 血流比值指每分钟肺泡通气量（V_A）和每分钟肺血流量（Q）之间的比值。正常值为 0.84 左右。$V_A/Q>0.84$ 表示肺通气过度或肺血流量减少，$V_A/Q<0.84$ 表示肺通气不足或血流过剩或两者同时存在，也就是发生了功能性动 − 静脉短路。

第二节　气体在血液中的运输

一、氧气的运输

（一）氧气的运输

O_2 的运输包括物理溶解和化学结合两种形式。

（1）物理溶解：约占血液运输 O_2 总量的 1.5%。

（2）化学结合：化学结合的形式是氧合血红蛋白（HbO_2），占血液运输 O_2 总量的 98.5%。

（二）氧解离曲线

1. 氧解离曲线的特点

（1）氧解离曲线呈 S 型，与 Hb 的变构效应有关。

（2）曲线上段较平坦，Hb 氧饱和度变化不大；曲线中段较陡，是 Hb 释放 O_2 部分；曲线下段最陡，Hb 氧饱和度大大下降，下段代表 O_2 储备能力。

2. 影响氧解离曲线的因素

（1）pH 值和 PCO_2 的影响：血液 H^+ 和 PCO_2 增加均使氧解离曲线右移，可解离更多的 O_2 供组织利用。

（2）温度的影响：温度升高可使氧解离曲线右移。

（3）2，3-DPG 的影响：2，3-DPG 浓度升高，Hb 对 O_2 的亲和力降低，氧解离曲线右移。

（4）CO 的影响：CO 与 Hb 的亲和力是 O_2 的 250 倍，同时 CO 与 Hb 分子的一个血红素结合后能增加其余 3 个血红素对 O_2 的亲和力，使氧解离曲线左移。

二、二氧化碳的运输

（一）CO_2 运输形式

二氧化碳主要以化学结合的形式运输，占运输总量的 95%，其余 CO_2 以物理溶解的形式运输，占运输总量的 5%。化学结合的形式主要是碳酸氢盐和氨基甲酰血红蛋白，前者约占 88%，后者约占 7%。

（二）CO_2 解离曲线

血液 CO_2 含量随 PCO_2 上升而增加，CO_2 解离曲线几乎成线性关系而不是 S 型，而且没有饱和点。O_2 与 Hb 结合将促使 CO_2 释放，这一效应称何尔登效应。

第三节　呼吸运动的调节

一、化学感受性呼吸反射

化学感受性反射指化学因素对呼吸运动的调节是一种反射性调节，化学因素是指动脉血液、组织液或脑脊液中的 O_2、CO_2 和 H^+。

（一）化学感受器

化学感受器指适宜刺激为 O_2、CO_2 和 H^+ 等化学物质的感受器。根据感受器所在部位的不同，分为外周化学感受器和中枢化学感受器。

外周化学感受器是位于颈动脉体和主动脉体的外周化学感受器，颈动脉体和主动脉体也是调节呼吸和循环的重要的外周化学感受器。

（二）化学因素

（1）CO_2：是调节呼吸运动最重要的生理性化学因素。

（2）H^+ 浓度：对呼吸的调节也是通过外周化学感受器和中枢化学感受器实现的。当动脉血的 H^+ 浓度升高时，可导致呼吸运动加深加快，肺通气量增加；当动脉血的 H^+ 浓度降低时，抑制呼吸运动，肺通气量减少。

二、肺牵张反射

由肺的扩张或萎陷引起的吸气抑制或增强的神经反射，称为肺牵张反射或黑-伯反射。

1.肺扩张反射

肺扩张反射是指肺扩张时抑制吸气活动的反射。感受器属于牵张感受器。肺扩张反射的生理意义在于加速吸气向呼气的转换，呼吸频率增加。

2.肺萎陷反射

肺萎陷反射是指肺萎陷时增强吸气或促使呼气活动转换为吸气的反射，感受器同样位于气道平滑肌内。肺萎陷反射一般在较大程度的肺萎陷时才出现，所以它在平静呼吸时并不参与调节，但对防止过深的呼气以及在肺不张等情况下可能起一定的作用。

第六章　消化和吸收

◇ 知识框架

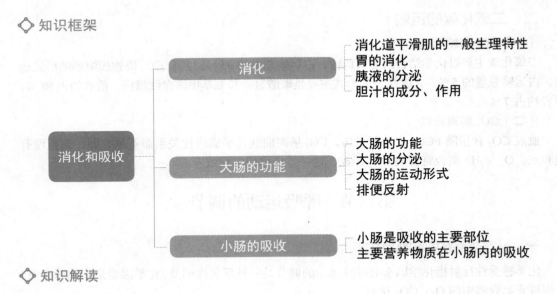

◇ 知识解读

第一节　消　化

一、消化道平滑肌的一般生理特性

消化道平滑肌的特点如下。

（1）兴奋性较低，收缩舒张过程缓慢。

（2）具有一定的自律性。

（3）有一定程度的紧张性收缩。

（4）具有较大的伸展性，受到刺激时消化道平滑肌可以表现为进一步舒张，这使消化管能容纳更多的食物。

（5）对电刺激不敏感，对牵拉、化学、温度刺激敏感。

二、胃的消化

（一）胃液的分泌

胃黏膜中的外分泌腺包括：贲门腺、泌酸腺和幽门腺，内分泌细胞包括：G 细胞、δ 细胞和肠嗜铬样细胞。

1. 胃液的成分和作用

胃液主要成分包括盐酸、胃蛋白酶原、黏液、HCO_3^- 和内因子。

（1）盐酸：也称胃酸，由泌酸腺的壁细胞分泌。盐酸的生理作用包括：①激活胃蛋白酶原，并为胃蛋白酶发挥作用提供适宜的酸性环境；②杀死进入胃内的细菌，保持胃和小肠相对的无菌状态；③进入小肠后，可刺激胰液、胆汁和小肠液的分泌；④有助于小肠内铁和钙的吸收；⑤使食物蛋白变性，有利于蛋白质消化。

（2）胃蛋白酶原：胃蛋白酶原由泌酸腺的主细胞分泌，在胃腔内经盐酸或已有活性的胃蛋白酶作用变成胃蛋白酶。胃蛋白酶能水解食物中的蛋白质，它主要作用于蛋白质及多肽分子中含苯丙氨酸或酪氨酸的肽键上，其主要分解产物是䏡和胨，产生多肽或氨基酸较少。

（3）黏液：由胃黏膜表面的上皮细胞、泌酸腺、贲门腺和幽门腺的黏液细胞分泌。黏液的作用是保护胃黏膜。

（4）内因子：是由壁细胞分泌的一种糖蛋白，作用是保护维生素 B_{12} 不被肠内水解酶破坏，促进吸收。

2. 胃液分泌的调节

（1）促进胃液分泌的因素：主要包括迷走神经、组胺和促胃液素。

（2）抑制胃液分泌的因素：盐酸、脂肪和高张溶液。

（二）胃的运动

1. 紧张性收缩

胃的平滑肌经常保持轻微的持续收缩状态称为紧张性收缩，其在进餐结束后略有加强。

作用：使胃保持一定的形状和位置，保持一定的胃内压，使其他形式的运动可以有效进行。

2. 容受性舒张

容受性舒张指进食过程中，食物刺激咽、食管等处的感受器后，通过迷走神经的传入和传出引起胃体和胃底部肌肉的舒张。

作用：使胃更好地完成容受和贮存食物的功能。

3. 蠕动

蠕动是一种起始于胃的中部向幽门方向推进的收缩环，空腹时极少见，进餐后显著增多，约为 3 次 / 分。

作用：磨碎食物团块，使其与胃液充分混合后形成食糜；将食糜不断推向十二指肠。

4. 胃的排空及其调节

（1）胃的排空：食物由胃排入十二指肠的过程称为胃的排空，其动力为胃的蠕动。液体食物快于固体，糖类食物快于蛋白质，脂肪最慢。胃完全排空需 4 ~ 6 小时。

（2）胃排空的控制：①胃内的食物促进胃排空：首先，食物对胃的扩张刺激引起迷走 - 迷走反射和局部反射，引起胃运动加强；其次，食物的化学和扩张刺激可直接或间接引起胃泌素释放。②进入十二指肠的食糜抑制胃排空：食糜中的盐酸、脂肪及蛋白质消化产物、高渗溶液以及机械性扩张刺激，通过肠 - 胃反射和刺激小肠上段黏膜释放缩胆囊素、促胃液素、促胰液素、抑胃肽等，可抑制胃排空。

三、胰液的分泌

（一）胰液的成分和作用

胰液是无色无臭的碱性液体，pH 值为 7.8 ~ 8.4，呈碱性。

（1）HCO_3^-：中和盐酸，保护肠黏膜；为胰酶提供适宜的 pH 值环境。

（2）蛋白水解酶：胰液中的蛋白水解酶主要包括胰蛋白酶、糜蛋白酶、弹性蛋白酶和羧基肽酶等，以酶原的形式贮存于腺泡细胞内。胰蛋白酶原在肠激酶的作用下，转变为有活性的胰蛋白酶。胰蛋白酶和糜蛋白酶使蛋白质分解为多肽和氨基酸，多肽可再被羧基肽酶、弹性蛋白酶进一步分解。

（3）胰淀粉酶：将淀粉、糖原及大多数其他糖类水解为二糖及少量三糖，但不能水解纤维素。

（4）胰脂肪酶：胰脂肪酶可将甘油三酯分解为脂肪酸、一酰甘油及甘油。

（二）胰液分泌的调节

进食时胰液分泌受神经和体液双重控制，但是以体液调节为主。

1. 神经调节

食物的刺激可通过迷走神经，引起胰液分泌；迷走神经兴奋还能引起胃泌素释放，间接刺激胰液分泌。

2. 体液调节

（1）促胰液素：主要作用于胰腺小导管上皮细胞，分泌大量的水和 HCO_3^-，使胰液的分泌量多，酶含量低。

（2）缩胆囊素：促进胰液中各种酶的分泌，促进胆囊强烈收缩，排出胆汁，促使胰液的分泌量少，酶含量高。

四、胆汁的成分、作用

1. 成分

胆汁是一种有色、味苦、较稠的液体。胆汁中除水分外，含有胆盐、卵磷脂、胆固醇和胆色素等有机物和 Na^+、K^+、Ca^{2+}、HCO_3^- 等无机物。最重要的成分是胆盐，主要作用是促进脂肪的消化和吸收。

2. 作用

促进脂肪的消化；促进脂肪和脂溶性维生素的吸收；中和胃酸以及促进胆汁自身分泌。

3. 胆汁分泌与排出的调节

食物是引起胆汁分泌和排出的自然刺激物，其中以高蛋白食物刺激作用最强，其次是高脂肪和混合食物，糖类食物作用最弱。胆汁的分泌和排出受神经和体液因素的调节，主要以体液调节为主。

知识拓展 ●●●●

胆汁进入十二指肠后，其中绝大部分的胆盐由回肠黏膜吸收入血，通过肝门静脉再到肝脏组成胆汁又分泌入肠，这一过程称为胆盐的肠肝循环。

第二节 大肠的功能

一、大肠的功能

大肠没有重要的消化活动。主要功能在于吸收水分和无机盐，同时还为消化吸收后的食物残渣提供暂时储存场所，并将食物残渣转变为粪便。

二、大肠的分泌

大肠液是由在肠黏膜表面的柱状上皮细胞及杯状细胞分泌的。

大肠液的主要作用在于其中的黏液蛋白，它能保护肠黏膜和润滑粪便。大肠液的分泌主要由食物残渣对肠壁的直接机械刺激所引起。

三、大肠的运动形式

大肠的运动少而慢，主要包括袋状往返运动、分节推进和多袋推进运动、蠕动。

四、排便反射

排便是受意识控制的脊髓反射。人的直肠内通常是没有粪便的，当肠蠕动将粪便推入直肠时，可刺激直肠壁感受器，传入冲动到达脊髓腰骶段的初级排便中枢，并上传至大脑皮层，产生便意。传出冲动经盆神经使降结肠、乙状结肠和直肠收缩，肛门内括约肌舒张。同时阴部神经的冲动减少，肛门外括约肌舒张，使粪便排出体外。此时，腹肌、膈肌的收缩也有助于增加腹内压，有助于粪便排出。

第三节　小肠的吸收

一、小肠是吸收的主要部位

（1）小肠黏膜有许多环状皱褶，皱褶上有大量绒毛，绒毛表面又有许多微绒毛，这些使小肠的表面积达到 $200 \ m^2$ 以上的巨大吸收表面。

（2）小肠绒毛的内部有丰富的毛细血管和淋巴管，血液、淋巴循环丰富。

（3）食物在小肠的停留时间较长，并且主要在此被消化。

二、主要营养物质在小肠内的吸收

1. 糖的吸收

食物中的糖类一般分解为单糖后才能被小肠上皮细胞吸收。各种单糖的吸收中，己糖吸收很快，戊糖很慢。在己糖中，半乳糖和葡萄糖的吸收最快，果糖次之，甘露糖最慢。

2. 蛋白质的吸收

蛋白质分解产物（二肽、三肽以及氨基酸）的吸收通过继发性主动转运而被吸收。

3. 脂肪的吸收

长链脂肪酸及一酰甘油进入上皮细胞后，在肠上皮细胞的内质网中大部分被重新合成为三酰甘油，并与细胞中生成的载脂蛋白合成乳糜微粒，再以出胞的方式进入细胞外组织间隙，然后扩散至淋巴管。

4. 无机盐的吸收

（1）铁的吸收：铁的吸收量有限，维生素 C 与铁形成可溶性复合物，并能使 Fe^{3+} 还原为 Fe^{2+}，因此可促进铁的吸收。

（2）钙的吸收：食物中的钙 20 % ~ 30 % 被吸收，大部分随粪便排出。

5. 维生素的吸收

大部分维生素在小肠上段被吸收，只有维生素 B_{12} 是在回肠被吸收的。

第七章　能量代谢与体温

◇ 知识框架

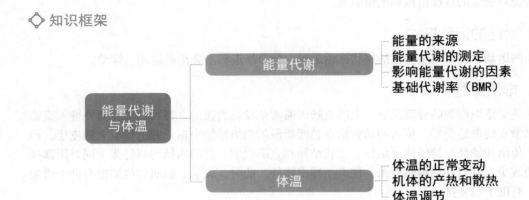

◇ 知识解读

第一节　能量代谢

一、能量的来源

生物体内物质代谢过程中所伴随的能量释放、转移、储存和利用的过程，称为能量代谢。

1. 三大营养物质代谢过程中的能量转换

（1）糖：主要生理功能是供给机体生命活动所需要的能量。人体所需能量的 50 % ~ 70 % 由糖的氧化分解提供。

（2）脂肪：主要功能是储存和供给能量。

（3）蛋白质：基本组成单位是氨基酸。只有在某些特殊情况下，如长期不能进食或体力极度消耗时，机体才依靠蛋白质分解供能，以维持基本的生理功能活动。

2. 能量的利用

能量实际上是由高能化合物腺苷三磷酸（ATP）直接提供的。

各种营养物质在体内氧化分解过程中释放能量，50 % 以上直接转化为热能，其余部分以化学能的形式储存于 ATP 等高能化合物的高能键中。ATP 是直接的供能物质，又是能量储存的重要形式。

二、能量代谢的测定

1. 食物的热价：1 g 某种食物氧化时所释放的能量。

2. 食物的氧热价：某种食物氧化时消耗 1 L 氧气所产生的热量。

3. 呼吸商：一定时间内机体呼出的 CO_2 量与吸入的 O_2 量的比值。

三、影响能量代谢的因素

（一）食物的特殊动力作用

在进餐后一段时间内，即使处于安静状态下，也会出现能量代谢率增高的现象。在三种主要营养物质中，进食蛋白质产生的特殊动力效应最为显著，蛋白质的特殊动力效应约为 30 %，糖和脂肪分别为 6 % 和 4 % 左右，混合性食物约为 10 %。

（二）肌肉活动

肌肉活动对能量代谢的影响显著，轻微的肌肉活动即可显著提高代谢率。

（三）精神活动

当人处于烦恼、恐惧或情绪激动时，能量代谢率可增高 10 % 以上。

（四）环境温度

人处于安静状态时的能量代谢在 20 ～ 30 ℃的环境中最为稳定，当环境温度降低或升高时，代谢率均增高。

四、基础代谢率（BMR）

基础代谢率是指机体在基础状态下单位时间内的能量消耗量。基础状态指人体处在清醒，安静，不受肌肉活动、环境温度、精神紧张和食物等因素影响时的状态。

能量代谢率的高低与体重不成比例关系，与体表面积成正比。

一般男性的平均值比同年龄组女性高；儿童比成人高，年龄越大，代谢率越低。

第二节　体　温

一、体温的正常变动

（一）表层体温和深部体温

人体的外周组织即表层，如皮肤、皮下组织和肌肉等的温度称为表层体温。表层温度不稳定，一般四肢末梢皮肤温度最低。身体深部，如心、肺、脑和腹腔内脏等处的温度称为深部体温。深部体温较表层体温高，也较稳定。体温是指机体深部的平均温度。

（二）测温部位的差异

临床上通常以口腔温度、直肠温度或腋窝温度代表体温，直肠温度正常值为 36.9 ～ 37.9 ℃；口腔温度的正常值为 36.7 ～ 37.7 ℃；腋窝温度的正常值为 36.0 ～ 37.4 ℃。

知识拓展 ●●●●

体温在不同个体或同一个体的变动

在同一个体，清晨 2 ～ 6 时体温最低，午后 1 ～ 6 时最高，波动的幅度不超过 1℃。

女性的基础体温随月经周期而发生变动，排卵后体温升高，一直持续到下一次月经开始。

不同的个体体温有差异，如儿童的体温较高，新生儿和老年人的体温较低。

二、机体的产热和散热

（一）产热

在安静时，机体的主要产热部位是内脏器官，尤以肝脏最旺盛；劳动或运动时，骨骼肌便是主要的产热器官。

（二）散热

1.散热部位

散热部位主要是皮肤。

2.散热方式

散热方式主要有以下几种。

（1）辐射：指机体以热射线的形式将热量传给外界较冷物体的散热方式。以此形式散热的量决定于皮肤与环境之间的温度差。温度差越大，辐射散热量越多，最多可占总散热量的60%。

（2）传导：是机体将热量传给与其直接接触的较冷物体的散热方式。此方式散热量决定于与物体的接触面积、机体与物体的温度差及被接触物体的导热性能。

（3）对流：指通过气体流动而实现热量交换的一种散热方式，是特殊的传导散热方式。对流散失热量的多少，受风速的影响较大，风速越大，散热量就越多；反之，风速越小，散热量也越少。

（4）蒸发：是机体利用水分从体表气化时吸收热量而散发体热的方式。当外界温度高于或等于体表温度时，蒸发成为机体唯一有效的散热形式。

三、体温调节

（一）机体对体温的调节

机体对体温的调节分为两种。

（1）自主性神经性体温调节：通过增减皮肤的血流量、发汗、战栗等生理性调节反应，维持产热和散热的动态平衡，使体温保持在相对稳定的水平。

（2）行为性体温调节：通过改变姿势、增减衣物、人工改善气候条件等，有意识地进行的有利于建立体热平衡的行为活动。

（二）自主神经调节

1.体温调节中枢

调节体温的基本中枢在下丘脑。下丘脑的PO/AH的温度敏感神经元，既能感受局部的温度变化，又能对传入的温度变化信息进行整合处理，使机体的体温维持相对恒定。

2.温度感受器

温度感受器分为外周温度感受器和中枢温度感受器。外周温度感受器分布在机体的皮肤、黏膜和内脏中，分为冷感受器和热感受器，它们是游离的神经末梢。当环境温度升高时，热感觉器兴奋；环境温度降低时，冷感受器兴奋。中枢温度感受器分布在脊髓、延髓、脑干网状结构及下丘脑，有热敏神经元和冷敏神经元。

第八章　尿的生成和排出

◇ 知识框架

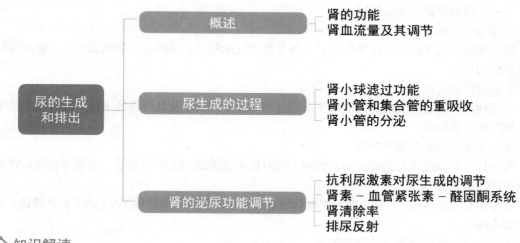

◇ 知识解读

第一节　概　述

一、肾的功能

1.排泄功能

肾是机体最重要的排泄器官，它排泄体内的代谢终产物、多余的物质，更重要的是通过排泄实现机体对水、电解质、渗透压及酸碱平衡的调节，从而使内环境稳态得以维持。

2.内分泌功能

肾可分泌多种激素，如肾素、促红细胞生成素、1, 25-二羟维生素 D_3、前列腺素等。

二、肾血流量及其调节

1.肾血流量的特点

（1）血流量丰富，肾血流量约为 1200 mL/min，94 % 的血流供应肾皮质。

（2）经过两次毛细血管分支，两次血管网压力不同。

2.自身调节

（1）肌源学说：肾血流量的自身调节是由肾脏小动脉血管平滑肌的特性决定的，肾血流量随血压改变而变化。

（2）管-球反馈：小管液流量的变化影响肾血流量和肾小球滤过率。

3.神经和体液调节

入球小动脉和出球小动脉的血管平滑肌受肾交感神经支配。肾交感神经兴奋时，可引起肾

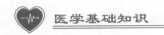

血管强烈收缩，肾血流量减少。

第二节　尿生成的过程

一、肾小球滤过功能

（一）肾小球滤过功能概述

1. 滤过膜的组成

肾小球的滤过膜由三层组织组成：毛细血管内皮细胞层、基膜层（非细胞性）、肾球囊脏层足细胞的足突。

2. 滤过膜通透性

不同物质通过滤过膜的能力取决于被滤过物质分子的大小及其所带的电荷。随有效半径增加，滤过量逐渐降低。

（二）肾小球的有效滤过压

肾小球有效滤过压是指促进超滤的动力与对抗超滤的阻力之间的差值。有效滤过压是肾小球滤过作用的动力。

肾小球有效滤过压＝（肾小球毛细血管静水压＋囊内液胶体渗透压）－（血浆胶体渗透压＋肾小囊内压）

（三）肾小球滤过率及其影响因素

单位时间内（每分钟）两侧肾所生成的超滤液量称为肾小球滤过率。

1. 肾小球毛细血管血压

肾小球毛细血管血压的变化是生理状态下调节肾小球滤过率的主要方式。肾小球毛细血管血压升高时肾小球滤过率增加；反之，肾小球滤过率减小。

2. 囊内压

正常情况下囊内压一般比较稳定。当肾盂或输尿管结石、肿瘤压迫或任何原因引起输尿管阻塞时，可导致囊内压升高，从而降低有效滤过压和肾小球滤过率。

3. 血浆胶体渗透压

正常情况下，血浆胶体渗透压不会发生大幅度波动。血浆蛋白减少，其胶体渗透压下降，有效滤过压增加，滤过率升高。

二、肾小管和集合管的重吸收

（一）重吸收的概念和主要部位

肾小管和集合管的小管上皮细胞将小管液中的物质选择性地转运至小管周围毛细血管中的过程，称为肾小管和集合管的重吸收。重吸收的主要部位在近球小管。

（二）几种物质的重吸收

1. Na^+、Cl^- 和水的重吸收

近端小管是 Na^+、Cl^- 和水重吸收的主要部位，近端小管的前半段，Na^+ 的重吸收与 H^+ 的分泌、葡萄糖以及氨基酸的转运相耦联。

水的重吸收是被动的，伴随 Na^+、HCO_3^-、葡萄糖和 Cl^- 物质的重吸收，在渗透压的作用下，进入细胞间隙和毛细血管。

远曲小管和集合管对 Na^+、Cl^- 和水的重吸收可以根据机体水和盐平衡的状况进行调节。Na^+ 的重吸收主要受醛固酮的调节，水的重吸收主要受抗利尿激素的调节。

2. 葡萄糖的重吸收

近端小管对葡萄糖的重吸收是有一定限度的。当血糖浓度达 180 mg/100 mL 血液时，有一部分肾小管对葡萄糖的吸收已达极限，尿中开始出现葡萄糖，此时的血浆葡萄糖浓度称为肾糖阈。

3.HCO_3^- 的重吸收

正常由肾小球滤过的 HCO_3^- 约 80% 在近端小管被重吸收，血液中的 HCO_3^- 以 $NaHCO_3$ 的形式存在，滤入肾小囊后，解离为 Na^+ 和 HCO_3^-。

三、肾小管的分泌

（一）H^+ 的分泌

近端小管、远曲小管、集合管都能分泌 H^+，其中近端小管能力最强。代谢产生的 CO_2、周围组织液和小管液扩散入小管上皮细胞的 CO_2 在细胞内碳酸酐酶的催化下，与 H_2O 结合生成 H_2CO_3，后快速解离为 H^+ 和 HCO_3^-，H^+ 被细胞管腔膜上的载体转至小管腔中，同时小管液中的 Na^+ 被同一载体转运至细胞内，因此 H^+ 分泌的过程称为 Na^+-H^+ 交换。

（二）K^+ 的分泌

小管液中的 K^+ 有 65% ~ 70% 在近端小管被重吸收，25% ~ 30% 在髓袢被重吸收，K^+ 在这些部位的重吸收比例是比较固定的。远端小管和皮质集合管可重吸收 K^+ 也能分泌 K^+，受多种因素的调节而改变其重吸收和分泌的量。肾脏对 K^+ 的排出量主要取决于远端小管和集合管上皮细胞 K^+ 的分泌量。K^+ 分泌还与肾小管分泌 H^+ 有关。在近端小管除有 Na^+-H^+ 交换外，还有 Na^+-K^+ 交换，两者之间存在竞争性抑制关系。

（三）NH_3 的分泌

NH_3 为脂溶性物质，它以单纯扩散方式自细胞内扩散至小管液中，并与其中的 H^+ 生成 NH_4^+。H^+ 分泌的增多可使小管液中的 NH_3 及时转变为 NH_4^+，有利于保持小管液中 NH_3 处于较低浓度，因此，H^+ 分泌加强有利于 NH_3 的分泌。

第三节　肾的泌尿功能调节

一、抗利尿激素对尿生成的调节

（一）抗利尿激素的来源及作用

抗利尿激素由下丘脑的视上核和室旁核的神经内分泌合成，经下丘脑－垂体束运至神经垂体的神经末梢储存，当视上核与室旁核兴奋时，引起神经末梢释放抗利尿激素至血液中。

抗利尿激素可导致远曲小管和集合管上皮细胞对水的通透性增高，使水重吸收增多，尿量减少。

（二）抗利尿激素释放的调节

1. 血浆晶体渗透压

血浆晶体渗透压是调节抗利尿激素分泌最重要的因素。血浆晶体渗透压升高，刺激渗透压感受器，使神经垂体释放抗利尿激素，集合管管腔膜对水通透性增加，水的重吸收增多，尿液浓缩，尿量减少。

2. 循环血量

循环血量减少时，静脉回心血量减少，对心肺感受器的刺激减弱，抗利尿激素释放增加；反之，抑制抗利尿激素释放。

二、肾素－血管紧张素－醛固酮系统

1. 血管紧张素Ⅱ调节尿生成的功能

肾素作用于血管紧张素原生成血管紧张素Ⅰ。血管紧张素Ⅰ在血管紧张素转换酶（ACE）的作用下，生成血管紧张素Ⅱ。血管紧张素Ⅱ可刺激醛固酮的释放。血管紧张素Ⅱ可直接作用于近端小管，促进 Na^+ 重吸收，还可影响肾血流动力学，引起肾小球毛细血管血压升高，使滤过增加，降低近端小管周围毛细血管内血压，升高血浆胶体渗透压，间接促进近端小管的重吸收。

2. 醛固酮

醛固酮由肾上腺皮质球状带的细胞合成和释放。醛固酮作用于远曲小管和集合管的上皮细胞，增加 Na^+ 和水的重吸收，促进 K^+ 的分泌。

血 Na^+ 和血 K^+ 可维持醛固酮的基础分泌，当血 Na^+ 增多、血 K^+ 减少时，醛固酮释放量减少，反之将增多。

知识拓展 ●●●●

> 渗透性利尿是指肾小管溶液中的溶质浓度升高，使肾小管内渗透压升高，从而妨碍肾小管（尤其是近端小管）对水、Na^+ 的重吸收，使水、Na^+ 的排出增多。例如注射高渗葡萄糖、甘露醇引起的利尿。

三、肾清除率

肾清除率是指两肾在单位时间内完全清除血浆中某物质的毫升数。

清除率反映了肾对不同物质的清除能力，通过它也可以了解肾对各种物质的排泄情况，是较好的肾功能测定方法。

清除率的意义是可以测定肾小球滤过率、测定肾血浆流量、滤过系数和肾血流量以及推测肾小管的功能。

四、排尿反射

排尿反射是一种脊髓反射，脑的高级中枢可以抑制或加强其反射过程。排尿反射在脊髓水平就可完成，排尿反射是一个正反馈过程。

第九章　感觉器官

◇ 知识框架

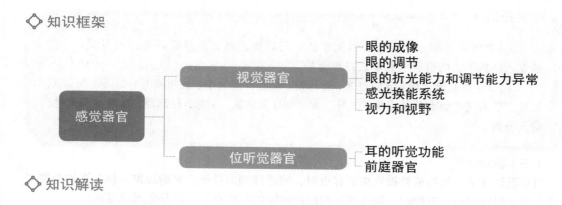

◇ 知识解读

第一节　视觉器官

一、眼的成像

　　人眼感受光的刺激，包括两个过程：一是折光，外界光线透过眼球的折光系统——角膜、房水、晶状体和玻璃体发生折射，将物体成像在视网膜上；二是感光，视网膜是光感受器，它将形成于视网膜上的物像转变为神经冲动，通过视神经传入大脑皮层视区，产生视觉。从 6 m 以外的物体发出或反射出的光线在到达眼的折光系统时已近于平行，因而都可以在视网膜上形成基本清晰的成像。

> **知识拓展** ●●●●
>
> 　　人眼的适宜刺激是波长为 380～760 nm 的电磁波，在这个可见光谱的范围内，来自外界物体的光线，透过眼的折光系统成像在视网膜上。

二、眼的调节

　　正常眼在看远物时，不需要进行调节。但是在看 6 m 以内的近物时，由近物上各点发出的光线是辐射状的，光线到达视网膜时尚未聚焦，只能产生一个模糊的视觉形象。但正常眼在看近物时也十分清楚，这是由于眼在看近物时已进行了调节，调节包括以下 3 种方式。

（一）晶状体变凸

　　晶状体的变凸使其前表面的曲率增加，折光能力增强，从而使物像前移而成像在视网膜上。晶状体的最大调节能力可用近点来表示，它是指眼能看清楚的眼前最近物体所在之处。近点距眼越近，说明晶状体的弹性越好，眼的调节能力愈强。老年人由于晶状体弹性减小，硬度增加，造成眼的调节能力降低，这种现象称为老视。

（二）瞳孔缩小

视近物时，可反射性地引起双侧瞳孔缩小，这称为瞳孔近反射或瞳孔调节反射。其意义在于减少折光系统的球面像差和色像差，使视网膜成像清晰。

瞳孔大小随光照强度的变化而变化的反应，是一种神经反射，称为瞳孔对光反射。

知识拓展 ●●●●

（1）使瞳孔缩小的因素：强光刺激，视近物，副交感神经兴奋，拟胆碱药（如毒扁豆碱等），吗啡、有机磷农药中毒等。

（2）使瞳孔散大的因素：暗光，看远物，交感神经兴奋，抗胆碱药（如阿托品等），拟肾上腺素药（如去氧肾上腺素、肾上腺素等），缺氧，窒息，深麻醉，动眼神经麻痹，眼压升高。

（三）视轴会聚

当双眼注视某一近物或被视物由远移近时，两眼视轴向鼻侧会聚的现象，称为视轴会聚。意义在于两眼同时看一近物时，物像落在两眼视网膜的对称点上，以避免形成复视。

三、眼的折光能力和调节能力异常

眼的折光系统异常或眼球的形态异常，平行光线将不能聚焦在视网膜上，称为非正视眼，也称屈光不正。主要包括近视、远视和散光眼。

（一）近视

近视多数由于眼球的前后径过长或眼的折光力过强导致，其特点是成像于视网膜前。近视眼可用凹透镜矫正。

（二）远视

远视是由于眼球前后径过短或折光力太弱导致，远视眼的特点是成像于视网膜后。纠正的方法是佩戴适当焦距的凸透镜。

（三）散光

散光多数由于角膜不是正圆的球面，角膜上下方向和左右方向的折光力不同，平行光线不能聚成单一的焦点，散光可以用柱面镜矫正。

四、感光换能系统

（一）两种感光细胞及功能

人眼视网膜上有两种感光细胞，即视锥细胞和视杆细胞。视锥细胞主要分布在视网膜的中央凹部，可感受强光并能分辨颜色，主要在白天或较光亮的环境中起作用。视杆细胞分布于视网膜的周边部分，主要感受弱光刺激，能在昏暗的环境中感受光刺激而引起视觉。

（二）视网膜的光化学反应

视杆细胞的视色素是视紫红质。视紫红质在光照时迅速分解为视蛋白和视黄醛，在暗处又可重新合成。在视紫红质分解和再合成的过程中，有一部分视黄醛被消耗，这最终要靠食物中的维生素A补充。长期维生素A摄入不足，会影响人在暗光时的视力，称为夜盲症。

五、视力和视野

视力是指眼对物体细微结构的分辨能力，也就是分辨两点之间最小距离的能力。视力也称视敏度。视角指物体上两点的光线投射入眼内，通过节点相交时所形成的夹角。视力通常用视角的倒数来表示。视角的大小与视网膜物像的大小成正比。视角越小，表明视敏度越高。

视野是指单眼固定注视前方的一点不动，这时该眼所能看到的空间范围。视野的最大界限用视野与视轴所成夹角的大小来表示。

知识拓展 ●●●●

视野狭小者不应驾驶交通工具，也不应从事本身或周围物体有较大范围活动的劳动，以防发生事故。世界卫生组织规定，视野小于 10° 者即使中心视力正常也属于盲。临床上检查视野可帮助诊断眼部和中枢神经系统的一些病变。

第二节　位听觉器官

一、耳的听觉功能

（一）耳的功能

人耳有两种功能：一是听觉的功能，耳蜗是听觉器官；二是位置和平衡觉的功能，前庭器官是位置与平衡觉器官。

（二）声音传导途径

听觉器官由外耳、中耳和内耳的耳蜗组成。声音的振动波必须传入内耳刺激听觉感受器，才能引起听觉。声波传入内耳有气传导和骨传导两条途径。

1. 气传导

声波经外耳道引起鼓膜的振动，再经过听骨链和卵圆窗膜传入耳蜗，这个途径称为气传导，是声波传导的主要途径。

2. 骨传导

声波直接引起颅骨的振动，再引起位于颞骨骨质中的耳蜗内淋巴的振动，这称为骨传导。骨传导的效能远低于气传导，在正常听觉中的作用甚微。

知识拓展 ●●●●

对于每一种频率的声波，都有一个刚能引起听觉的最小强度，称为听阈。当声音的强度在听阈以上继续增加时，听觉的感受也相应增强，但当强度增加到某一限度时，它引起的将不单是听觉，同时还会引起鼓膜的疼痛感觉，这个限度称为最大可听阈。

二、前庭器官

前庭器官由内耳的三个半规管、椭圆囊和球囊组成。主要功能是感受机体姿势和运动状态以及头部在空间的位置，这些感觉合称为平衡感觉。半规管感受旋转变速运动，椭圆囊和球囊感受直线变速运动。

第十章　神经系统

◇ 知识框架

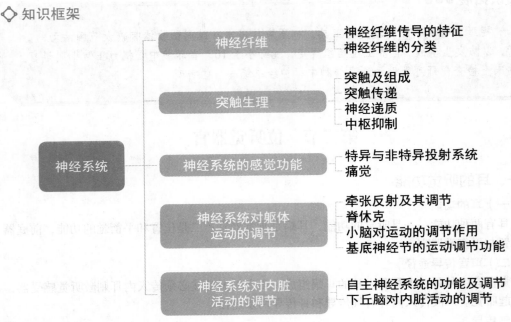

神经系统
- 神经纤维
  - 神经纤维传导的特征
  - 神经纤维的分类
- 突触生理
  - 突触及组成
  - 突触传递
  - 神经递质
  - 中枢抑制
- 神经系统的感觉功能
  - 特异与非特异投射系统
  - 痛觉
- 神经系统对躯体运动的调节
  - 牵张反射及其调节
  - 脊休克
  - 小脑对运动的调节作用
  - 基底神经节的运动调节功能
- 神经系统对内脏活动的调节
  - 自主神经系统的功能及调节
  - 下丘脑对内脏活动的调节

◇ 知识解读

第一节　神经纤维

一、神经纤维传导的特征

轴突和感觉神经元的周围突称为神经纤维，神经纤维的主要功能是兴奋传导和物质输送。兴奋在神经纤维上的传导具有以下特征。

（1）结构和功能的完整性：神经纤维只有在其结构和功能都完整的情况下才能传导兴奋。

（2）绝缘性：一条神经干中有很多神经纤维，但每条神经纤维们同时传导兴奋时互不干扰。

（3）双向性：神经纤维的任何一点受到刺激引发冲动时，冲动可同时向两端传导，表现为传导的双向性。

（4）相对不疲劳性：神经纤维能长时间保持其传导兴奋的能力。

二、神经纤维的分类

1. 根据神经纤维兴奋传导速度分类

将外周神经纤维分为 A、B、C 三类。A 纤维又分为 α、β、γ、δ 四个亚类。

2. 根据纤维的直径和来源分类

将感觉神经纤维分为 Ⅰ、Ⅱ、Ⅲ、Ⅳ四类。Ⅰ类纤维分为 I_a 和 I_b 两个亚类。

第二节　突触生理

一、突触及组成

突触是神经元之间相互接触并传递信息的部位。它由突触前膜、突触间隙和突触后膜组成。

二、突触传递

1. 电突触传递

电突触是以电流为传递媒质的突触，结构基础是缝隙连接，具有双向性和快速性等特点。

2. 化学性突触传递

化学性突触是以神经元所释放的化学物质为信息传递媒质（即神经递质）的突触，是最多见的类型。化学性突触可分为定向突触和非定向突触。

化学性突触传递的特征为中枢兴奋传递的特征，主要有以下几个方面。

（1）单向传递：反射活动中，兴奋只能向同一个方向传播，只能从突触前神经元传递至突触后神经元。

（2）中枢延搁：在传播距离相同的条件下，兴奋经过的化学性突触越多，兴奋传递所需时间越长。

（3）兴奋的总和：在反射活动中，需要若干根神经纤维的传入冲动同时传至同一中枢，才能引起中枢发出传出效应，单根神经纤维的传入冲动不能引起中枢发出传出效应。

（4）兴奋节律的改变：在兴奋传递（反射）的过程中，某一反射弧的突触前神经元（传入神经元）和突触后神经元（传出神经元）在兴奋传递过程中的放电频率，两者往往不同。

（5）后发放：在环式联系中，即使最初的刺激已经停止，传出通路上冲动发放仍能继续一段时间，这种现象称为后发放。

（6）对内外环境变化敏感和容易发生疲劳。

三、神经递质

神经递质是指由突触前神经元合成并释放，能特异性地作用于突触后神经元或效应细胞上的受体而产生一定效应的信息传递物质。

（1）外周神经递质：乙酰胆碱和去甲肾上腺素是外周主要的神经递质。近年来发现嘌呤类和肽类也可以作为神经递质。

（2）中枢神经递质：目前确定的中枢神经递质主要有：乙酰胆碱、单胺类、氨基酸类、肽类、嘌呤类、气体和脂类。

四、中枢抑制

中枢内抑制活动有突触后抑制及突触前抑制两种形式。

1. 突触后抑制

突触后抑制指中枢内抑制性中间神经元释放抑制性递质，使突触后神经元发生抑制，有传入侧支性抑制和回返性抑制两种形式。

2. 突触前抑制

突触前抑制广泛存在于中枢，尤其在感觉传入通路中，对调节感觉传入活动具有重要意义。

第三节 神经系统的感觉功能

一、特异与非特异投射系统

（一）特异投射系统

特异投射系统指丘脑特异感觉接替核及其投射至大脑皮层的神经通路。来自躯体各部位和各种类型的感觉传入以点对点的方式投向大脑皮层的特定区域。投射纤维主要终止于皮层的第四层。主要功能是产生特定感觉并激发大脑皮层发出冲动。

（二）非特异投射系统

非特异投射系统指丘脑非特异投射核及其投射至大脑皮层的神经通路。非特异投射系统弥散性投射到大脑皮层的广泛区域，且在投射途中经多次换元，因而与皮层不具有点对点的投射关系。主要功能在于维持和改变大脑皮层兴奋状态。它是特异投射系统产生特定感觉的基础。

二、痛觉

（一）内脏痛

内脏痛是指内脏本身受到刺激时产生的痛觉。内脏痛有以下特征。

（1）定位不准确：这是内脏痛最主要的特点。

（2）发生缓慢、持续时间长：主要表现为慢痛，常呈渐进性增强。

（3）中空内脏器官壁上感受器对扩张性刺激和牵拉性刺激十分敏感，而对切割、烧灼等通常易引起皮肤痛的刺激却不敏感。

（4）特别能引起不愉快情绪活动，并伴有恶心、呕吐和心血管及呼吸活动改变。

（二）牵涉痛

牵涉痛是指某些内脏疾病引起身体远隔部位发生疼痛或痛觉过敏的现象。例如，心肌缺血时可发生心前区、左肩和左上臂疼痛；胆囊病变时，右肩区会出现疼痛；阑尾炎时，常感到上腹部或脐区疼痛。

（三）皮肤痛觉

皮肤痛的特点是首先出现快速的定位清楚的"刺痛"，然后产生持续时间较长，定位不清楚的"烧灼感"。

（四）躯体痛

躯体痛包括体表痛和深部痛。体表痛：发生在体表某处的痛感称为体表痛。当伤害性刺激作用于皮肤时，可先后出现两种性质不同的痛觉，即快痛和慢痛。深部痛：发生在躯体深部。深部痛一般表现为慢痛，其特点是定位不明确，可伴有恶心、出汗和血压改变等自主神经反应。

第四节 神经系统对躯体运动的调节

一、牵张反射及其调节

牵张反射指有完整神经支配的骨骼肌在受外力牵拉伸长时引起的被牵拉的同一肌肉发生收缩的反射。牵张反射有两种类型：一种为腱反射；另一种为肌紧张。

（一）腱反射

腱反射是指快速牵拉肌腱时发生的牵张反射，例如膝反射、跟腱反射和肘反射等。腱反射是单突触反射，其反射的感受器是肌梭，效应器是收缩较快的快肌纤维。

（二）肌紧张

肌紧张是指缓慢持续牵拉肌腱时发生的牵张反射，其表现为受牵张的肌肉处于持续、轻度的收缩状态，但不表现为明显的动作。肌紧张是维持躯体姿势最基本的反射活动。感受器也是肌梭，效应器主要是肌肉收缩较慢的慢肌纤维。但肌紧张中枢的突触接替可能不止一个，所以是一种多突触反射。

二、脊休克

脊髓是许多躯体运动反射的初级中枢，其反射活动受高位中枢的控制。脊髓与高位中枢离断后，暂时丧失了反射活动能力而进入无反应状态，这种现象称为脊髓休克。

脊髓与高位中枢离断以后，断面以下脊髓所支配的躯体和内脏的反射活动均减退或消失，如骨骼肌的肌紧张、腱反射降低甚至消失；外围血管扩张，血压下降；发汗反射消失；粪、尿潴留。经过一段时间以后，脊髓反射活动可逐渐恢复，但断面以下的知觉和随意运动能力将永远丧失。脊髓反射恢复后如再次在断面以下离断，不会再次出现脊休克。

脊休克的产生与恢复，说明脊髓能完成某些简单的反射，但这些反射平时在高位中枢控制下不易表现出来。平时高位中枢具有易化伸肌反射和抑制屈肌反射的作用。

三、小脑对运动的调节作用

1. 维持身体平衡

这主要是前庭小脑的功能。前庭小脑受损后不能保持身体平衡，站立时两脚之间的距离增宽、站立不稳、步态蹒跚和容易跌倒等症状。

2. 调节肌紧张

这主要是脊髓小脑的功能。脊髓小脑前叶对肌紧张的调节具有易化和抑制双重作用。在人类，脊髓小脑损伤后主要表现为肌张力减退和四肢乏力。

3. 协调随意运动

这是皮层小脑的主要功能。当机体进行随意运动时，大脑皮层与皮层小脑总是不断地进行联合活动，以保证动作的准确。皮层小脑损伤的患者，动作不协调，这在临床上称为小脑性共济失调。

四、基底神经节的运动调节功能

基底神经节有重要的运动调节功能。它与随意运动的稳定、肌紧张的控制、本体感觉传入冲动信息的处理等有关系。基底神经节损害导致的疾病有舞蹈病、震颤麻痹（帕金森病）等。

基底神经节包括尾（状）核、壳核和苍白球、丘脑底核、黑质和红核。其中苍白球是较古老的部分，称为旧纹状体，而尾核和壳核则进化较新，称为新纹状体。

第五节　神经系统对内脏活动的调节

一、自主神经系统的功能及调节

自主神经系统主要调节心肌、平滑肌和腺体的活动。自主神经系统功能的调节是通过乙酰胆碱（ACh）、去甲肾上腺素（NE）等递质实现的，见表3-10-1。

表3-10-1　交感神经系统和副交感神经系统的区别

区别	交感神经系统	副交感神经系统
循环	1. 心率增快、心缩力增强 2. 不重要脏器血管收缩（内脏、皮肤、唾液腺） 3. 骨骼肌血管收缩或舒张	1. 心率减慢、心缩力减弱 2. 软脑膜、外生殖器等血管舒张
呼吸	支气管平滑肌舒张	1. 支气管平滑肌收缩 2. 黏液分泌增加
消化	1. 分泌少量黏稠唾液 2. 胃肠蠕动和胆囊活动减弱 3. 括约肌收缩	1. 分泌大量稀薄唾液 2. 胃肠蠕动和胆囊活动增强 3. 括约肌舒张
泌尿系统	1. 逼尿肌舒张、括约肌收缩 2. 有孕子宫收缩、无孕子宫舒张	逼尿肌收缩、括约肌舒张
眼	瞳孔扩大	瞳孔缩小、泪腺分泌增加
皮肤	竖毛肌收缩，汗腺分泌增加	
内分泌系统	糖原分解增加，胰岛素分泌减少，导致血糖升高	糖原分解减少、胰岛素分泌增加，导致血糖降低

二、下丘脑对内脏活动的调节

下丘脑是调控内脏活动的较高级中枢，通过整合和调控体温、水平衡、内分泌、情绪活动及生物节律等多种生理功能而间接影响内脏活动。

（1）体温调节：调节体温的中枢在下丘脑。该中枢包括温度感受部分和控制产热及散热功能的整合作用部分。

（2）摄食行为调节：下丘脑外侧区存在摄食中枢，下丘脑腹内侧区核存在饱食中枢。摄食中枢与饱食中枢的神经元活动具有相互制约的关系，并对血糖敏感。

（3）水平衡调节：水平衡包括水的摄入与排出两个方面。下丘脑内存在着渗透压感受器，可根据血液的渗透压变化来调节血管升压素的合成与分泌。

（4）对腺垂体激素分泌的调节：下丘脑内有些神经元能合成调节腺垂体激素分泌的肽类物质。这些肽类物质经垂体门脉系统到达腺垂体，促进或抑制某种腺垂体激素的分泌。

（5）对生物节律的控制：下丘脑的视交叉上核可能是生物节律的控制中心。

第十一章　内分泌

◇ 知识框架

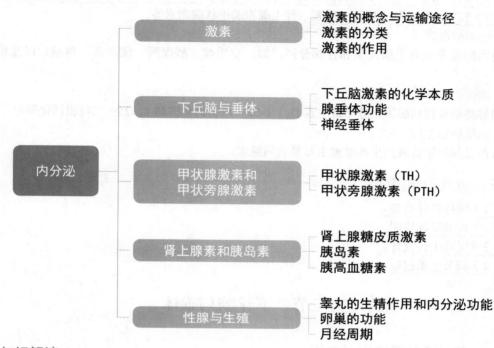

◇ 知识解读

第一节　激　素

一、激素的概念与运输途径

（一）激素的定义

激素是指由内分泌腺或器官组织的内分泌细胞合成和分泌的高效能生物活性物质，它以体液为媒介，在细胞之间递送调节信息。

（二）激素的运输途径

激素通过以下几种途径运输。

（1）大多数激素经血液运输到较远的靶细胞发挥作用，这种方式称为远距分泌。

（2）通过细胞间液弥散到邻近细胞发挥作用，称为旁分泌。

（3）神经细胞分泌的激素，经轴浆运输至末梢释放入体液，称为神经分泌。

（4）自分泌。

二、激素的分类

激素按其化学性质不同，可分为四类。

1. 含氮激素

（1）蛋白质激素：主要有胰岛素、甲状旁腺激素及腺垂体激素等。

（2）肽类激素：包括下丘脑调节肽、神经垂体激素、降钙素和胃肠激素等。

（3）胺类激素：如去甲肾上腺素、肾上腺素及甲状腺激素等。

2. 类固醇激素

类固醇激素由肾上腺皮质和性腺分泌。如：皮质醇、醛固酮、雌激素、孕激素以及雄激素等。

3. 固醇类激素

固醇类激素包括胆钙化醇（维生素 D_3）、25- 羟胆钙化醇和 1，25- 二羟胆钙化醇。

4. 脂肪酸衍生物

目前已知的脂肪酸衍生物激素主要是前列腺素。

三、激素的作用

（1）维持机体稳态。

（2）调节新陈代谢。

（3）促进生长发育。

（4）调节生殖过程。

第二节　下丘脑与垂体

一、下丘脑激素的化学本质

下丘脑激素都为肽类激素。促垂体区分泌的肽类激素，主要是调节腺垂体的活动，被称为下丘脑调节肽，见表 3-11-1。

表 3-11-1　下丘脑调节肽的化学性质和主要作用

下丘脑调节肽	化学性质	主要作用
促甲状腺激素释放激素（TRH）	3 肽	促进 TSH 释放，也能刺激 PRL 释放
促性腺激素释放激素（GnRH）	10 肽	促进 LH 和 FSH 释放（以 LH 为主）
生长激素释放激素（GHRH）	44 肽	促进 GH 释放
促肾上腺皮质激素释放激素（CRH）	41 肽	促进 ACTH 释放
促黑（素细胞）激素释放因子（MRF）	肽	促进 MSH 释放
促黑（素细胞）激素释放抑制因子（MIF）	肽	抑制 MSH 释放
催乳素释放因子（PRF）	肽	促进 PRL 释放
催乳素释放抑制因子（PIF）	多巴肽	抑制 PRL 释放

二、腺垂体功能

（一）腺垂体激素的种类

腺垂体是体内最重要的内分泌腺，主要分泌7种激素，其中生长素（GH）、催乳素（PRL）、黑色细胞刺激素（MSH）没有靶腺，分别调节生长、乳腺发育、黑素细胞功能；而促甲状腺激素（TSH）、促肾上腺皮质激素（ACTH）、卵泡刺激素（FSH）、促黄体生成素（LH）通过调节靶腺激素的分泌而发挥作用。

（二）生长激素的生理作用

（1）促生长作用：幼年时缺乏生长激素患侏儒症，分泌过多患巨人症，成年时生长素分泌过多患肢端肥大症。

（2）对代谢的作用：加速蛋白质的合成，促进脂肪的分解，生理水平生长激素加强葡萄糖的利用，过量的生长激素则抑制葡萄糖的利用，甚至引起糖尿。

三、神经垂体

神经垂体激素是由下丘脑视上核和室旁核的神经内分泌大细胞合成，以轴浆运输的方式经下丘脑垂体束到达神经垂体，并在神经垂体贮存的血管升压素（VP）和缩宫素（OXT）。

（一）抗利尿激素

1. 抗利尿激素的作用

抗利尿激素主要由视上核产生。其作用如下。

（1）抗利尿激素生理水平的升高促进肾重吸收水，浓缩尿并减少尿量，发挥抗利尿作用。

（2）在机体脱水或失血等情况下，抗利尿激素释放量明显增加，可以保持体液和维持动脉血压。

2. 引起抗利尿激素释放的有效刺激

引起抗利尿激素释放的有效刺激有血浆晶体渗透压升高和血容量减少等因素，其中最有效的刺激是血浆晶体渗透压升高。

（二）缩宫素

只在分娩和哺乳时才发挥其生理作用。

（1）缩宫素的作用：妇女分娩时刺激子宫平滑肌强烈收缩和在哺乳期促进乳腺排乳。

（2）缩宫素的分泌调节：主要通过射乳反射和催产反射来调节。

第三节　甲状腺激素和甲状旁腺激素

一、甲状腺激素（TH）

甲状腺激素包括三碘甲腺原氨酸（T_3）和四碘甲腺原氨酸（T_4）。

（一）甲状腺激素的生理作用

1. 对生长发育的作用

影响长骨和中枢神经系统的发育，婴幼儿缺乏甲状腺激素患呆小症。

2. 对机体代谢的影响

（1）提高基础代谢率，增加产热量。

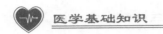

（2）对三大营养物质的代谢既有合成作用又有分解作用。

大剂量甲状腺激素促进糖的吸收和糖原的分解超过促进外周组织对血糖的利用，导致血糖增高，甚至会出现尿糖。

甲状腺激素对脂类代谢的影响主要表现为促进胆固醇分解超过促进胆固醇合成。

生理剂量的甲状腺激素促进蛋白质合成，大剂量的甲状腺激素则促进蛋白质分解。

3.对神经系统的影响

甲状腺激素可提高中枢神经的兴奋性。

4.对心血管系统的作用

甲状腺激素可使心率加快、心肌收缩力加强。

（二）甲状腺激素分泌的调节

1.下丘脑对腺垂体的调节

下丘脑分泌的促甲状腺激素释放激素（TRH），可促进腺垂体合成和释放促甲状腺激素（TSH）；而下丘脑分泌的生长抑素则抑制 TSH 的合成和释放。

2.甲状腺激素的负反馈作用

血中 T_3、T_4 浓度过高，可使腺垂体 TSH 的合成和分泌减少，进而使 T_3、T_4 恢复正常水平，这是一种典型的负反馈调节机制。

3.自身调节

可以根据血碘的水平，通过自身调节来改变碘的摄取与甲状腺激素的合成与分泌。

4.自主神经系统的调节

交感神经促使甲状腺激素的合成和释放，而副交感神经则抑制甲状腺激素的合成和释放。

二、甲状旁腺激素（PTH）

甲状旁腺激素由甲状旁腺的主细胞合成和分泌的激素。甲状旁腺激素的主要作用是维持血钙浓度稳定于正常水平，同时具有降低血磷的作用。甲状旁腺激素的靶器官主要是肾脏和骨。

第四节 肾上腺素和胰岛素

一、肾上腺糖皮质激素

（一）糖皮质激素的作用

1.调节物质代谢

（1）对糖代谢的作用：糖皮质激素可促进糖异生，抑制糖的氧化作用，使血糖升高。

（2）对脂肪代谢的影响：机体内脂肪重新分布，主要沉积于面、颈、躯干和腹部，四肢分布减少，出现满月脸、水牛背、四肢消瘦的向心性肥胖体征。

（3）对蛋白质代谢的影响：抑制肝外组织细胞内的蛋白质合成，加速其分解，减少氨基酸转运入肌肉等肝外组织，为肝糖异生提供原料。

2.对水盐代谢的作用

有利于水的排出和排钾保钠的作用。

3.对血细胞的作用

增强骨髓的造血功能，促使血液中红细胞和血小板数目增多，而使淋巴细胞和嗜酸性粒细胞数目减少。

4. 对循环系统的作用

提高心肌、血管平滑肌对儿茶酚胺类激素的敏感性，加强心肌收缩力，增加血管紧张度，以维持正常血压，这种作用称为糖皮质激素的允许作用；抑制前列腺素的合成，降低毛细血管的通透性，减少血浆滤过，以维持循环血量。

5. 在应激反应中的作用

在应激反应中糖皮质激素大量分泌，提高机体对伤害性刺激的耐受能力。

（二）糖皮质激素分泌的调节

受下丘脑－腺垂体－肾上腺皮质轴的调节，糖皮质激素的分泌呈现日节律波动，夜里0点最低，起床前分泌最高。

二、胰岛素

胰岛素是促进合成代谢、维持血糖浓度稳定的主要激素。

（一）胰岛素的生理作用

（1）对糖代谢：促进糖原的合成、抑制糖原分解；抑制糖异生；促进外周组织对葡萄糖的转运和氧化利用。

（2）对蛋白质代谢：促进蛋白质合成，抑制蛋白质分解。

（3）对脂肪代谢：促进脂肪的合成与储存，抑制脂肪的分解与利用。

知识拓展 ●●●●

胰岛素对糖和蛋白质的代谢作用都伴有血钾向细胞内转移，使血钾降低，故使用胰岛素时应注意补钾。

（二）胰岛素分泌的调节

1. 血糖的作用

血糖水平是调节胰岛素分泌最重要的因素。血糖浓度升高，胰岛素分泌增加，血糖浓度低，胰岛素分泌减少，血糖水平与胰岛素分泌之间互相制约，以维持血糖和胰岛素水平的稳定。

2. 激素的作用

（1）胃肠激素，如促胃液素、促胰液素、缩胆囊素、抑胃肽等胃肠激素具有促进胰岛素分泌的作用。

（2）胰岛激素，胰高血糖素促进胰岛素分泌，生长抑素抑制胰岛素分泌。

（3）生长激素、糖皮质激素、甲状腺激素可刺激胰岛素分泌。

3. 神经调节

迷走神经兴奋促进胰岛素的分泌，而交感神经兴奋抑制其分泌。

三、胰高血糖素

（一）胰高血糖素的生理作用

（1）促进肝糖原分解和糖异生，明显升高血糖。

（2）促进氨基酸进入肝细胞参与糖异生。

（3）促进脂肪分解。

（二）胰高血糖素分泌的调节

（1）血糖作用：血糖浓度降低，胰高血糖素分泌增加；反之，分泌减少。

（2）氨基酸的作用：血中氨基酸浓度升高，胰高血糖素分泌增加。

（3）胰岛素的作用：一方面，胰岛素可直接作用于胰岛 α- 细胞抑制胰高血糖素分泌；另一方面，胰岛素可降低血糖间接刺激胰高血糖素分泌。

（4）神经的作用：迷走神经兴奋抑制胰高血糖素的分泌，交感神经兴奋则促进分泌。

第五节　性腺与生殖

一、睾丸的生精作用和内分泌功能

（一）睾丸的生精功能

男性的主要性器官是睾丸。睾丸由曲细精管和结缔组织间质构成。曲细精管上皮是精子生成的部分，整个过程分为三个阶段：第一阶段，精原细胞→初级精母细胞；第二阶段，初级精母细胞→次级精母细胞→精子细胞；第三阶段，精子细胞→精子。三个阶段历时两个半月。

（二）睾丸的内分泌功能

睾丸的间质细胞合成和分泌雄激素，主要为睾酮，睾酮的生理作用主要有以下几点。

（1）影响胚胎性别分化，诱导男性内、外生殖器发育。

（2）维持生精作用。

（3）刺激生殖器官的生长和维持性欲。

（4）促进蛋白质的合成并抑制其分解。

二、卵巢的功能

卵巢也有双重功能，一是产生和排放卵子；二是分泌雌激素和孕激素，还分泌少量雄激素。

（一）雌激素

雌激素是由卵泡和黄体分泌的，胎盘也能分泌雌激素。人体内雌激素有三种：雌二醇、雌三醇和雌酮。雌二醇的作用最强。

雌激素的生理作用是促进女性附属性器官的发育和生长，使之达到性成熟。

（二）孕激素

卵巢的黄体产生孕激素，称为孕酮。

孕激素的主要生理作用是在雌激素作用的基础上发挥的。

（1）孕激素能使子宫内膜进一步增生变厚，腺体分泌含糖原的黏液，以利于受精卵着床；令子宫平滑肌兴奋性降低，降低子宫对胚胎的排斥作用，使宫颈黏液分泌减少、变稠，不利于精子穿行。

（2）促使乳腺腺泡与导管发育，为分娩后泌乳准备条件。

（3）孕激素还能使基础体温在排卵后升高 0.2 ~ 0.5 ℃，在黄体期一直维持在高体温水平上。

三、月经周期

（一）月经

月经是女性的生理现象，月经期间子宫内膜剥落、出血，血液自阴道流出。

（二）月经周期

女性月经的出现开始于青春期（13 ~ 15 岁），表现出明显的周期性，即约为 1 个月出现一次月经，称为月经周期。月经周期中子宫内膜的变化分 3 期。

（1）月经期：主要表现为子宫内膜剥落和出血，历时 3 ~ 5 天。

（2）增生期：主要表现为子宫内膜增生，腺体和血管增加，一般为月经周期的第 1 天到第 14 天。

（3）分泌期：表现为子宫内膜的腺体分泌，血管充血，一般为月经周期的第 15 天到第 28 天。

●●●●跟踪训练

一、单项选择题

1. 生成红细胞的原料是（　　）。

A. 铁和维生素 B_{12} 　　　　　　　　B. 叶酸和维生素 B_{12}

C. 蛋白质和叶酸 　　　　　　　　D. 铁和蛋白质

2. 血浆胶体渗透压的作用是（　　）。

A. 调节血管内外水交换 　　　　　　B. 调节细胞内外水交换

C. 维持细胞正常体积 　　　　　　　D. 维持细胞正常形态

3. 正常成人在平静呼吸时每次呼出或吸进的气量约为（　　）。

A. 200 ~ 400 mL 　　　　　　　　B. 400 ~ 600 mL

C. 600 ~ 800 mL 　　　　　　　　D. 800 ~ 900 mL

4. 肺通气的直接动力是（　　）。

A. 呼吸肌的收缩和舒张引起的节律性呼吸运动

B. 外界环境和肺泡间的气压差

C. 肺内压与胸内压之差

D. 胸膜腔

5. 下列对胃酸作用的叙述，错误的是（　　）。

A. 可激活胃蛋白酶原，使其转变为胃蛋白酶

B. 使食物中的蛋白质变性，易于被消化

C. 保护胃黏膜

D. 促进胰液、胆汁、小肠液分泌

6. 抑制胃排空的因素是（　　）。

A. 迷走神经兴奋 　　　　　　　　　B. 促胃液素增多

C. 十二指肠酸度升高 　　　　　　　D. 壁内神经丛活动增强

7. 影响能量代谢的最主要因素是（　　）。

A. 肌肉活动 　　　　　　　　　　　B. 寒冷

C. 高温 　　　　　　　　　　　　　D. 进食

8. 直接影响远曲小管和集合管重吸收水的激素是（　　）。

A. 抗利尿激素　　　　B. 血管紧张素　　　　C. 醛固酮　　　　D. 肾上腺素

9. 视网膜内具有感受强光和辨色能力的细胞是（　　）。

A. 双极细胞　　　　B. 视杆细胞　　　　C. 视锥细胞　　　　D. 节细胞

10. 成年后生长激素分泌过多会导致（　　）。

A. 呆小症　　　　B. 巨人症　　　　C. 侏儒症　　　　D. 肢端肥大症

二、多项选择题

1. 牵张反射包括（　　）。

A. 腱反射　　　　B. 屈肌反射　　　　C. 肌紧张反射　　　　D. 对侧伸肌反射

2. 与皮肤痛相比，内脏痛具有的特点包括（　　）。

A. 定位不准确　　　　　　　　　　B. 持续时间长

C. 对切割、烧灼刺激敏感　　　　　D. 发生迅速

3. CO_2 在血液中的运输方式有（　　）。

A. 物理溶解　　　　B. 氧合血红蛋白　　　　C. 碳酸氢盐　　　　D. 氨基甲酰血红蛋白

三、简答题

简要叙述气体在血液中的运输。

参考答案及解析

一、单项选择题

1. D　【解析】蛋白质和铁是合成血红蛋白的重要原料，叶酸及维生素 B_{12} 是红细胞成熟所必需的辅酶物质。

2. A　【解析】由蛋白质所形成的渗透压称为胶体渗透压，血浆胶体渗透压对水在血管内外的分布起决定性作用，蛋白质最能有效地维持血浆胶体渗透压。

3. B　【解析】潮气量是指每次呼吸时吸入或呼出的气体量，因呼吸交替似潮水涨落而得其名。正常成人平静呼吸时的潮气量平均为 400 ~ 600 mL，反映肺一次通气的速度。

4. B　【解析】肺通气是指气体在外界大气与肺泡之间交换的过程。直接动力是肺泡气与外界大气之间的压力差。肺通气的原动力是呼吸肌的收缩和舒张所引起的节律性呼吸运动。

5. C　【解析】盐酸，也称胃酸，由泌酸腺的壁细胞分泌。盐酸的生理作用包括：①激活胃蛋白酶原，并为胃蛋白酶发挥作用提供适宜的酸性环境；②杀死进入胃内的细菌，保持胃和小肠相对的无菌状态；③进入小肠后，可刺激胰液、胆汁和小肠液的分泌；④有助于小肠内铁和钙的吸收；⑤使食物蛋白变性，有利于蛋白质消化。

6. C　【解析】胃的排空指食物由胃排入十二指肠的过程，其动力为胃的蠕动。胃排空的控制包括：①胃内的食物促进胃排空：首先，食物对胃的扩张刺激引起迷走反射和局部反射，引起胃运动加强；其次，食物的化学和扩张刺激可直接或间接引起胃泌素释放。②进入十二指肠的食糜抑制胃排空：食糜中的盐酸、脂肪及蛋白质消化产物、高渗溶液以及机械性扩张刺激，通过肠 - 胃反射和刺激小肠上段黏膜释放缩胆囊素、促胃液素、促胰液素、抑胃肽等，可抑制胃排空。

7. A　【解析】影响能量代谢的因素主要包括：食物的特殊动力作用，在进餐后一段时间内，即使处于安静状态下，也会出现能量代谢率增高的现象；肌肉活动，肌肉活动对能量代谢的影

响最显著，轻微的肌肉活动即可显著提高代谢率；精神活动，当人处于烦恼、恐惧或情绪激动时，能量代谢率可增高 10 % 以上；环境温度，人处于安静状态时的能量代谢在 20 ~ 30 ℃的环境中最为稳定，当环境温度降低或升高时，代谢率均增高。

8. A 【解析】抗利尿激素由下丘脑的视上核和室旁核的神经内分泌合成，经下丘脑 - 垂体束运至神经垂体的神经末梢储存，当视上核与室旁核兴奋时，引起神经末梢释放抗利尿激素至血液中。抗利尿激素可导致远曲小管和集合管上皮细胞对水的通透性增高，使水重吸收增多，尿量减少。

9. C 【解析】眼视网膜上有两种感光细胞，即视锥细胞和视杆细胞。视锥细胞主要分布在视网膜的中央凹部，可感受强光并能分辨颜色，主要在白天或较光亮的环境中起作用。视杆细胞分布于视网膜的周边部分，主要感受弱光刺激，能在昏暗的环境中感受光刺激而引起视觉。

10. D 【解析】幼年时缺乏生长素患侏儒症，分泌过多患巨人症，成年时生长素分泌过多患肢端肥大症。

二、多项选择题

1. AC 【解析】牵张反射包括腱反射和肌紧张。腱反射是指快速牵拉肌腱时发生的牵张反射。肌紧张是指缓慢持续牵拉肌腱时发生的牵张反射。

2. AB 【解析】内脏痛是指内脏本身受到刺激时产生的痛觉。内脏痛的特征包括：①定位不准确，这是内脏痛最主要的特点；②发生缓慢、持续时间长，主要表现为慢痛，常呈渐进性增强；③内脏器官壁上感受器对扩张性刺激和牵拉性刺激十分敏感，而对切割、烧灼等通常易引起皮肤痛的刺激却不敏感；④特别能引起不愉快情绪活动，并伴有恶心、呕吐和心血管及呼吸活动改变。

3. ACD 【解析】二氧化碳主要以化学结合的形式运输，占运输总量的 95 %，其余 CO_2 以物理溶解的形式运输，占运输总量的 5 %。化学结合的形式主要是碳酸氢盐和氨基甲酰血红蛋白，前者约占 88 %，后者约占 7 %。

三、简答题

氧气的运输包括物理溶解和化学结合两种形式。①物理溶解：约占血液运输 O_2 总量的 1.5 %。②化学结合：化学结合的形式是氧合血红蛋白（HbO_2），占血液运输 O_2 总量的 98.5 %。二氧化碳主要以化学结合的形式运输，占运输总量的 95 %，其余 CO_2 以物理溶解的形式运输，占运输总量的 5 %。化学结合的形式主要是碳酸氢盐和氨基甲酰血红蛋白，前者约占 88 %，后者约占 7 %。

第四部分　病理学

第一章　细胞和组织的适应、损伤与修复

◇ 知识框架

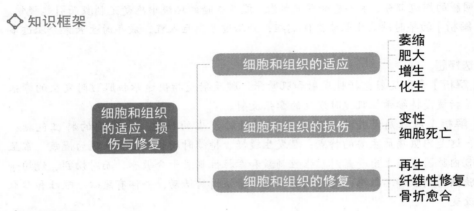

◇ 知识解读

第一节　细胞和组织的适应

适应是指细胞、组织或器官对于内外环境中各种有害因素的刺激而产生的非损伤性应答反应。适应表现为萎缩、肥大、增生、化生。

一、萎缩

（一）萎缩的定义

萎缩是指发育正常的实质细胞、组织或器官的体积缩小。组织、器官没有发育或发育不良则不属于萎缩的范畴。

（二）原因及类型

萎缩可分为生理性萎缩和病理性萎缩。病理性萎缩按其发生原因可分为以下几种。

（1）营养不良性萎缩：全身营养不良性萎缩见于恶性肿瘤晚期、慢性消耗性疾病。局部营养不良性萎缩是由于血液供应不足引起。

（2）压迫性萎缩：如尿路阻塞时，尿液潴留压迫肾实质造成萎缩。

（3）失用性萎缩：常见于运动器官长期不活动，如久病卧床患者的下肢肌肉萎缩。

（4）去神经性萎缩：常见于脑、脊髓或神经损伤所致的肌肉萎缩。

（5）内分泌性萎缩：由于某个内分泌器官功能低下，激素分泌减少引起相应靶器官的萎缩。

二、肥大

肥大是指细胞、组织或器官体积的增大。肥大可分生理性肥大和病理性肥大两类。病理性肥大由各种病理因素引起，常见有两种。

（1）代偿性肥大：由相应器官的功能负荷加重引起。

（2）内分泌性肥大：因内分泌激素增多引起。

三、增生

增生是指组织或器官内实质细胞数量增加。增生可分为生理性增生和病理性增生。病理性增生有以下两种类型。

（1）内分泌性增生：如正常女性青春期乳房小叶腺上皮的增生，以及月经周期中子宫内膜腺体的增生。

（2）代偿性增生：如肝细胞在部分肝脏被切除后残存肝细胞的增生。

四、化生

化生是指一种分化成熟的组织或细胞被另一种分化成熟的组织或细胞所取代的过程。

化生常见有以下两种类型。

（1）上皮组织的化生：被覆上皮组织的化生以鳞状上皮化生最为常见。如吸烟者支气管假复层纤毛柱状上皮易化生为鳞状上皮。

（2）间叶组织的化生：间叶组织中幼稚的成纤维细胞在损伤后，转变为成骨细胞或成软骨细胞，称为骨或软骨化生。

第二节　细胞和组织的损伤

细胞可逆性损伤的形态学变化称为变性，指细胞或细胞间质受损伤后，由于代谢障碍使细胞内或细胞间质内出现异常物质或正常物质异常蓄积的现象，通常伴有细胞功能低下。较轻度的损伤在原因消除后大多可恢复正常，称为可逆性损伤。严重的细胞损伤是不可逆的，直接或最终导致细胞死亡。

一、变性

（一）细胞水肿

细胞水肿又称水变性，常是细胞损伤中最早出现的改变，起因于细胞容积和胞质离子浓度调节机制的功能下降。细胞水肿时因线粒体受损，ATP 生成减少，细胞膜 Na^+-K^+ 泵功能障碍，导致细胞内钠离子积聚，吸引大量水分子进入细胞。临床上以心、肝、肾等代谢活跃器官的实质细胞水肿最为多见。

病理变化：细胞线粒体和内质网等细胞器肿胀，若水钠进一步积聚，可使细胞肿胀更明显，细胞基质高度疏松呈空泡状，细胞核肿胀，胞质膜表面出现囊泡，微绒毛变形消失，其极期称为气球样变。

（二）脂肪变性

脂肪变性是指中性脂肪（即甘油三酯）蓄积于非脂肪细胞质中。多见于肝细胞、心肌细胞、肾小管上皮细胞、骨骼肌细胞等。

1. 原因及发生机制

常见的原因有严重感染、长期贫血、中毒、酗酒、缺氧、营养不良、糖尿病及肥胖等。其发生机制是：①脂蛋白合成障碍；②进入肝的脂肪过多；③脂肪酸氧化障碍。

2. 病理变化

肉眼观：脂肪变性的器官体积增大，包膜紧张，呈淡黄色；镜下观：脂肪变性的细胞体积增大，胞质内出现大小不等的脂滴。

（三）玻璃样变性

玻璃样变性又称透明变性，是指细胞或细胞间质中出现半透明状蛋白质蓄积。HE染色呈嗜伊红均质状。

1. 结缔组织的玻璃样变性

肉眼观：呈灰白色，半透明，质韧；镜下观：病变区纤维细胞明显减少，胶原纤维增粗、融合。

2. 细小动脉壁玻璃样变性

管壁增厚而呈均质、红染，常见于缓进型高血压和糖尿病的肾、脑、脾等脏器的细小动脉壁。

3. 细胞内玻璃样变性

通常为均质红染的圆形小体，位于细胞质内。酒精性肝病时，肝细胞质中细胞中间丝前角蛋白变性，形成Mallory小体。

二、细胞死亡

细胞死亡是指当细胞发生致死性代谢、结构和功能障碍，引起细胞不可逆性损伤。细胞死亡分为坏死和细胞凋亡两种类型。

（一）坏死

坏死是以酶溶性变化为特点的活体内局部组织中细胞的死亡。

1. 坏死的基本病变

坏死的基本病变包括：细胞核的变化、细胞质的变化及间质的变化三部分。其中细胞核的变化是细胞坏死的重要标志，主要有三种形式：核固缩、核碎裂、核溶解。

2. 坏死的类型

根据坏死的形态变化可分为以下四种类型。

（1）凝固性坏死：常见于心、肾、脾等器官的缺血性坏死。肉眼观：坏死区干燥，呈灰黄或灰白色；镜下观：坏死灶内的组织、细胞结构消失，但其轮廓仍可保留一段时间。

干酪样坏死是凝固性坏死的一种特殊类型，常见于结核病的坏死。肉眼观：其色微黄，质地松软，如干酪状；镜下观：呈红染、无结构颗粒状物质，干酪样坏死与凝固性坏死的区别在于前者组织坏死彻底。

（2）液化性坏死：由于坏死组织中可凝固的蛋白质少，或坏死细胞自身及浸润的中性粒细胞等释放大量水解酶，或组织富含水分和磷脂，则细胞组织坏死后易发生溶解液化，称为液化性坏死。镜下特点为死亡细胞完全被消化，局部组织快速被溶解。脂肪坏死也属液化性坏死的范畴。

（3）纤维素样坏死：是结缔组织及小血管壁常见的坏死形式，见于某些变态反应性疾病，如风湿病、结节性多动脉炎、新月体性肾小球肾炎，以及急进型高血压和胃溃疡底部小血管等。

（4）坏疽：可分为①干性坏疽：常见于动脉阻塞但静脉回流尚通畅的四肢末端。坏死区干燥、皱缩，呈黑色，与正常组织分界清楚。②湿性坏疽：见于与外界相通的内脏器官，如肺、肠、阑尾、子宫等。局部组织明显肿胀，呈蓝绿色。坏死组织与健康组织之间无明显分界。③气性坏疽：主要见于深达肌肉的开放性创伤，除发生坏死外，还产生大量气体，使坏死区按之有捻发感。湿性坏疽和气性坏疽常伴全身中毒症状。

3. 坏死的结局

（1）溶解吸收。

（2）分离排出。

（3）机化与包裹。

（4）钙化。

（二）细胞凋亡

凋亡是指活体内局部组织单个细胞程序性死亡的表现形式，是由体内外因素触发细胞内预存的死亡程序而导致的细胞主动性死亡方式。形态和生化特征上都有别于坏死。凋亡多见于生理情况下，凋亡是细胞的"主动"死亡。

凋亡和坏死有如下的区别。

（1）机制不同：凋亡是基因调控的程序化细胞死亡，是主动进行的（自杀性）；坏死是意外事故性细胞死亡，是被动进行的（他杀性）。

（2）诱因不同：凋亡是生理性或轻微病理性刺激因子诱导发生，如生长因子的缺乏；坏死是病理性刺激因子诱导发生，如严重缺氧、感染、中毒等。

（3）死亡范围不同：凋亡多为散在的单个细胞；坏死常为集聚的多个细胞。

（4）形态特征不同：凋亡细胞固缩，核染色质边集，细胞膜及细胞器膜完整，膜可发泡成芽，形成凋亡小体；坏死细胞肿胀，核染色质絮状或边集，细胞膜及细胞器膜溶解破裂，溶酶体酶释放使细胞自溶。

（5）周围反应不同：凋亡不引起周围组织炎症反应和修复再生，但凋亡小体可被邻近实质细胞和巨噬细胞吞噬；坏死引起周围组织炎症反应和修复再生。

第三节　细胞和组织的修复

修复是指损伤造成机体部分细胞和组织损伤后，机体对所形成缺损进行修补恢复的过程。

一、再生

再生是指组织或细胞损伤后，由周围的同种细胞进行修复的过程。分为生理性再生和病理性再生。生理性再生是指机体有些细胞不断衰老、死亡，由新生的同种细胞增生补充，以维持原组织的形态和功能；病理性再生指病理状态下，组织、细胞缺损后发生的再生。

根据细胞再生能力的强弱可分为三类。

1. 不稳定细胞

不稳定细胞又称持续分裂细胞，再生能力相当强，包括表皮细胞、呼吸道和消化道黏膜被覆细胞、生殖器官管腔的被覆细胞、淋巴及造血细胞、间皮细胞等。

2. 稳定细胞

稳定细胞又称静止细胞，在生理情况下，增殖不明显，但受到组织损伤的刺激时，表现出较强的再生能力。这类细胞包括各种腺体或腺样器官的实质细胞，如胰、涎腺、内分泌腺、汗腺、皮脂腺和肾小管的上皮细胞等。

3. 永久性细胞

永久性细胞又称非分裂细胞，即再生能力非常微弱或基本上无再生能力的细胞，如神经细胞、骨骼肌细胞和心肌细胞。

知识拓展 ●●●●

再生组织完全保持原有组织的结构和功能称为完全再生。组织缺损后，不能通过原组织的再生恢复原来的结构与功能，而由纤维结缔组织代之，称为不完全再生。

二、纤维性修复

纤维性修复是组织、细胞丧失后，机体通过纤维组织增生对缺损组织进行修补恢复的过程。

（一）肉芽组织

肉芽组织是指由新生薄壁的毛细血管及增生的成纤维细胞构成。

1. 肉芽组织的形态

肉眼观：鲜红色，颗粒状，柔软湿润，形似鲜嫩的肉芽；镜下观：内皮细胞增生，新生的毛细血管间有大量增生的成纤维细胞及少量炎细胞。

2. 肉芽组织的功能

（1）抗感染保护创面。

（2）填补创口及其他组织缺损。

（3）机化或包裹坏死、血栓、炎性渗出物及其他异物。

（二）瘢痕组织

瘢痕组织是指肉芽组织经改建成熟形成的纤维结缔组织。肉眼观：苍白色或灰白色，半透明，质硬韧并缺乏弹性。

三、骨折愈合

骨组织再生能力很强，骨折愈合的过程分为以下几个阶段。

（1）血肿形成。

（2）纤维性骨痂形成。

（3）骨性骨痂形成。

（4）骨痂改建或再塑。

第二章 局部血液循环障碍

◇ 知识框架

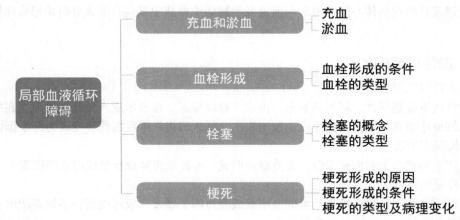

◇ 知识解读

第一节 充血和淤血

一、充血

充血是指器官或组织因动脉输入血量的增多而发生的充血，又称动脉性充血。常见的类型有生理性充血和病理性充血。

（1）生理性充血：是局部组织或器官因生理需要和代谢增强而发生的充血。例如进食后的胃肠道黏膜充血，运动时骨骼肌组织充血，妊娠时子宫充血等。

（2）病理性充血：指各种病理状态下局部组织或器官发生的充血。常见的病理性充血有以下三种：①炎性充血，较为常见；②侧支性充血；③减压后充血。

二、淤血

淤血是指静脉血液回流受阻，血液淤积在小静脉和毛细血管内，使局部组织或器官血管内的血液含量多于正常，又称静脉性充血。淤血是一种被动过程，可发生于局部或全身。

1. 原因

较大的静脉干受压、阻塞或多条静脉受压，血液不能充分通过侧支回流时出现淤血。主要有静脉管腔阻塞、静脉受压、心力衰竭。

2. 病理变化

肉眼观：体积增大，包膜紧张，切面暗红，常有血性液体逸出；淤血时，由于代谢降低，该处的体表温度常下降。镜下观：淤血组织内毛细血管扩张，充满大量红细胞，有时还伴有组织水肿。

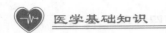

3.影响

长期淤血可引起以下病变：组织水肿或浆膜腔积液、淤血性出血、组织的损伤、器官淤血性硬化。

第二节　血栓形成

血栓形成是指在活体心脏和血管内血液发生凝固或血液中某些有形成分凝集形成固体质块的过程。

一、血栓形成的条件

1.心血管内皮细胞损伤

心血管内皮细胞变性、坏死和脱落，内皮下胶原暴露。血栓形成开始是在胶原裸露的局部形成持久性血小板黏集堆，在整个血小板团块中，凝血酶将纤维蛋白原转变成为纤维蛋白。

2.血流状态的改变

涡流产生的离心力和血流缓慢，促使血栓形成。血流缓慢是血栓形成的重要因素。

3.血液凝固性增加

血液凝固性增加是指血液中幼稚的血小板或凝血因子增多，或纤维蛋白溶解系统的活性降低，血液黏稠度增高，血液处于高凝状态。

二、血栓的类型

血栓的类型可分为白色血栓、混合血栓、红色血栓及透明血栓。

1.白色血栓

白色血栓常见于急性风湿性心内膜炎。肉眼观：呈灰白色，表面粗糙有波纹，质硬；镜下观：白色血栓由血小板和少量纤维蛋白构成。

2.混合血栓

混合血栓常位于动静脉内延续性血栓的体部，称血栓体。肉眼观：灰白色、红褐相间的层状结构；镜下观：由血小板梁、纤维蛋白网架、红细胞、白细胞构成。

3.红色血栓

红色血栓常发生在风湿性心脏病合并二尖瓣狭窄的心腔内、动脉瘤内。肉眼观：呈暗红色，有一定的弹性；镜下观：在纤维蛋白网眼内充满如正常血液成分的血细胞。

4.透明血栓

透明血栓发生在微循环血管内，只能在显微镜下见到。主要由纤维蛋白构成，最常见于弥散性血管内凝血。

第三节　栓　塞

一、栓塞的概念

栓塞是指在循环的血流中出现不溶于血液的异常物质，随血流运行阻塞血管腔的现象。阻塞血管腔的异常物质称为栓子。常见的栓子是血栓栓子，其他栓子有脂肪滴、空气、羊水等。

二、栓塞的类型

（一）血栓栓塞

血栓栓塞是栓塞最常见的原因，约占所有栓塞的 99 % 以上。以肺动脉血栓栓塞最多见。

1. 肺动脉栓塞

血栓栓子 95 % 以上来自下肢深部静脉，根据栓子的大小和数量，其引起栓塞的后果不同：中小栓子多栓塞肺动脉的小分支，常见于肺下叶，一般不引起严重后果；大的血栓栓子栓塞肺动脉主干或大分支，患者可突然出现呼吸困难、发绀、休克等症状，严重者可因急性呼吸和循环衰竭死亡（猝死）；若栓子小且数目多，可广泛地栓塞肺动脉多数小分支，可引起右心衰竭猝死。

2. 体循环动脉栓塞

约 80 % 体循环动脉栓塞的栓子来自左心腔，常见有亚急性感染性心内膜炎时心瓣膜上的赘生物、二尖瓣狭窄时左心房附壁血栓、心肌梗死区心内膜上的附壁血栓，动脉栓塞的主要部位为下肢、脑、肠、肾和脾。栓塞的后果取决于栓塞的部位、局部侧支循环情况及组织对缺血的耐受性。

（二）脂肪栓塞

脂肪栓塞是指循环血流中出现较大脂肪并阻塞血管。常见于长骨骨折、脂肪组织严重挫伤和烧伤等。脂肪栓塞主要见于肺、脑和肾，其后果取决于栓塞部位和脂肪滴数量的多少。

（三）气体栓塞

1. 空气栓塞

空气栓塞多发生在破裂血管内为负压的静脉，外界空气由破裂口处进入静脉而引起栓塞。空气进入血液循环的后果与空气进入的速度和气体量有关。少量空气入血可溶解于血液中，不引起严重后果。若大量空气迅速进入静脉（超过 100 mL），和血液经搅拌形成可压缩的血气泡沫充满心腔，阻碍静脉血回流和向肺动脉的输出，可导致严重的循环障碍致患者猝死。

2. 减压病

人体从高气压环境迅速进入常压或低气压环境，原来溶于血液、组织液和脂肪组织的气体（包括氧气、二氧化碳和氮气）迅速游离形成气泡。

（四）羊水栓塞

羊水栓塞是分娩过程中一种罕见而严重的并发症。在异常分娩过程中，如胎盘早期剥离，又有羊膜破裂，羊水被挤入裂开的静脉窦内，在肺动脉分支及肺泡壁毛细血管内引起栓塞。

羊水栓塞发病急，后果严重，临床上表现为产妇突然出现呼吸困难、发绀、抽搐、休克、昏迷，甚至死亡。

第四节 梗 死

梗死是指机体局部组织、器官的动脉血流阻塞、血流停滞导致缺氧而发生的坏死。

一、梗死形成的原因

（一）血栓形成

动脉血栓形成是引起梗死最常见的原因，主要见于冠状动脉、脑动脉粥样硬化合并血栓形成时引起的心肌梗死和脑梗死。静脉内血栓形成一般只引起局部组织淤血、水肿。

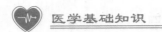

（二）动脉栓塞

气体、羊水、脂肪栓塞等动脉血栓栓塞，常引起脾、肾、肺和脑的梗死。

（三）动脉痉挛

在严重的冠状动脉粥样硬化或合并硬化灶内出血的基础上，冠状动脉可发生强烈和持续的痉挛，引起心肌梗死。

（四）血管受压闭塞

位于血管外的肿瘤压迫血管，如肠扭转、肠套叠和嵌顿疝时，肠系膜静脉和动脉受压或血流中断，卵巢囊肿扭转及睾丸扭转致血流供应中断等引起的坏死。

二、梗死形成的条件

1. 器官血供特性

有双重血液循环的器官，双重血液循环之间有着丰富的吻合支，不会引起梗死。有些组织、器官动脉吻合支较少或不明显，当这些组织、器官的动脉迅速阻塞，而侧支循环不能建立时，常导致梗死。

2. 局部组织对缺血的敏感程度

大脑的少突胶质细胞和神经细胞对缺血、缺氧最为敏感，骨骼肌、纤维结缔组织对缺血耐受性最强。严重贫血、心功能不全、血氧含量降低等都可促使梗死的形成。

三、梗死的类型及病理变化

梗死分为贫血性梗死和出血性梗死两类。

（一）贫血性梗死

贫血性梗死多发生于组织较致密而侧支循环不充足的实质器官，如心、肾、脾、脑等。

病理变化：肉眼观，梗死灶呈白色，发生于脾、肾的梗死灶呈锥形。镜下观，梗死灶呈凝固性坏死。

（二）出血性梗死

出血性梗死主要见于肺和肠等有双重血管供血、血管吻合支丰富或组织疏松的器官。

1. 肺出血性梗死

肉眼观：梗死灶为锥形，切面为楔形。梗死灶质实，因弥漫性出血呈暗红色，略向表面隆起。镜下观：梗死灶呈凝固性坏死，可见肺泡轮廓，肺泡腔、小支气管腔及肺间质充满红细胞。

2. 肠出血性梗死

肠出血性梗死的梗死灶呈节段性暗红色，肠壁因淤血、水肿和出血呈明显增厚，随之肠壁坏死，质脆易破裂，肠浆膜面可有纤维素性脓性渗出物被覆。

3. 败血性梗死

梗死灶内可见有细菌团及大量炎细胞浸润，若有化脓性细菌感染时，可形成脓肿。

（三）贫血性梗死与出血性梗死的区别

贫血性梗死与出血性梗死的区别见表4-2-1。

表4-2-1　贫血性梗死与出血性梗死的区别

类型	原因与条件	好发部位	病理变化
贫血性梗死	动脉血流中断，静脉回流正常	心、脑、脾、肾等	灰白或灰黄，干燥、硬
出血性梗死	动脉血流中断伴严重淤血、水肿	肺、小肠等	暗红、肿胀、质硬

第三章 炎 症

◇ 知识框架

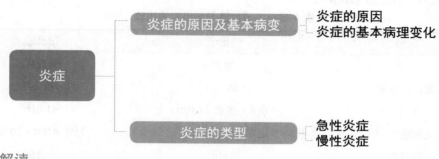

炎症的原因及基本病变 —— 炎症的原因
炎症的基本病理变化

炎症

炎症的类型 —— 急性炎症
慢性炎症

◇ 知识解读

第一节 炎症的原因及基本病变

炎症是指具有血管系统的活体组织对损伤因子的刺激所发生的以防御反应为主的基本病理过程。

一、炎症的原因

1. 生物性因子

细菌、病毒、立克次氏体、原虫、真菌、螺旋体和寄生虫等是炎症最常见的原因。

2. 物理性因子

如高温、低温、放射线和紫外线、机械性创伤等，可直接引起炎症。

3. 化学性因子

化学性因子包括外源性和内源性化学物质。外源性化学物质有强酸、强碱、强氧化剂和芥子气等。内源性化学物质有坏死组织的分解产物及在病理条件下堆积于体内的代谢产物。

4. 组织坏死

任何原因引起的组织坏死都是潜在的致炎因子。

5. 变态反应

当机体免疫反应状态异常时，可引起不适当或过度的免疫反应，造成组织损伤，引起炎症反应，如过敏性鼻炎和肾小球肾炎等。

二、炎症的基本病理变化

（一）变质

变质是指炎症局部组织发生的变性和坏死。

（二）渗出

渗出指炎症局部组织血管内的液体成分、纤维素等蛋白质和各种炎症细胞通过血管壁进入组织间隙、体腔、体表和黏膜表面的过程。渗出的液体和细胞成分总称为渗出物或渗出液。

1. 液体渗出及其作用

（1）液体渗出：血管壁通透性增加是炎症过程中富含蛋白质的液体通过血管壁渗出的主要原因。渗出液的产生是由于血管通透性增高和白细胞主动游出血管所导致的。渗出液聚集于组织间，称为炎性水肿；聚集于浆膜腔，称为炎性浆膜腔积液。心力衰竭、低蛋白血症等非炎症时，血管内液体也可透过管壁溢出血管外，其溢出的液体称为漏出液，渗出液与漏出液的区别见表4-3-1。

表4-3-1　渗出液与漏出液的比较

区别	渗出液	漏出液
原因	炎症	非炎症
蛋白质含量	>30 g/L	<30 g/L
比重	>1.018（多数 >1.020）	<1.018
细胞数	通常 >500 × 10^6/L	通常 <100 × 10^6/L
凝固性	易自凝	不自凝
外观透明度	浑浊	清亮

（2）渗出液的作用：①渗出液可稀释和中和毒素，减轻毒素对局部组织的损伤作用；②渗出物中含有抗体和补体等物质，有利于消灭病原体；③渗出物中的纤维素原所形成的纤维素交织成网，可限制病原微生物的扩散，局限病灶，有利于吞噬细胞发挥吞噬作用，还有利于损伤组织的修复。

2. 白细胞渗出及其作用

白细胞通过血管壁游出到血管外的过程，称为白细胞渗出。白细胞渗出是炎症反应最重要的特征。

（1）炎性细胞的作用：渗出的白细胞称炎性细胞。其作用有以下两点。

1）吞噬作用：是指白细胞游出到炎症区域，吞噬病原体及组织崩解碎片的过程。具有吞噬作用的细胞，称吞噬细胞，因其体积增大，又称巨噬细胞。吞噬细胞主要有两种：中性粒细胞和巨噬细胞，其吞噬异物的过程基本相同，主要包括识别和附着、吞入、杀伤和降解几个阶段。

2）免疫作用：参与免疫过程的细胞主要是巨噬细胞和淋巴细胞。抗原进入机体后，巨噬细胞将其吞噬处理，再把抗原传递给T和B淋巴细胞，并使其致敏，致敏的淋巴细胞分别产生淋巴因子和相应抗体，发挥其杀伤病原微生物的作用。

（2）炎性细胞的种类及功能

1）中性粒细胞：急性炎症早期和化脓性炎症时渗出较多。能吞噬细菌、坏死组织碎片及抗原抗体复合物。

2）巨噬细胞：常出现在急性炎症后期、慢性炎症、非化脓性炎症、病毒感染和原虫感染等。巨噬细胞能够吞噬一些中性粒细胞不能吞噬的病原体、异物和较大的坏死组织碎片；还可以互相融合成多核巨细胞。

3）嗜酸性粒细胞：运动能力较弱，具有一定的吞噬能力，多见于寄生虫感染和变态反应性炎症。

4）淋巴细胞和浆细胞：T淋巴细胞受抗原刺激产生淋巴因子发挥细胞免疫作用；B淋巴细胞受抗原刺激转化为浆细胞，可产生、释放各种免疫球蛋白，二者常出现在慢性炎症中。

5）嗜碱性粒细胞和肥大细胞：当受到炎症刺激时，释放肝素和组胺引起炎症反应。多见于变态反应性炎症。

（三）增生

增生是指在致炎因子、组织崩解产物或某些生长因子的作用下，炎症局部组织的细胞增殖，其数目增多。增生的主要细胞为巨噬细胞、淋巴细胞、血管内皮细胞和成纤维细胞。

第二节　炎症的类型

依据炎症持续的时间进行分类，可分为急性炎症和慢性炎症。

一、急性炎症

1. 血管反应

（1）血流动力学改变。急性炎症过程中组织发生损伤后，血流动力学变化按如下顺序发生：细动脉短暂收缩、血管扩张和血流加速、血流速度减慢。

（2）血管通透性增加。血管通透性增加是导致炎症局部液体和蛋白渗出血管的重要原因。引起血管通透性增加的机制主要有：内皮细胞收缩、内皮细胞损伤、内皮细胞穿胞作用增强及新生毛细血管高通透性。血管通透性增加的机制可同时或先后起作用。

2. 白细胞反应

白细胞通过血管壁游出到血管外的过程称为白细胞渗出，是炎症反应最重要的特征。

（1）白细胞渗出的过程包括：白细胞边集和滚动、白细胞黏附、白细胞游出、趋化作用。

（2）白细胞在局部的作用：吞噬作用；免疫作用，发挥免疫作用的细胞主要为单核细胞、淋巴细胞和浆细胞；组织损伤作用。

3. 急性炎症的病理学类型

根据渗出物的主要成分和病变特点，急性炎症分为浆液性炎、纤维素性炎、化脓性炎和出血性炎。

（1）浆液性炎：以浆液渗出为其特征，渗出的液体主要来自血浆。浆液性炎常发生于黏膜、浆膜、滑膜、皮肤和疏松结缔组织等。

（2）纤维素性炎：以纤维蛋白原渗出为主，继而形成纤维蛋白，即纤维素。纤维素性炎易发生于黏膜、浆膜和肺组织。

（3）化脓性炎：以中性粒细胞渗出，并伴有不同程度的组织坏死和脓液形成为其特点。依据病因和发生部位不同，把化脓性炎分为表面化脓和积脓、蜂窝织炎和脓肿等类型。表面化脓是指发生在黏膜和浆膜表面的化脓性炎。蜂窝织炎是指疏松结缔组织的弥漫性化脓性炎，常发生于皮肤、肌肉和阑尾。脓肿是器官或组织内的局限性化脓性炎，其主要特征是组织发生溶解坏死，形成充满脓液的腔，即脓腔。脓肿发生于皮下和内脏。

二、慢性炎症

根据慢性炎症的形态学特点，可分为一般慢性炎症（又称非特异性慢性炎）和肉芽肿性炎（又称特异性慢性炎）两大类。

1. 一般慢性炎症

（1）特点：①炎症灶内浸润的细胞主要为单核细胞、淋巴细胞和浆细胞；②炎症细胞的产物可破坏机体组织；③成纤维细胞、血管内皮细胞及被覆上皮和腺上皮等实质细胞的增生，可以替代和修复损伤的组织。

（2）主要的慢性炎症细胞：主要包括单核细胞、巨噬细胞、淋巴细胞、肥大细胞、嗜酸性粒细胞等。

2. 肉芽肿性炎

（1）组成成分：肉芽肿的主要细胞成分是上皮样细胞和多核巨细胞。结核肉芽肿的多核巨细胞又称为朗汉斯巨细胞。

（2）常见类型：感染性肉芽肿、异物性肉芽肿、原因不明的肉芽肿。

感染性肉芽肿的常见病因主要包括：①细菌感染，结核杆菌和麻风杆菌分别引起结核病和麻风；②螺旋体感染，梅毒螺旋体引起梅毒；③真菌和寄生虫感染，如组织胞浆菌、新型隐球菌和血吸虫感染等。

异物性肉芽肿：手术缝线、石棉、滑石粉（可见于静脉吸毒者）、隆乳术的填充物、移植的人工血管等可以引起异物性肉芽肿。

原因不明的肉芽肿：如结节病肉芽肿。

第四章　肿　瘤

◇ 知识框架

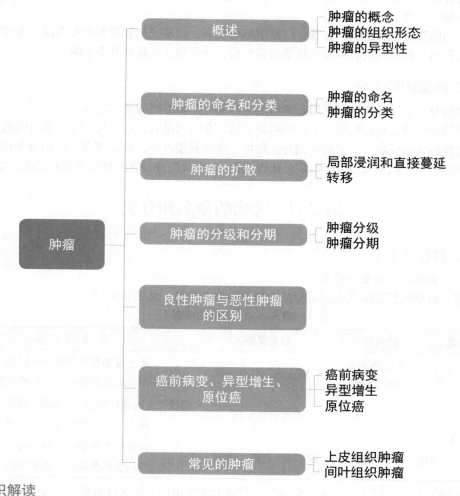

◇ 知识解读

第一节　概　述

一、肿瘤的概念

肿瘤是机体的细胞异常增殖形成的新生物，常表现为机体局部的异常组织团块（肿块）。是以细胞异常增殖为特点的一大类疾病，常在机体局部形成肿块。

二、肿瘤的组织形态

肿瘤组织形态由实质和间质组成。

1.肿瘤的实质

肿瘤细胞构成肿瘤的实质部分，根据细胞形态、组成的结构或其产物，可以判断肿瘤的分化、进行肿瘤组织学分类的主要依据。肿瘤实质是影响肿瘤生物学行为的主要因素。

2.肿瘤的间质

肿瘤的间质由结缔组织、血管、淋巴细胞等构成，起着支持和营养肿瘤实质、参与肿瘤免疫反应的作用。肿瘤间质的构成对肿瘤细胞生长、分化和迁移具有重要影响。

三、肿瘤的异型性

肿瘤的分化是指肿瘤组织在形态和功能上与某种正常组织的相似之处。

肿瘤的异型性是指肿瘤细胞形成的组织结构，在空间排列方式上与相应正常组织的差异。

异型性的大小反映了肿瘤组织的分化程度。肿瘤异型性小，肿瘤细胞、组织分化程度高。反之，肿瘤异型性大，肿瘤细胞、组织分化程度低。肿瘤异型性是区分肿瘤良恶性的组织学依据。

第二节　肿瘤的命名和分类

一、肿瘤的命名

（一）肿瘤的一般命名原则

肿瘤一般根据其组织或细胞类型及生物学行为来命名，见表4-4-1。

表4-4-3　肿瘤的命名

分类	起源组织	命名原则	举例
良性肿瘤	上皮组织或间叶组织	组织或细胞类型＋瘤	腺上皮的良性肿瘤——腺瘤 平滑肌的良性肿瘤——平滑肌瘤
恶性肿瘤	癌　上皮组织	上皮名称＋癌	鳞状上皮的恶性肿瘤——鳞癌（鳞状细胞癌） 腺上皮的恶性肿瘤——腺癌
	肉瘤　间叶组织	间叶组织名称＋肉瘤	纤维组织肿瘤——纤维肉瘤 脂肪组织肿瘤——脂肪肉瘤

在病理学上，一般人所说的"癌症"，习惯上常泛指所有的恶性肿瘤。上皮组织来源的恶性肿瘤称癌；间叶组织来源的恶性肿瘤称肉瘤。

（二）肿瘤的特殊命名

（1）以母细胞瘤命名，是一种来源于幼稚组织肿瘤的命名方式。大多数为恶性，如神经母细胞瘤、肾母细胞瘤。

（2）在肿瘤名称前加"恶性"二字，为肿瘤成分复杂或组织来源不清的恶性肿瘤的命名，如恶性畸胎瘤、恶性淋巴瘤。

（3）以"瘤"命名的恶性肿瘤，如精原细胞瘤，为男性生殖细胞的恶性肿瘤。

（4）以"病"命名的恶性肿瘤，如白血病是造血组织的恶性肿瘤。

（5）以"人名"命名的恶性肿瘤，如霍奇金淋巴瘤。

二、肿瘤的分类

肿瘤的分类一般以组织来源为根据，分为五大类：上皮组织肿瘤、间叶组织肿瘤、淋巴造血组织肿瘤、神经组织和脑脊膜肿瘤及其他肿瘤，每类肿瘤又根据生物学特征不同，分为良性与恶性两类，见表4-4-2。

表 4-4-2　肿瘤的组织分类

组织来源	良性肿瘤	恶性肿瘤	好发部位
腺上皮	腺瘤	腺癌（各种类型）	乳腺、甲状腺、胃、肠等处
平滑肌组织	平滑肌瘤	平滑肌肉瘤	子宫及胃、肠
神经鞘细胞	神经鞘瘤	恶性神经鞘瘤	头、颈、四肢

第三节　肿瘤的扩散

恶性肿瘤不仅可在原发部位浸润生长、累及邻近器官或组织，而且还可通过多种途径扩散到身体其他部位。这是恶性肿瘤最重要的生物学特点。

一、局部浸润和直接蔓延

直接蔓延是指恶性肿瘤细胞常沿着组织间隙或神经束衣连续地浸润生长，破坏邻近器官或组织的现象。如晚期子宫颈癌可直接蔓延到直肠和膀胱。

二、转移

转移是指恶性肿瘤细胞从原发部位侵入淋巴管、血管或体腔，迁徙到其他部位继续生长，形成同样类型肿瘤的过程。原发部位的肿瘤为原发瘤，由转移新形成的肿瘤称转移瘤，又称继发瘤。常见的转移途径有以下几种。

（1）淋巴道转移：是癌常见的转移途径。

（2）血道转移：是肉瘤常见的转移途径。血道转移瘤具有多发、弥漫分布、结节大小较一致、边界清楚的特点。最常累及的器官是肺和肝。

（3）种植性转移：体腔内器官的恶性肿瘤扩散时，瘤细胞可以脱落，像播种一样种植在邻近或远隔器官的表面，继续生长成多个转移瘤。种植性转移常见于腹腔器官恶性肿瘤。

知识拓展 ●●●●

肿瘤的生长方式

肿瘤可以呈膨胀性、外生性和浸润性生长。

（1）膨胀性生长：这是大多数良性肿瘤所表现的生长方式。

（2）外生性生长：良性肿瘤和恶性肿瘤都可呈外生性生长。

（3）浸润性生长：为大多数恶性肿瘤的生长方式。

第四节　肿瘤的分级和分期

肿瘤的分级和分期只用于恶性肿瘤，主要说明其恶性程度和进展情况。

一、肿瘤分级

一般采用三级分类法：Ⅰ级（高分化）：分化良好，恶性程度低；Ⅱ级（中分化）：分化中等，属中度恶性；Ⅲ级（低分化）：分化差，恶性程度高。

二、肿瘤分期

常用的肿瘤分期方法是国际抗癌协会制定的 TNM 分期法。T 指肿瘤原发灶的情况，肿瘤的增大程度依次用 $T_1 \sim T_4$ 来表示；N 指区域淋巴结受累情况，淋巴结未受累时，用 N_0 表示，其淋巴结受累程度和范围用 $N_1 \sim N_3$ 来表示；M 指远处转移（血道转移），没有远处转移者用 M_0 表示，有远处转移者用 M_1 表示。

第五节　良性肿瘤与恶性肿瘤的区别

区别肿瘤的良、恶性是正确诊断和治疗肿瘤的重要环节。良性肿瘤与恶性肿瘤的区别见表 4-4-3。

表 4-4-3　良性肿瘤与恶性肿瘤的区别

区别	良性肿瘤	恶性肿瘤
分化程度	分化好，异型性小，与起源组织相似	分化差或未分化，异型性大，与起源组织差别明显
核分裂象	无或少病理性核分裂象	多，可见有病理性核分裂象
生长速度	缓慢	较快
生长方式	膨胀性生长或外生性生长	浸润性生长或外生性生长
继发改变	出血、坏死少见	出血、坏死、溃疡多见
转移	不转移	可转移
对机体影响	较小，一般主要为局部压迫或阻塞，手术后不复发	较大，除压迫、阻塞外，还可破坏组织器官，坏死、出血，合并感染，恶病质，手术后常复发

良恶性肿瘤之间并无绝对界限，有些肿瘤介于两者之间，这类肿瘤称为交界性肿瘤，如卵巢交界性囊腺瘤。交界性肿瘤具有恶变潜能，应予以积极治疗和密切随访。

第六节　癌前病变、异型增生、原位癌

一、癌前病变

癌前病变是指某些具有癌变潜在可能性的良性病变，长期存在有可能转变为癌。

常见的癌前病变有：大肠腺瘤、乳腺导管上皮非典型增生、慢性胃炎与肠上皮化生、溃疡性结肠炎、皮肤慢性溃疡、黏膜白斑等。

二、异型增生

异型增生上皮具有细胞和结构异型性，但其并非总是进展为癌。包括被覆上皮（如鳞状上皮和尿路上皮）和腺上皮（如乳腺导管上皮、子宫内膜腺上皮）。

三、原位癌

原位癌通常用于上皮的病变，指异型增生的细胞在形态和生物学特性上与癌细胞相同，常累及上皮的全层，但没有突破基底膜向下浸润，有时也称为上皮内癌。

原位癌常见于鳞状上皮或尿路上皮等被覆的部位，如子宫颈、食管、皮肤、膀胱等处；也可见于发生鳞状化生的黏膜表面，如鳞化的支气管黏膜。

第七节　常见的肿瘤

一、上皮组织肿瘤

上皮组织包括被覆上皮和腺上皮，上皮组织最为常见。

（一）上皮组织良性肿瘤

1. 乳头状瘤

乳头状瘤见于鳞状上皮、尿路上皮等被覆的部位，称为鳞状细胞乳头状瘤、尿路上皮乳头状瘤等。乳头状瘤呈外生性向体表或腔面生长，形成指状或乳头状突起，根部有蒂与正常组织相连。镜下，乳头的轴心由血管和结缔组织等间质成分构成，表面覆盖上皮。

2. 腺瘤

腺瘤由腺上皮发生，好发于甲状腺、乳腺、唾液腺、胃肠道和卵巢处。黏膜腺瘤多呈息肉状；实体腺瘤呈结节状，包膜完整，边界清楚。

（二）上皮组织恶性肿瘤

癌是人类最常见的恶性肿瘤。常见类型有以下几种。

1. 鳞状细胞癌

鳞状细胞癌简称鳞癌，由鳞状上皮发生。好发于有鳞状上皮被覆的部位，外观常呈菜花状，或坏死脱落形成溃疡。镜下观，分化好的鳞状细胞癌，癌巢中央有层状角化物，称为角化珠。分化差的具有明显异型性，无细胞间桥和角化珠。

2. 腺癌

腺癌是腺上皮的恶性肿瘤，腺癌好发于胃肠道、肺、乳腺、女性生殖系统等。癌细胞形成大小不等、形状不一、排列不规则的腺体或腺样结构，细胞常不规则地排列成多层，核大小不一，核分裂象多见。

二、间叶组织肿瘤

（一）间叶组织良性肿瘤

1. 脂肪瘤

脂肪瘤是最常见的良性间叶组织肿瘤。好发于背、肩、颈及四肢近端皮下组织。外观常为分叶状，有被膜，质地柔软，切面呈黄色，似脂肪组织。镜下见呈不规则分叶状，有纤维间隔。

2. 血管瘤

血管瘤可发生在许多部位，无被膜，界限不清。在皮肤或黏膜可呈突起的鲜红肿块，或呈暗红或紫红色斑。

3. 平滑肌瘤

平滑肌瘤多见于子宫等部位。瘤组织由梭形细胞构成，形态比较一致，核呈长杆状，两端钝圆，形态类似平滑肌瘤细胞，排列成束状、编织状。核分裂象罕见。

（二）恶性间叶组织肿瘤

癌与肉瘤均属恶性肿瘤，各自特点有所不同，其区别见表4-4-4。

表4-4-4　癌与肉瘤的区别

区别	癌	肉瘤
组织来源	上皮组织	间叶组织
发病率	较高，多见于40岁以上成人	较低，多见于儿童、年轻人、中老年人
大体特点	质较硬、色灰白	质较软、色灰红、鱼肉状
镜下特点	实质与间质分界清楚，形成巢状结构，纤维组织常有增生	实质与间质分界不清楚，肉瘤细胞弥漫分布，血管丰富，纤维组织少
网状纤维	癌细胞间无网状纤维	肉瘤细胞间有网状纤维
转移	多经淋巴道转移	多经血道转移

1. 纤维肉瘤

纤维肉瘤好发于四肢皮下组织，呈浸润性生长，切面灰白色、鱼肉状，常伴有出血、坏死；镜下典型的形态是异型的梭形细胞呈"鲱鱼骨"样排列。

2. 脂肪肉瘤

脂肪肉瘤常发生于软组织深部、腹膜后等部位。大体观，多呈结节状或分叶状，可似脂肪瘤，亦可呈黏液样或鱼肉样。镜下观，以出现脂肪母细胞为特点，胞质内可见多少不等、大小不一的脂质空泡，可挤压细胞核，形成压迹。

3. 骨肉瘤

骨肉瘤好发于四肢长骨的干骺端，多见于青少年。肿瘤切面呈灰白色，鱼肉状，常见坏死、出血。镜下观，肿瘤细胞异型性明显，梭形或多边形，可见肿瘤样骨样组织或骨组织。

骨肉瘤是骨组织恶性肿瘤中最常见、恶性程度最高的一种肿瘤。

第五章 心血管系统疾病

◇ 知识框架

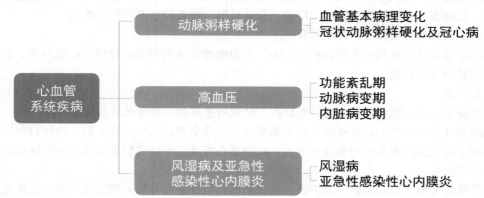

◇ 知识解读

第一节 动脉粥样硬化

一、血管基本病理变化

动脉粥样硬化（AS）是心血管系统疾病中最常见的疾病，以血管内膜形成粥瘤或纤维斑块为特征，主要发生在大动脉、中动脉，致管壁变硬、管腔狭窄和弹性减弱，引起相应器官缺血性改变。病变的发生、发展过程包括脂纹期、纤维斑块期、粥样斑块期和继发性病变期四个阶段。

（一）脂纹

脂纹是 AS 的最早病变。肉眼观：为点状或条纹状黄色不隆起或微隆起于内膜的病灶。光镜下：病灶处的内膜下有大量泡沫细胞聚集。

（二）纤维斑块

由脂纹发展而来。肉眼观：内膜表面见散在不规则隆起的斑块，颜色浅黄、灰黄色或瓷白色。光镜下：病灶表面为一层纤维帽，由大量的胶原纤维、蛋白聚糖及散在的 SMA 等组成，可厚薄不一，胶原纤维可发生玻璃样变。

（三）粥样斑块

由纤维斑块深层细胞的坏死发展而来，是 AS 的典型病变。肉眼观：内膜面可见明显的灰黄色斑块。切面，斑块既向内膜表面隆起又向深部压迫中膜。斑块的管腔面为白色质硬组织，深部为黄色或黄白色质软的粥样物质。光镜下：在纤维帽之下含有无定形的坏死崩解产物、胆固醇结晶（针状空隙）、钙盐沉积，斑块底部和边缘出现肉芽组织，少量淋巴细胞和泡沫细胞，中膜因斑块压迫、SMC 萎缩、弹力纤维破坏而变薄。

（四）继发性病变

继发性病变是指在纤维斑块和粥样斑块的基础上继发的病变。常见的有斑块内出血、斑块破裂、血栓形成、钙化、动脉瘤形成及血管腔狭窄等。

二、冠状动脉粥样硬化及冠心病

（一）冠状动脉粥样硬化

冠状动脉粥样硬化症是冠状动脉最常见的疾病，也是威胁人类健康最严重的疾病之一。

冠状动脉粥样硬化好发部位，以左冠状动脉前降支为最多，其余依次为右主干、左主干或左旋支、后降支。多发生于血管的心壁侧，呈新月形，使管腔呈不同程度狭窄。

（二）冠状动脉粥样硬化性心脏病

冠状动脉粥样硬化性心脏病简称冠心病。主要病理临床类型有心绞痛、心肌梗死、心肌纤维化、冠状动脉性猝死。

1. 心绞痛

心绞痛是由于心肌急剧的、暂时性缺血、缺氧所造成的一种常见的临床综合征。

临床表现为阵发性心前区疼痛或压迫紧缩感，可放射至心前区、左上肢，持续数分钟。心绞痛根据引起的原因和疼痛的程度可分为：稳定型心绞痛、不稳定型心绞痛和变异性心绞痛。

2. 心肌梗死

心肌梗死是由于冠状动脉供血中断，致供血区持续缺血而导致的较大范围的心肌坏死。临床上有剧烈而较持久的胸骨后疼痛，药物不能完全缓解。

（1）心内膜下心肌梗死：病变主要累及心室壁的心腔侧 1/3 的心肌，累及肉柱和乳头肌。

（2）透壁性心肌梗死：多发生在左冠状动脉前降支的供血区，其中以左心室前壁、心尖部及室间隔前 2/3 及前内乳头肌多见。

3. 心肌纤维化

中至重期的冠状动脉狭窄引起心肌缺血、缺氧，逐渐发展为心力衰竭的慢性缺血性心脏病。肉眼观：左心室明显扩张，心室壁厚度一般可正常。镜下观：见多灶性心肌梗死后形成的瘢痕组织。

4. 冠状动脉性猝死

冠状动脉性猝死常见诱因，如饮酒、劳累、吸烟及运动后，患者突然昏倒，四肢抽搐，小便失禁，或发生呼吸困难，口吐白沫，迅速昏迷。可立即死亡或一至数小时内死亡。

第二节　高血压

高血压是指体循环动脉血压持续升高，可导致心、脑、肾和血管改变的常见的临床综合征。成年人收缩压 ≥ 140 mmHg 和（或）舒张压 ≥ 90 mmHg 被定为高血压，可分为原发性和继发性高血压，绝大部分高血压是原发性高血压，又称高血压病。原发性高血压可分为良性高血压和恶性高血压两类。本节主要介绍良性高血压。

一、功能紊乱期

全身细动脉、小动脉间歇性痉挛收缩，血压升高，因动脉无器质性病变，痉挛缓解后血压可恢复正常。

二、动脉病变期

（1）细动脉硬化：是高血压病的主要病变特征，表现为细小动脉玻璃样变。最常累及肾的入球小动脉、视网膜动脉以及脾的中央动脉。

（2）小动脉硬化：主要累及肌型小动脉，如肾小叶间动脉、弓状动脉及脑的小动脉等。

（3）大动脉硬化：弹力肌型或弹力型大动脉无明显病变或并发动脉粥样硬化。

三、内脏病变期

1. 心

主要为左心室肥大，重量增加。肉眼观：左心室壁增厚，乳头肌和肉柱增粗，心腔不扩张；镜下观：心肌细胞变粗、变长，当左心室代偿失调，逐渐出现心腔扩张，称为离心性肥大。

2. 肾

病变相对较轻的肾小球代偿性肥大，相应的肾小管代偿性扩张。肉眼观：双侧肾对称性缩小，重量下降，质地变硬，肾表面凹凸不平，呈细颗粒状，称为原发性颗粒性固缩肾。严重时可发生肾衰竭。

3. 脑

（1）高血压脑病：由于脑小动脉病变及痉挛致血压骤升，引起急性脑水肿和颅内高压，临床表现血压显著升高，剧烈头痛等。

（2）脑软化：发生多数小坏死灶，即微梗死灶。

（3）脑出血：是高血压病最严重的并发症，常发生于基底节、内囊。

临床表现，患者常有呼吸深大、大小便失禁。内囊出血可引起对侧肢体偏瘫、感觉消失；脑出血及脑水肿，引起颅内高压，并发脑疝形成。

> **知识拓展** ●●●●
>
> 高血压也常累及视网膜。视网膜病变表现为细动脉硬化、血管迂曲，严重者视神经乳头水肿、视网膜出血、视力减退。

第三节　风湿病及亚急性感染性心内膜炎

一、风湿病

（一）基本病理变化

根据病变发展过程可分为三期。

1. 变质渗出期

变质渗出期为风湿病的早期改变。在心脏、浆膜、关节、皮肤等部位出现结缔组织基质黏液样变性、胶原纤维发生纤维素样坏死。此期病变可持续 1 个月。

2. 增生期或肉芽肿期

在变质渗出病变的基础上，在心肌间质、心内膜下和皮下结缔组织中，可见具有特征性的肉芽肿性病变，称为风湿小体或阿绍夫小体，对诊断风湿病具有重要意义。细胞体积大，呈圆形，核大圆形或椭圆形。此期病变可持续 2 ~ 3 个月。

3.纤维化期或硬化期

阿绍夫小体中的坏死组织逐渐被吸收，风湿细胞演变为纤维细胞，最终形成梭形小瘢痕。此期病变可持续 2 ~ 3 个月。

（二）心脏病变及病理临床联系

1.风湿性心内膜炎

风湿性心内膜炎病变主要侵犯心瓣膜，二尖瓣最常受累，其次为二尖瓣和主动脉瓣同时受累。肉眼观：受累瓣膜肿胀、增厚，瓣膜闭锁缘上形成单行排列、直径 1 ~ 2 mm 的疣状赘生物；镜下观：赘生物由血小板和纤维素构成的白色血栓，伴小灶状的纤维素样坏死。

2.风湿性心肌炎

风湿性心肌炎病变主要累及心肌间质的结缔组织。常表现为灶状间质性心肌炎，间质水肿，和少量的淋巴细胞浸润。病变常见于左心室、室间隔、左心房及左心耳等处。病变后期，阿绍夫小体纤维化，形成瘢痕。

二、亚急性感染性心内膜炎

（一）病因

亚急性感染性心内膜炎约 75 % 由毒力较弱的草绿色链球菌所引起，其次是肠球菌、革兰氏阴性杆菌引起，其特点是发生在已有病变的瓣膜上，常见于二尖瓣和主动脉瓣。

（二）病理变化

肉眼观：病变瓣膜增厚、变形，并发生溃疡，甚至穿孔，表面赘生物大小不一，呈息肉状或菜花状，质松脆，易破碎、脱落；镜下观：赘生物由血小板、纤维蛋白、细菌菌落、坏死组织、少量中性粒细胞组成。

第六章　呼吸系统疾病

◇ 知识框架

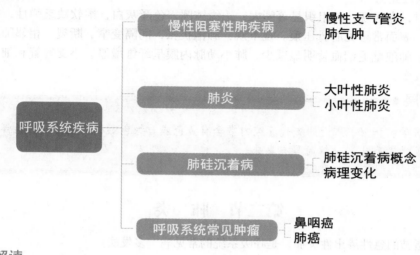

◇ 知识解读

第一节　慢性阻塞性肺疾病

慢性阻塞性肺疾病（COPD）是一组慢性气道阻塞性疾病的统称，共同点是肺实质和小气道受损，导致慢性气道阻塞、呼气阻力增加和肺功能不全。主要包括慢性支气管炎、支气管哮喘、肺气肿和支气管扩张等疾病。

一、慢性支气管炎

（一）定义

慢性支气管炎是指发生于支气管黏膜及其周围组织的慢性非特异性炎性疾病。

（二）病理变化

慢性支气管炎早期主要累及气管和大、中支气管，晚期病变沿支气管分支向纵深处发展，引起小、细支气管炎及其周围炎症。

（1）呼吸道黏液 – 纤毛排送系统受损，纤毛柱状上皮变性、坏死脱落，再生的上皮杯状细胞增多，并发生鳞状上皮化生。

（2）黏膜下腺体增生肥大和浆液性上皮发生黏液腺化生，导致分泌黏液增多。

（3）管壁充血水肿，淋巴细胞、浆细胞浸润。

（4）管壁平滑肌断裂、萎缩（喘息型者：平滑肌束增生、肥大），软骨可变性、萎缩或骨化。

二、肺气肿

（一）类型

根据病变部位、范围和性质的不同，可分为肺泡性肺气肿、间质性肺气肿及其他类型肺气肿。

（二）病理变化

肺气肿时，肉眼观：肺组织显著膨大，边缘钝圆，色泽灰白，柔软缺乏弹性，指压后压痕不易消退，表面常可见肋骨压痕。镜下观：肺泡扩张，间隔变窄、断裂，相邻肺泡融合成较大的囊腔。肺泡壁毛细血管明显减少，肺小动脉内膜呈纤维增厚。小支气管和细支气管可见慢性炎症改变。

> **知识拓展** ●●●●
>
> 支气管扩张时，扩大的支气管腔内常含有黄色或黄绿色黏稠的脓性或血性渗出物，并常因腐败菌寄生、分解而具有臭味。

第二节　肺　炎

肺炎是指肺的急性渗出性炎症，是呼吸系统的常见病、多发病。

一、大叶性肺炎

（一）临床表现

大叶性肺炎是肺炎球菌引起的以肺泡内弥漫性纤维素渗出为主的炎症，病变通常累及肺大叶的全部或大部。起病急骤，主要症状为寒战、高热、胸痛、呼吸困难和咳铁锈色痰，肺实变体征及外周血白细胞增多等。一般经 5～10 天，体温下降，症状消退。

（二）病理变化及病理临床联系

大叶性肺炎的主要病理变化为肺泡腔内的纤维素性炎，一般发生在单侧肺，多见于左肺或右肺下叶。典型病变分四期。

（1）充血水肿期：发病的第 1～2 天，病变肺叶肿胀，暗红色。镜下见肺泡间隔内毛细血管弥漫性扩张充血，肺泡腔内有大量的浆液性渗出液，其内混有少量的红细胞、中性粒细胞和巨噬细胞。渗出物中可检出肺炎球菌。

（2）红色肝样变期：发病后的第 3～4 天，肿大的肺叶充血呈暗红色，质地变实，切面灰红，似肝脏外观，称红色肝样变期。镜下见肺泡间隔内毛细血管仍处于扩张充血状态，而肺泡腔内则充满纤维素及大量红细胞，其间夹杂少量中性粒细胞和巨噬细胞。

（3）灰色肝样变期：发病后的第 5～6 天，肉眼观，病变肺叶仍肿大，但充血消退，由红色逐渐转变为灰白色，质实如肝，称灰色肝样变期。镜下见肺泡腔内渗出的纤维素增多，相邻肺泡纤维素经肺泡间孔互相连接的现象更为多见。

（4）溶解消散期：发病后 1 周左右进入该期。肺内实变病灶消失，病变肺组织质地较软。肺泡腔内中性粒细胞变性坏死，并释放出大量蛋白水解酶将渗出物中的纤维素溶解，由淋巴管吸收或经气道咳出。

二、小叶性肺炎

（一）概念

小叶性肺炎主要由细菌混合感染引起。以肺小叶为病变单位的急性化脓性炎症。其病变以细支气管为中心向其周围扩展，又称支气管肺炎。

（二）病理变化

小叶性肺炎主要由化脓性细菌引起，以肺小叶为病变单位的急性化脓性炎症。病变常以细支气管为中心，又称支气管肺炎。主要发生于儿童、体弱老人及久病卧床者。

肉眼观：双肺表面和切面散在分布灰黄、质实病灶，以下叶和背侧多见。镜下观：不同的发展阶段，病变的表现和严重程度不一致。严重时，病灶中中性粒细胞渗出增多，支气管和肺组织遭破坏，呈完全化脓性炎症改变。

小叶性肺炎的并发症远较大叶性肺炎多，且危险性也大，较常见的主要有呼吸功能不全、心力衰竭、脓毒血症、肺脓肿和脓胸等。

第三节　肺硅沉着病

肺尘埃沉着病是由于长期吸入有害粉尘在肺内沉着，引起以粉尘结节和肺纤维化为主要病变的常见职业病，简称尘肺。

一、肺硅沉着病概念

肺硅沉着病是在生产环境中由于长期吸入大量含游离二氧化硅（SiO_2）粉尘，并沉着于肺组织所引起的一种常见职业病。

二、病理变化

肺硅沉着病基本病变是肺组织内形成硅结节和弥漫性肺间质纤维化。肉眼观：硅结节境界清楚，呈圆形或椭圆形，灰白色，触之有砂砾感。晚期形成硅肺性空洞。镜下观：①细胞性结节：由吞噬硅尘的巨噬细胞局灶性聚积而成；②纤维性结节：由成纤维细胞、纤维细胞和胶原纤维排列呈同心圆状；③玻璃样结节：纤维性结节从中央开始发生玻璃样变。

第四节　呼吸系统常见肿瘤

一、鼻咽癌

病理变化：最常发生于鼻咽顶部、外侧壁及咽隐窝。肉眼观：早期局部黏膜粗糙或略隆起，后期呈结节型、菜花型、黏膜下浸润型或溃疡型肿块。

二、肺癌

肺癌是最常见的恶性肿瘤之一。肺癌的病因复杂，主要因素包括：吸烟、空气污染、职业因素及分子遗传学改变。

1.大体类型

（1）中央型（肺门型）：肺癌发生于主支气管或叶支气管，在肺门部形成肿块。此型最常见，占肺癌总数的 60 % ~ 70 %。早期病变气管壁可弥漫增厚或形成息肉状或乳头状肿物突向管腔，使气管腔狭窄或闭塞。随病情进展，肿瘤破坏气管壁向周围肺组织浸润、扩展，在肺门部形成包绕支气管的巨大肿块，同时，癌细胞经淋巴管转移至支气管和肺门淋巴结，肿大的淋巴结常与肺门肿块融合

（2）周围型：起源于肺段或其远端支气管，在靠近肺膜的肺周边部形成孤立的结节状或球形癌结节，直径为在 2 ~ 8 cm，占肺癌总数的 30 % ~ 40 %，常侵犯胸膜。

（3）弥漫型：较少见，仅占全部肺癌的 2 % ~ 5 %。起源于末梢的肺组织，弥漫性浸润生长，呈肺炎样外观，小结节状。

2. 组织学类型

（1）鳞状细胞癌：为肺癌中最常见的类型之一，其中 80 % ~ 85 % 为中央型肺癌。患者绝大多数为中老年男性且大多有吸烟史。多发生于段以上大支气管。

（2）腺癌：是女性肺癌最常见的类型，肺腺癌大多数为周围型肺癌，发生于较小支气管上皮，肿块通常位于胸膜下，境界不甚清晰，常累及胸膜，多伴纤维化和瘢痕形成。

（3）小细胞癌：小细胞癌是肺癌中分化最低、恶性度最高的一种。多为中央型，常发生于大支气管。镜下，癌细胞小，常呈圆形或卵圆形，似淋巴细胞，但体积较大；也呈梭形或燕麦形，胞质少，似裸核，癌细胞呈弥漫分布或呈片状、条索状排列，称燕麦细胞癌。

（4）大细胞癌：发生于大支气管，肿块常较大。常呈实性团块或片状，或弥漫分布。癌细胞体积大，胞质丰富，可见多数瘤巨细胞，此癌生长迅速，恶性度颇高，易发生远处转移。

（5）腺鳞癌：较少见，癌组织内有腺癌和鳞癌两种成分。

第七章　消化系统疾病

◇ 知识框架

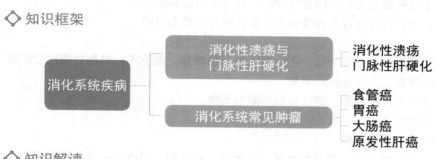

◇ 知识解读

第一节　消化性溃疡与门脉性肝硬化

一、消化性溃疡

病理变化：肉眼观，胃溃疡多发生于胃小弯侧近幽门处，胃窦部尤为多见。溃疡为圆形或椭圆形，溃疡边缘整齐，底部平坦干净，溃疡附近黏膜皱襞呈放射状向溃疡集中。镜下观：溃疡底部由内向外依次分为四层：渗出层、坏死层、肉芽组织层、瘢痕组织层。

二、门脉性肝硬化

病理变化：肉眼观，早中期，肝脏体积正常或略增大，质地稍硬。晚期，肝脏体积缩小，质地变硬，肝表面呈结节状，切面见结节呈圆形或椭圆形，周围纤维组织间隔多呈灰白色。镜下观：肝小叶结构破坏，被假小叶取代。假小叶内的肝细胞排列紊乱，可见变性、坏死及再生的肝细胞；中央静脉常缺如、偏位或两个以上；假小叶外周被纤维间隔包绕，纤维间隔内有数量不等的炎细胞浸润及小胆管增生。

第二节　消化系统常见肿瘤

一、食管癌

病理变化及类型：食管癌主要发生在三个生理狭窄部位，以中段最多。

1. 早期食管癌

肉眼观：癌变处黏膜轻度糜烂或表面呈颗粒状、微小的乳头状。镜下观：多数是鳞状细胞癌。

2. 中晚期食管癌（进展期癌）

中晚期食管癌分四型。

（1）髓质型：切面癌组织质地较软，似脑髓，色灰白，癌组织表面常有溃疡。

（2）蕈伞型：癌呈扁圆形肿块，突向食管腔，表面有浅溃疡，边缘外翻。

（3）溃疡型：表面形成溃疡，深达肌层，底部凹凸不平。
（4）缩窄型：癌组织质较硬。

二、胃癌

胃癌是由胃黏膜上皮和腺上皮发生的恶性肿瘤，好发于胃窦部小弯侧。

病理变化及类型：按病理变化进展程度分为早期胃癌与中晚期胃癌。

1. 早期胃癌

癌组织浸润仅限于黏膜层或黏膜下层，不论有无淋巴结转移。镜下观：早期胃癌比管状腺癌多见，其次为乳头状腺癌，未分化癌最少见。

早期胃癌肉眼形态可分为隆起型、表浅型和凹陷型三种。

2. 中晚期胃癌（进展期胃癌）

癌组织浸润超过黏膜下层的胃癌。

肉眼观：可分为三种类型：息肉型或蕈伞型、溃疡型、浸润型。镜下观：主要是腺癌，少数是未分化癌、腺鳞癌等。

三、大肠癌

病理变化及类型：直肠是大肠癌的好发部位，其次为乙状结肠，再次为盲肠及升结肠、降结肠和横结肠。

1. 大肠癌的肉眼观

肉眼观：大肠癌分四种类型：隆起型、溃疡型、浸润型和胶样型。

2. 大肠癌的镜下观

镜下观：大肠癌以管状腺癌、乳头状腺癌多见。

四、原发性肝癌

病理变化及类型：肉眼观，可分为早期和晚期肝癌。

（一）早期肝癌

早期肝癌是指单个癌结节直径 <3 cm 或两个癌结节合计最大直径 <3 cm，又称小肝癌。小肝癌多呈球形，界清，切面均匀一致，出血及坏死少见。

（二）晚期肝癌

1. 晚期肝癌的肉眼观

肉眼观，晚期肝癌分三型。

（1）巨块型：多位于肝右叶。切面癌组织常有坏死、出血。常有多少不等的卫星状癌结节。

（2）（多）结节型：最多见，常合并肝硬化。

（3）弥漫型：较为少见，癌组织在肝内弥散分布，结节不明显。

2. 晚期肝癌的镜下观

镜下观，晚期肝癌分三型。

（1）肝细胞癌：最多见。

（2）胆管细胞癌：较少见。

（3）混合细胞性肝癌：癌组织中具有肝细胞癌和胆管细胞癌两种结构。

第八章 泌尿系统疾病

◇ 知识框架

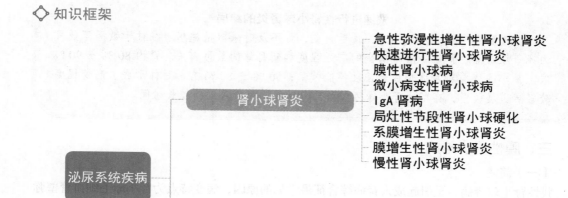

◇ 知识解读

第一节 肾小球肾炎

一、急性弥漫性增生性肾小球肾炎

（一）简述

急性弥漫性增生性肾小球肾炎是临床常见的肾炎类型。病变特点为弥漫性毛细血管内皮细胞和系膜细胞增生，伴有中性粒细胞和巨噬细胞浸润，又称毛细血管内增生性肾小球肾炎。

（二）病理变化

肉眼观：双侧肾对称性轻中度增大包膜紧张，表面充血、光滑，色较红，称大红肾。有时肾表面和切面有散在的出血点，称蚤咬肾。

镜下观：肾小球内皮细胞和系膜细胞明显增生、肿胀，肾小球体积增大，可见中性粒细胞和单核细胞浸润。

免疫荧光检查：显示肾小球内有颗粒状 IgG、IgM 和补体 C3 沉积。

二、快速进行性肾小球肾炎

（一）简述

组织学特征是肾小球的壁层上皮细胞增生，形成新月体，又称新月体性肾小球肾炎。

（二）病理变化

肉眼观：双侧肾体积增大，皮质表面常有点状出血。切面见皮质增厚。

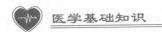

镜下观：新月体主要由增生的壁层上皮细胞和渗出的单核细胞构成，有中性粒细胞和淋巴细胞浸润。

免疫荧光检查：可见肾小球内有线形荧光或颗粒状荧光。

> **知识拓展** ●●●●
>
> **快速进行性肾小球肾炎的结局**
>
> 　　由于病变广泛，发展迅速，预后较差，如不及时采取措施患者往往于数周至数月内死于尿毒症。预后一般与病变的广泛程度和新月体的数量有关。肾内80%～90%以上肾小球皆有新月体形成者往往不能恢复；50%～80%有新月体形成、病变程度较轻者进展较慢，存留的肾小球可保留部分功能，患者可维持较长时间。

三、膜性肾小球病

（一）简述

膜性肾小球肾病，是引起成人肾病综合征最常见的原因，病变特点为肾小球毛细血管壁弥漫性增厚。

（二）病理变化

肉眼观：双肾肿大，色苍白，称"大白肾"。

光镜下：早期肾小球病变不明显，之后肾小球毛细血管壁弥漫性增厚。

电镜下：上皮细胞肿胀，足突消失，基膜与上皮之间有大量电子致密沉积物。沉积物之间基膜样物质增多，形成钉状突起。

四、微小病变性肾小球病

微小病变性肾小球病，好发于儿童。病变特点是弥漫性肾小球脏层上皮细胞足突消失。肉眼观，肾脏肿胀，颜色苍白。光镜下肾小球结构基本正常，肾小管上皮细胞内有脂质沉积。电镜观察肾小球基膜正常，无沉积物，弥漫性脏层上皮细胞足突消失。

五、IgA 肾病

IgA 肾病是全球范围内常见的肾炎类型。发病前常有上呼吸道、胃肠道或泌尿道感染。临床主要表现为反复发作的镜下或肉眼血尿。

六、局灶性节段性肾小球硬化

临床主要表现为肾病综合征。病变特点为部分肾小球的部分小叶发生硬化。本型肾炎预后较差，常进行性发展为慢性肾小球肾炎。

七、系膜增生性肾小球肾炎

临床可表现为肾病综合征。病变特点为弥漫性系膜细胞增生和系膜基质增多。

八、膜增生性肾小球肾炎

临床主要表现为肾病综合征。病变特点为肾小球基底膜增厚、肾小球细胞增生和系膜基质增多。分为Ⅰ型和Ⅱ型。

Ⅰ型多见，电镜下特点是系膜区和内皮细胞下出现电子致密沉积物。Ⅱ型少见，超微结构特点是大量块状电子密度极高的沉积物在基膜致密层呈带状沉积。

九、慢性肾小球肾炎

（一）简述

慢性肾小球肾炎是各种不同类型肾炎发展的最后阶段，预后差。病变特点为大量肾小球发生玻璃样变和硬化。

（二）病理变化

肉眼观：双肾对称性缩小，表面呈弥漫性细颗粒状，切面皮质变薄，皮质与髓质分界不清。

镜下观：大量肾小球发生玻璃样变和硬化，肾小管萎缩或消失。间质纤维化，并有大量淋巴细胞、浆细胞浸润。

第二节　肾盂肾炎

一、急性肾盂肾炎

（一）简述

急性肾盂肾炎是由细菌感染引起的肾盂、肾间质和肾小管的化脓性炎症。临床主要表现为高热、寒战、腰部酸痛、菌尿和脓尿等。

（二）病理变化

肉眼观：肾脏体积增大、表面充血，有散在、稍隆起的黄白色脓肿，切面可见脓肿不规则分布于肾皮质和髓质，肾盂黏膜充血、水肿，表面有脓性渗出物覆盖。

镜下观：肾盂黏膜和肾间质充血、水肿，大量中性粒细胞浸润，肾间质可见大小不等的脓肿，肾小管腔内中性粒细胞集聚和肾小管坏死。上行性感染者，病变始于肾盂；血源性感染者，病变首先累及肾皮质，病变发生于肾小球及其周围的间质。

二、慢性肾盂肾炎

病理变化：慢性肾盂肾炎可发生于单侧或双侧肾，病变特点是慢性间质性炎症、纤维化和瘢痕形成，并伴有肾盂和肾盏的纤维化和变形。

肉眼观：一侧或双侧肾脏体积缩小，出现不规则的瘢痕。肾脏瘢痕数量多少不等，分布不均，多见于肾的上下极。

镜下观：镜下表现为局灶性的淋巴细胞、浆细胞浸润和间质纤维化。部分区域肾小管萎缩，部分区域肾小管扩张。

第九章　乳腺及生殖系统疾病

◇ 知识框架

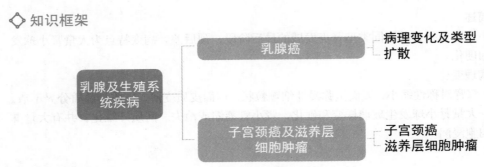

◇ 知识解读

第一节　乳腺癌

乳腺癌是源自乳腺终末导管小叶单位的上皮性恶性肿瘤。

一、病理变化及类型

乳腺癌组织形态十分复杂，类型较多，大致上分为非浸润性癌和浸润性癌两大类。

1. 非浸润性癌

（1）导管原位癌：导管明显扩张，癌细胞局限于扩张的导管内，导管基膜完整。导管原位癌可分为低级别、中级别和高级别。

（2）小叶原位癌：扩张的乳腺小叶末梢导管和腺泡内充满呈实体排列的肿瘤细胞，小叶结构尚存；细胞体积较导管内癌的细胞小，大小形状较为一致，核圆形或卵圆形，核分裂象罕见。约 30 % 的小叶原位癌累及双侧乳腺，常为多中心性。

2. 浸润性癌

（1）浸润性导管癌：乳腺癌最常见的类型。

肉眼观：肿瘤呈灰白色，质硬，切面有砂粒感，无包膜，与周围组织分界不清，活动度差。

镜下观：癌细胞排列呈巢状或条索状，或伴有少量腺样结构。

（2）浸润性小叶癌：由小叶原位癌穿透基膜向间质浸润所致，占乳腺癌的 5 % ~ 10 %。癌细胞呈单行串珠状或细条索状浸润于纤维间质之间，或环形排列在正常导管周围。

二、扩散

癌细胞可沿乳腺导管直接蔓延，可累及相应的乳腺腺泡，或者沿导管周围组织间隙向周围扩散到脂肪组织。

乳腺癌最常见的转移途径是淋巴道转移，首先转移至同侧腋窝淋巴结，随病变进展，渐转移至锁骨上下淋巴结；乳房内上象限乳腺癌常转移至乳内动脉旁淋巴结、纵隔淋巴结。晚期可发生血道转移。

第二节 子宫颈癌及滋养层细胞肿瘤

一、子宫颈癌

子宫颈癌是女性最常见的恶性肿瘤之一。病理变化：子宫颈癌易发生在宫颈阴道部鳞状上皮与柱状上皮交界部位，组织来源是鳞状上皮及柱状上皮下的储备细胞。

1. 子宫颈癌肉眼观

子宫颈癌肉眼观分四型。

（1）糜烂型：病变区黏膜鲜红，颗粒状，触之易出血。

（2）外生菜花型：癌组织呈外生性生长，呈乳头状或菜花状，常有溃疡。

（3）内生浸润型：癌组织呈浸润性生长，病变区子宫颈增厚变硬。

（4）溃疡型：表面癌组织严重坏死、脱落形成较深的溃疡。

2. 子宫颈癌镜下观

子宫颈癌镜下观分为鳞癌和腺癌。

子宫颈鳞状细胞癌，约占95％。原位癌细胞由表面沿基底膜伸入腺体内，癌细胞未浸润到固有膜。早期浸润癌是原位癌突破基底膜形成一些不规则的癌细胞条索或小团块，深度不超过基底膜下5 mm。浸润癌是原位癌突破基底膜，浸润深度超过基底膜下5 mm。

二、滋养层细胞肿瘤

（一）葡萄胎

葡萄胎是一种胎盘绒毛的良性病变。病变局限于宫腔内，不侵入肌层。

肉眼观：宫腔内充满有蒂相连的薄壁、透明、囊性、内含清液的葡萄样物质，大小不一。

镜下观：绒毛间质高度水肿，绒毛间质血管稀少或消失，滋养层细胞不同程度的增生。

（二）侵蚀性葡萄胎

侵蚀性葡萄胎又称恶性葡萄胎，多继发于葡萄胎之后。

病理变化：

肉眼观：水泡状绒毛局限性浸润子宫肌层，造成出血、结节性坏死，有时可出现紫蓝色坏死结节。

镜下观：子宫肌层内可见完整的水泡状绒毛，滋养层细胞增生程度及异型性均较葡萄胎明显。

（三）绒毛膜癌

绒毛膜癌是滋养层细胞发生的高度恶性肿瘤，简称绒癌。

1. 病理变化

肉眼观：子宫底有一个或多个紫蓝色息肉状、出血性软结节，质脆，突向宫腔，切面呈暗红色血腔。

镜下观：癌组织由分化不良的细胞滋养层和合体细胞滋养层两种瘤细胞组成，两种瘤细胞分化差，异型性明显，核分裂象常见。

2. 扩散

血道转移是绒癌最常见的转移方式，以阴道壁和肺转移最常见，其次为脑、肝等。

第十章　常见传染病及寄生虫病

◇ 知识框架

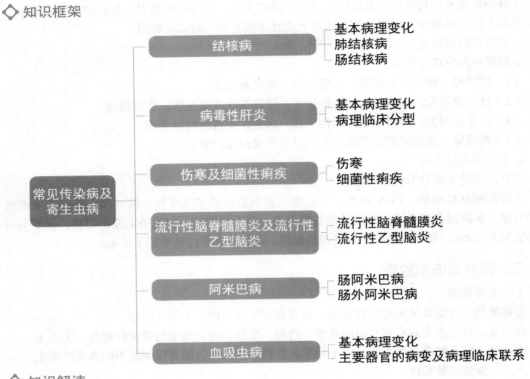

◇ 知识解读

第一节　结核病

结核病是由结核杆菌引起的一种常见慢性肉芽肿性炎症。其典型病变为结核结节形成，伴有不同程度的干酪样坏死。以肺结核最为多见。

一、基本病理变化

结核病是一种慢性炎症，具有渗出、增生、坏死三种基本病变。

（一）以渗出为主的病变

当细菌数量多、毒力强，机体的免疫力低和变态反应明显时，常出现渗出性病变。好发于肺、浆膜、滑膜、脑膜等处。渗出的成分主要是浆液和纤维素性炎，渗出液和巨噬细胞中可查到结核杆菌。

（二）以增生为主的病变

当细菌量少、毒力低或机体的免疫力强时，发生以增生为主的病变。形成具有诊断特征的结核性肉芽肿，结核结节是由上皮样细胞、朗汉斯巨细胞加上外周集聚的淋巴细胞和少量反应性增生的成纤维细胞构成。结核结节中央可发生干酪样坏死。

（三）以坏死为主的病变

当细菌量多、毒力强、机体免疫力低下或变态反应强烈时，发生干酪样坏死，镜下为红染无结构的颗粒状物。由于坏死物质中含脂质较多而呈淡黄色，均匀细腻，质地较实，状似奶酪，故称干酪样坏死。

二、肺结核病

（一）原发性肺结核病

病理变化：结核杆菌被吸入肺后，最先引起的病变称为原发灶，最初位于通气较好的肺上叶下部、下叶上部，在靠近胸膜处。病灶中央部位发生干酪样坏死。肺的原发灶、肺门淋巴结结核和淋巴管炎三者合称原发综合征，为原发性肺结核病的特征性病变。X 射线下呈哑铃状阴影。

知识拓展 ●●●●

原发性肺结核的发展和结局

（1）淋巴道播散：浅表淋巴结结核穿破皮肤，形成经久不愈的窦道。

（2）血道播散：多为原发性肺结核病的播散方式。

①全身粟粒性结核病。

②肺粟粒性结核病：常为全身粟粒性结核病的一部分，有时可仅局限于肺内。

③肺外器官结核病：是原发性肺结核病经血道播散的后果。当机体抵抗力强时，少量进入血液中的结核杆菌在骨、肾、脑等器官潜伏下来，成为日后肺外器官结核病的来源。

（二）继发性肺结核病

继发性肺结核病是指人体再次感染结核杆菌而发生的肺结核病。

1.局灶型肺结核

局灶型肺结核为继发性肺结核的早期病变。直径为 0.5 ~ 1 cm，镜下病变以增生为主，中央为干酪样坏死。

2.浸润型肺结核

浸润型肺结核是最常见的类型，可由局灶型肺结核发展而来。病变以渗出为主，中央可见干酪样坏死。X 射线示锁骨下可见缘模糊的絮状阴影，可通过吸收、纤维化、钙化而痊愈。

3.慢性纤维空洞型肺结核

慢性纤维空洞型肺结核多在浸润型肺结核急性空洞的基础上经久不愈发展而来。

（1）肺内有一个或多个厚壁空洞，空洞多位于肺上叶。镜下观，洞壁分三层：内层为干酪性坏死物，其中有大量结核杆菌；中层为结核性肉芽组织；外层为纤维结缔组织。

（2）同侧或对侧肺组织，特别是肺小叶可见由支气管播散引起的很多新旧不一，大小不等的病灶。

（3）后期肺组织严重破坏，广泛纤维化，使肺缩小、变形，严重影响肺功能。

4.干酪性肺炎

镜下主要为大片干酪样坏死灶。肺泡腔内有大量浆液纤维蛋白性渗出物。根据病灶范围的大小分小叶性和大叶性干酪性肺炎。病情危重。

5. 结核球

浸润型肺结核的干酪样坏死灶纤维包裹；亦可由于结核空洞的引流支气管被阻塞后，空洞由干酪样坏死物质填满而成；或由多个结核病灶融合而成。多位于肺的上叶，一般为单个。

6. 结核性胸膜炎

结核性胸膜炎按病变性质分为湿性和干性两种。

（1）湿性结核性胸膜炎：又称渗出结核性胸膜炎，多见于年轻人。病变主要为浆液纤维素性炎。

（2）干性结核性胸膜炎：又称增生性结核性胸膜炎，常发于肺尖。病变以增生为主，病变往往呈局限性，是由肺膜下结核病灶直接蔓延到胸膜所致。

三、肠结核病

肠结核病病变多发生在回盲部，依其病变特点不同分为两型。

1. 溃疡型

较多见，典型的肠结核溃疡多呈环形，其长轴与肠腔长轴垂直。边缘参差不齐，溃疡底部为干酪样坏死及结核性肉芽组织。溃疡愈合后由于瘢痕形成和纤维收缩而致肠腔狭窄。

2. 增生型

较少见，以肠壁大量结核性肉芽组织形成和纤维组织增生为其病变特征。

第二节　病毒性肝炎

病毒性肝炎是一组由肝炎病毒引起的，以肝实质细胞变性、坏死为主要病变特征的常见传染病。

一、基本病理变化

（一）肝细胞变性、坏死

1. 肝细胞变性

（1）细胞水肿：为最常见变性病变。开始表现为细胞肿大，胞质疏松呈网状半透明，称为胞质疏松化；进一步发展，肝细胞呈圆球形，胞质几乎完全透明时，称气球样变性。

（2）嗜酸性变：往往累及单个或数个肝细胞，散在肝小叶内。胞质水分脱失浓缩，体积变小，嗜酸性增强。细胞染色较深。

2. 肝细胞坏死

肝细胞有两种坏死。

（1）凋亡：由嗜酸性变发展而来，胞质浓缩，核也浓缩消失，形成深红色的圆形小体，称为嗜酸性小体或凋亡小体。

（2）溶解坏死：按其坏死的程度及范围可分为四种：①点状坏死，临床上多见于急性普通型肝炎；②碎片状坏死，多见于慢性肝炎；③桥接坏死，常见于较重的慢性肝炎；④亚大块及大块坏死，多见于重型肝炎。

（二）肝细胞再生及间质反应性增生

（1）肝细胞再生：坏死的肝细胞由周围的肝细胞通过直接或间接分裂再生而修复。

（2）间质反应性增生：包括库普弗细胞（Kupffer cell）、间叶细胞和成纤维细胞增生。

二、病理临床分型

（一）急性（普通型）病毒性肝炎

病理变化：

肉眼观：肝体积增大，质较软，表面光滑。

镜下观：肝细胞广泛变性，以肿胀变性和气球样变为主。坏死轻微，可见点状坏死与嗜酸性小体，肝小叶内与门管区少量炎细胞浸润。

（二）慢性（普通型）病毒性肝炎

1. 轻度慢性肝炎

肝细胞变性，点状坏死，门管区少量慢性炎细胞浸润，肝小叶结构完整。

2. 中度慢性肝炎

肝细胞坏死明显，形成中度碎片状坏死和特征性的桥接坏死。肝小叶内纤维间隔形成，小叶结构大部分完整。

3. 重度慢性肝炎

形成重度碎片状坏死，桥接坏死更严重。门管区周围纤维间隔或桥接纤维化形成。

（三）重型病毒性肝炎

1. 急性重型肝炎

病理变化：

肉眼观：肝体积显著缩小，切面呈黄色或红褐色，又称急性黄色肝萎缩或急性红色肝萎缩。

镜下观：肝细胞大片坏死，库普弗细胞增生、肥大，并吞噬细胞碎屑及色素。肝小叶内和门管区有多量淋巴细胞、巨噬细胞浸润，残存肝细胞再生不明显。

2. 亚急性重型肝炎

病理变化：

肉眼观：肝体积缩小。

镜下观：肝细胞大片坏死，有明显的肝细胞结节状再生。肝小叶结构破坏，炎细胞浸润明显。

第三节　伤寒及细菌性痢疾

一、伤寒

（一）简述

伤寒是由伤寒杆菌引起的一种急性传染病。病变的主要特点为全身单核巨噬细胞系统增生，尤以回肠末段淋巴组织病变最为明显。

（二）病理变化

肠道病变以回肠下段集合淋巴小结和孤立淋巴小结的病变最显著。按病变可分四期，每期大约持续1周。

（1）髓样肿胀期：发病的第1周，以集合淋巴小结病变最为显著。

（2）坏死期：发病的第2周，多种原因致病灶局部肠黏膜坏死。

（3）溃疡期：发病的第 3 周，坏死肠黏膜脱落后形成溃疡。溃疡边缘隆起，底部不平，在集合淋巴小结发生的溃疡，其长轴与肠腔的长轴平行。

（4）愈合期：为发病的第 4 周，溃疡处肉芽组织增生将其填平，溃疡边缘上皮再生覆盖而愈合。

> **知识拓展** ●●●●
>
> **伤寒的临床病理联系**
>
> 由于毒血症和败血症，患者出现持续高热；
> 中毒性心肌炎可引起相对缓脉；
> 肠道病变引起食欲减退、腹部不适、右下腹痛等临床表现；
> 粪便细菌培养在病程第 2 周起为阳性且逐渐增高，在第 3 ～ 5 周阳性率可达 85%；
> 若伤寒杆菌在患者胆囊内长期繁殖可成为慢性带菌者；
> 肠出血可发生失血性休克；
> 肠穿孔可引起弥漫性腹膜炎。

二、细菌性痢疾

细菌性痢疾是由痢疾杆菌引起的一种假膜性肠炎，简称菌痢。病变多局限于结肠，以大量纤维素渗出形成假膜为特征，假膜脱落伴有不规则浅表溃疡形成。

病理变化：细菌性痢疾主要发生于大肠，尤以直肠和乙状结肠为重。可分为三种类型。

（一）急性细菌性痢疾

初期的急性卡他性炎，随后的特征性假膜性炎和溃疡形成，最后愈合。大约 1 周假膜开始脱落，形成大小不等，形状不一的"地图状"溃疡，溃疡多较表浅。

（二）慢性细菌性痢疾

病程持续超过 2 个月以上者，称为慢性菌痢。肠道病变此起彼伏，新旧病变常交替发生。其边缘的黏膜常过度增生并形成息肉。由于肠壁反复损伤，使肠壁呈不规则增厚、变硬甚至引起肠狭窄。

（三）中毒性细菌性痢疾

细菌性痢疾中最严重的一型。其特点是发病急骤，肠道病变和症状不明显，但出现严重的全身中毒症状。肠道病变常表现为卡他性炎或滤泡性肠炎，可出现全身脏器的病变。

第四节　流行性脑脊髓膜炎及流行性乙型脑炎

一、流行性脑脊髓膜炎

流行性脑脊髓膜炎是由脑膜炎双球菌引起的脑脊髓膜的急性化脓性炎症，简称流脑。病理变化一般分为三期。

1. 上呼吸道感染期

主要为黏膜充血水肿，少量中性粒细胞浸润，分泌物增多。

2. 败血症期

大部分患者的皮肤、黏膜出现瘀点、瘀斑，血培养可阳性。出血处刮片也常可找到脑膜炎双球菌。

3. 脑膜炎症期

此期的特征性病变是脑脊髓膜的化脓性炎症。

肉眼观：脑脊髓膜血管高度扩张、充血，蛛网膜下隙有脓性渗出物堆集，脑沟、脑回因脓性渗出物覆盖而模糊不清。

镜下观：蛛网膜下隙增宽，内含大量中性粒细胞，血管高度扩张充血。

二、流行性乙型脑炎

流行性乙型脑炎是由乙型脑炎病毒感染引起的急性传染病，简称乙型脑炎。

病理变化：病变主要发生在脑脊髓实质，以大脑皮质、基底核、视丘最为严重；脊髓病变最轻，常仅限于颈段脊髓。

肉眼观：软脑膜充血，脑回宽，脑沟窄，切面可见点状出血。

镜下观：①神经细胞变性坏死，严重时，出现核固缩、核溶解，可见卫星现象和噬神经细胞现象；②软化灶形成：神经组织坏死，质地疏松，形成染色较浅的镂空筛网状病灶，称为筛状软化灶；③血管改变和炎症反应：脑内血管明显扩张、充血，形成以淋巴细胞、单核细胞和浆细胞为主的炎细胞浸润；④胶质细胞增生：小胶质细胞增生明显，形成小胶质细胞结节。

第五节　阿米巴病

阿米巴病是由溶组织内阿米巴原虫感染人体引起的一种寄生虫病。

一、肠阿米巴病

肠阿米巴病是由溶组织内阿米巴寄生于结肠引起的疾病，主要累及结肠。

病理变化：肠阿米巴病主要病变部位是盲肠、升结肠，其次为乙状结肠和直肠。其基本病变是组织溶解为主的变质性炎症，病变可分为急性期和慢性期。

（一）急性期病变

肉眼观：肠黏膜表面可形成多个灰黄色小点，中心部有针头大小的坏死或浅表溃疡。病变进展时，坏死灶呈圆形纽扣状。病变易向四周蔓延，引起更广泛的组织坏死，坏死组织脱落后形成口小底大的烧瓶状溃疡。

镜下观：液化性坏死呈无结构的淡红色。在坏死组织和正常组织交界处常有零星或成群的大滋养体，呈圆形，胞质略呈嗜碱性。

（二）慢性期病变

特点是组织坏死、溃疡、肉芽组织增生和瘢痕形成同时并存。肠壁增厚、变硬引起肠腔狭窄。局部肉芽组织增生过多形成局限性包块，称为阿米巴肿。多见于盲肠。

二、肠外阿米巴病

肠外阿米巴病最常见的并发症多发生于肝、肺和脑，可出现阿米巴肝脓肿。

肉眼观：脓肿大小不等，脓肿内容物呈棕褐色果酱样。

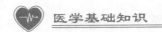

镜下观：脓腔内为液化坏死淡红色无结构物质，脓肿壁有不等量尚未彻底液化坏死的组织，有少许炎细胞浸润。坏死组织与正常组织交界处可查见阿米巴滋养体。

第六节　血吸虫病

血吸虫病是由血吸虫寄生于人体引起的寄生虫病。

一、基本病理变化

虫卵引起的病变是血吸虫病的最主要病变，对机体造成的危害最严重。

1.急性虫卵结节

急性虫卵结节：是由成熟虫卵引起的一种急性坏死、渗出性病灶。虫卵周围是一片无结构的颗粒状坏死物质及大量嗜酸性粒细胞浸润。因其病变类似脓肿，故也称为嗜酸性脓肿。

肉眼观：为灰黄色粟粒至绿豆大的小结节。

镜下观：结节中央为成熟虫卵，虫卵表面附有放射状火焰样嗜酸性物质。

2.慢性虫卵结节

急性虫卵结节经 10 余天后，虫卵内毛蚴死亡，由它分泌的抗原物质消失，病灶内坏死物质逐渐被巨噬细胞清除，虫卵崩解、破裂。

二、主要器官的病变及病理临床联系

（一）结肠

急性期，虫卵沉着在结肠黏膜及黏膜下层，形成急性虫卵结节。虫卵反复沉积，导致肠壁增厚变硬或息肉状增生，严重者引起肠梗阻。此外，部分病例肠黏膜萎缩，皱襞消失，部分呈息肉状增生，少数病例可并发管状或绒毛状腺瘤甚至腺癌。

（二）肝

虫卵随门静脉血流到达肝脏，病变主要在汇管区，以左叶更为明显。

肉眼观：肝脏轻度增大，表面和切面可见多个粟粒或绿豆大的结节，呈灰白或灰黄色。镜下观：汇管区周围可见大量急性虫卵结节，肝细胞可因受压而发生萎缩，也可发生变性和小灶性坏死。

●●●●●跟踪训练

一、单项选择题

1.从组织学上判断细胞坏死的主要依据是（　　）。

A.细胞核的变化　　　　　　　　　　B.细胞质的变化

C.细胞器的变化　　　　　　　　　　D.细胞膜的变化

2.下列属于永久性细胞的是（　　）。

A.肝细胞　　　　　　　　　　　　　B.表皮细胞

C.神经细胞　　　　　　　　　　　　D.造血细胞

3.可以发生出血性梗死的人体器官是（　　）。

A.心，肠　　　　　B.肾，肠　　　　C.肾，心　　　　D.肺，肠

4.炎症的基本病理变化包括局部组织的变质、（　　）和增生。

A.化生　　　　　B.萎缩　　　　　C.渗出　　　　　D.坏死

5. 风湿性心内膜炎最常累及的部位是（　　）。

A. 主动脉瓣 　　　　　　　　　　　　B. 三尖瓣

C. 心肌间质的结缔组织　　　　　　　D. 二尖瓣

6. 硅肺是因长期吸入大量含游离二氧化硅的粉尘沉着于肺部引起的一种常见职业病，（　　）是硅肺的特征性病变。

A. 硅结节 　　　　　　　　　　　　　B. 肺间质纤维化

C. 异物肉芽肿　　　　　　　　　　　D. 硅肺空洞

7. 胃溃疡最常发生的部位（　　）。

A. 胃大弯近幽门部　　　　　　　　　B. 胃小弯近幽门部

C. 胃体部　　　　　　　　　　　　　D. 胃贲门部

8. 下列哪项不是慢性肾盂肾炎的病变特点（　　）。

A. 肾小球内新月体形成　　　　　　　B. 肾脏出现不规则的瘢痕

C. 肾小球球囊周围纤维化　　　　　　D. 肾小管 - 间质的慢性炎症

二、多项选择题

1. 下列关于干性坏疽的描述哪项是正确的是（　　）。

A. 动脉受阻而静脉回流通畅

B. 多发生于与外界组织相通的内脏，如肠、肺等

C. 病变部位干涸皱缩，呈黑褐色

D. 病变与周围健康组织之间有明显的分界线

2. 下列哪些器官易发生贫血性梗死（　　）。

A. 心 　　　　　　　B. 脾 　　　　　　　C. 肾 　　　　　　　D. 小肠

三、简答题

1. 试比较脓肿与蜂窝织炎的异同。

2. 试述急性感染性心内膜炎与亚急性感染性心内膜炎瓣膜病变的病理学区别。

参考答案及解析

一、单项选择题

1. A 【解析】坏死的基本病变包括：细胞核的变化、细胞质的变化及间质的变化三部分。其中细胞核的变化是细胞坏死的重要标志，主要有三种形式：核固缩；核碎裂；核溶解。

2. C 【解析】根据细胞再生能力的强弱可分为不稳定细胞、稳定细胞和永久性细胞三类。永久性细胞又称非分裂细胞，即再生能力非常微弱或基本上无再生能力的细胞，如神经细胞、骨骼肌细胞和心肌细胞。

3. D 【解析】梗死是指机体局部组织、器官的动脉血流阻塞、血流停滞导致缺氧而发生的坏死。梗死分为贫血性梗死和出血性梗死两类。出血性梗死主要见于肺和肠等有双重血管供血、血管吻合支丰富或组织疏松的器官。

4. C 【解析】炎症是指具有血管系统的活体组织对损伤因子的刺激所发生的防御反应为主的基本病理过程。炎症的基本病理变化包括为局部组织的变质、渗出和增生。

5. D 【解析】风湿性心内膜炎病变主要侵犯心瓣膜，二尖瓣最常受累，其次为二尖瓣和主动脉瓣同时受累。

6. A 【解析】肺硅沉着症基本病变是肺组织内形成硅结节和弥漫性肺间质纤维化。

7. B 【解析】胃溃疡和胃癌多发生于胃的幽门窦近胃小弯处。

8. A 【解析】慢性肾盂肾炎可发生于单侧或双侧肾，病变特点是慢性间质性炎症、纤维化和瘢痕形成，并伴有肾盂和肾盏的纤维化和变形。

二、多项选择题

1. ACD 【解析】坏疽可分为干性坏疽和湿性坏疽。干性坏疽常见于动脉阻塞但静脉回流尚通畅的四肢末端。坏死区干燥、皱缩，呈黑色，与正常组织分界清楚。

2. ABC 【解析】梗死分为贫血性梗死和出血性梗死两类。贫血性梗死多发生于组织较致密而侧支循环不充足的实质器官，如心、肾、脾、脑等。

三、简答题

1. 脓肿为局限性化脓性炎症，可发生于皮下和内脏，主要由金黄色葡萄球菌引起。

坏死组织液化形成含有脓液的腔，有时周围形成明显的脓肿膜。蜂窝织炎是疏松结缔组织的弥漫性化脓性炎，常发生于皮肤、肌肉和阑尾，主要由溶血性链球菌引起，细菌易于通过组织间隙和淋巴管扩散，炎症的全身表现明显。

2. 急性感染性心内膜炎由致病力强的化脓菌引起，病变多发生在原来无病变的心瓣膜上，病情急，发展快，病程短，死亡率高。亚急性感染性心内膜炎由致病力相对较弱的病原体所致，一般发生在原来有病变的瓣膜上，病程较长，常由医源性操作引起。

第五部分 药理学

第一章 药物效应动力学

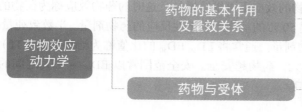

◇ 知识解读

第一节 药物的基本作用及量效关系

一、药物作用与药理效应

药物作用指药物对机体的初始作用，是动因。药理效应是药物作用的结果，是机体反应的表现。药物作用的基本方式有两种，功能的提高称为兴奋，功能的降低称为抑制。药物作用还具有选择性，有的药物只影响机体的一种功能，而有的则可影响机体的多种功能。

二、药物作用的治疗效果

药物作用的治疗效果是指药物作用的结果有利于改变患者的生理、生化功能或病理过程，使患病的机体恢复正常。药物作用的结果，包括治疗作用和不良反应。

（一）治疗作用

1. 对因治疗：用药目的在于消除原发致病因子，彻底治愈疾病的治疗称为对因治疗。

2. 对症治疗：用药目的在于改善症状，挽救患者生命的治疗，称为对症治疗。

（二）不良反应

凡与用药目的无关，并给患者带来不适甚至痛苦的药物反应称为不良反应。

（1）副反应：在治疗剂量下出现的与治疗目的无关的药理效应。例如，阿托品用于解除胃肠痉挛时，可引起口干、心悸、便秘等副反应。

（2）毒性反应：是指在剂量过大或药物在体内蓄积过多时发生的危害性反应，一般比较严重。毒性反应一般是可以预知的，应该避免发生。

（3）后遗效应：是指停药后血药浓度已降至最小有效浓度以下时还残存的药理效应。

（4）停药反应：突然停药后原有疾病或症状加剧称为停药反应。

（5）变态反应：变态反应是一类免疫反应，也称过敏反应。常为非肽类药物作为半抗原与机体蛋白结合为抗原后，经过接触10天左右敏感化过程而发生的反应。

（6）特异质反应：少数特异体质的患者对某些药物反应特别敏感，反应性质能与常人不同，但与药物固有的药理作用基本一致，反应严重程度与剂量成比例，药理拮抗药救治可能有效。这种反应不是免疫反应，所以不需预先敏化过程。

三、药物的量效关系

药理效应与剂量在一定范围内成比例，这就是药物的剂量－效应关系（简称量－效关系）。最小有效剂量或最小有效浓度，即刚能引起药物效应的最小药量或最小药物浓度，亦称阈剂量或阈浓度。随着药物剂量或浓度的增加，药物的效应也相应增加，当药物的效应增加到一定程度后，增加药物的剂量或浓度，药物的效应不再继续增加，这时的药物效应称为药物的最大效应。半数有效量（ED_{50}）是指能引起50％的动物产生阳性反应的药物剂量。半数致死量（LD_{50}）是指能引起50％的动物死亡的药物剂量。通常将LD_{50}/ED_{50}的比值称为治疗指数（TI），来表示药物的安全性，一般治疗指数越大，药物越安全。安全范围常以$ED_{95} \sim LD_{5}$之间的距离来表示，距离越大，药物的安全性越高。

第二节　药物与受体

一、受体的概念

受体是一类介导细胞信号转导的功能蛋白质，能识别周围环境中某种微量化学物质，首先与之结合，并通过中介的信息放大系统，触发后续的生理反应或药理效应。

二、受体的特性

灵敏性：受体只需与很低浓度的配体结合就能产生显著的效应。特异性：引起某一类型受体兴奋反应的配体的化学结构非常相似，但不同光学异构体的反应可以完全不同。同一类型的激动药与同一类型的受体结合时产生的效应类似。饱和性：受体数目是一定的，因此配体与受体结合的剂量反应曲线具有饱和性，作用于同一受体的配体之间存在竞争现象。可逆性：配体与受体的结合是可逆的，配体与受体复合物可以解离，解离后可得到原来的配体而非代谢物。多样性：同一受体可广泛分布到不同的细胞而产生不同效应，受体多样性是受体亚型分类的基础，受体受生理、病理及药理因素调节，经常处于动态变化之中。

三、作用于受体的药物分类

（一）激动药

药物与受体相互作用的前提是必须具有受体亲和力，而要产生药理效应则要有内在活性。既有受体亲和力又有内在活性的药物称为激动药，它们能与受体结合并激动受体产生药理效应。

（二）拮抗药

能与受体结合，具有较强亲和力而缺乏内在活性的药物称为拮抗药。拮抗药又可以分为竞争性拮抗药和非竞争性拮抗药。

第二章　药物代谢动力学

◇ 知识框架

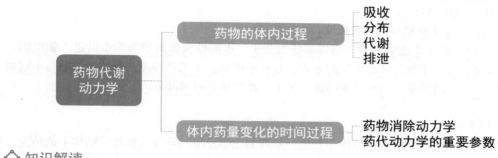

◇ 知识解读

第一节　药物的体内过程

药物的体内过程是指药物经各种途径进入机体到最终排出体外的过程，包括药物的吸收、分布、生物转化和排泄四个过程。

一、吸收

药物的吸收是指药物自用药部位进入血液循环的过程。血管外给药途径均存在吸收过程。

1. 口服给药

口服给药是最常用的给药途径，小肠是主要吸收部位。胃肠道吸收的药物在到达全身血液循环之前，被肠壁和肝脏部分代谢，使最终进入全身血液循环内的有效药物量减少，这种现象称为首过消除，又称首过代谢或首过效应。

2. 注射给药

静脉注射可使药物迅速而准确地进入全身血液循环，没有吸收过程。肌内注射及皮下注射药物可经毛细血管以简单扩散和滤过方式吸收。

3. 呼吸道吸入给药

肺泡表面积大，血流量大，药物到达肺泡后，吸收迅速，气体及挥发性药物直接通过肺泡而进入体循环。

4. 局部给药

目的是在皮肤、眼、鼻、咽喉和阴道等部位产生局部作用。

5. 舌下给药

可在很大程度上避免首过消除。

给药途径可影响药物吸收、效应产生的速度和维持时间。药物产生效应的速度通常是：气雾吸入 > 舌下给药 > 肌内注射 > 皮下注射 > 口服给药 > 皮肤给药。

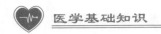

二、分布

药物吸收后从血液循环到达机体组织器官的过程称为药物的分布。影响药物分布的因素有以下几个方面。

（1）血浆蛋白的结合率。

（2）组织器官血流量。

（3）组织细胞结合。

（4）体液的 pH 值和药物的解离度。

（5）体内屏障。①血脑屏障：阻碍某些大分子、水溶性或解离型药物难以进入脑组织，只有脂溶性高的药物才能以被动扩散的方式通过血脑屏障。②胎盘屏障：是胎盘绒毛与子宫血窦间的屏障。③血眼屏障：血液与视网膜、房水、玻璃体之间的屏障。

三、代谢

药物吸收后在体内经酶或其他作用发生一系列的化学反应，导致药物化学结构上的转变，又称为生物转化。药物代谢是药物在体内作用消除的重要途径。药物在体内进行代谢的器官主要是肝脏。

四、排泄

排泄是指药物以原形或代谢产物的形式经不同途径排出体外的过程，是药物体内消除的重要组成部分。

（1）肾脏排泄：肾脏是最重要的排泄器官，机体内的绝大多数代谢产物都是通过肾脏排出体外的。

（2）消化道排泄：药物可通过胃肠道壁脂质膜自血浆内以简单扩散方式排入胃肠腔内，位于肠上皮细胞膜上的 P- 糖蛋白也可直接将药物及其代谢产物从血液内分泌排入肠道。

（3）其他途径排泄：一些药物可以通过乳汁、唾液、汗液和泪液等途径排泄。

第二节　体内药量变化的时间过程

一、药物消除动力学

药物在体内的消除动力学包括零级动力学和一级动力学。

（一）零级动力学

单位时间内药物在体内按照恒定的速率消除，称为零级动力学消除。不论血浆药物浓度高低，单位时间内消除的药物量不变。

（二）一级动力学

单位时间内体内药物按照恒定的比例消除，称为一级动力学消除。单位时间内的消除量与血浆药物浓度成正比。

知识拓展 ●●●●

混合消除动力学

　　一些药物在体内可表现为混合消除动力学，即在低浓度或低剂量时，按一级动力学消除，达到一定高浓度或高剂量时，因消除能力饱和，单位时间内消除的药物量不再改变，按零级动力学消除，如苯妥英钠、水杨酸、乙醇等。

二、药代动力学的重要参数

（一）生物利用度（F）

生物利用度是指血管外给药后，药物能够进入血液循环的相对量和速度，是衡量药物制剂质量的一个重要指标。

（二）清除率（CL）

清除率是机体消除器官在单位时间内清除药物的血浆容积，即单位时间内有多少体积血浆中所含药物被机体清除，是体内肝脏、肾脏和其他所有消除器官清除药物的总和。

（三）消除半衰期（$t_{1/2}$）

药物消除半衰期是指血浆药物浓度下降一半所需要的时间，它反映体内药物消除速度。

第三章　胆碱受体激动药

◇ 知识框架

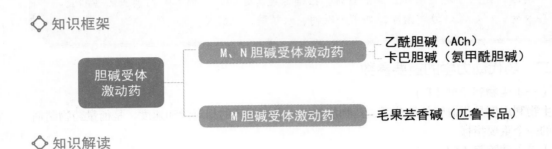

◇ 知识解读

第一节　M、N胆碱受体激动药

一、乙酰胆碱（ACh）

ACh为内源性神经递质，分布较广泛。目前主要作为科学研究的工具药，无临床应用价值。ACh兼有M样作用和N样作用。

1.M样作用

M样作用又称毒蕈碱样作用。瞳孔括约肌和睫状肌收缩，瞳孔缩小；腺体分泌增加；神经节兴奋及骨骼肌收缩；心率减慢、心肌收缩力减弱、血管舒张、血压下降等。

2.N样作用

N样作用又称烟碱样作用。大剂量的ACh表现为：胃肠和膀胱平滑肌收缩、腺体分泌增加等作用，还可以兴奋心脏、收缩血管、升高血压。

📎 知识拓展 ●●●●

乙酰胆碱的效应	
器官	效应
心脏	负性频率、负性肌力、负性传导
血管	舒张动脉、静脉
肺	支气管平滑肌收缩，支气管腺体分泌增加
胃肠道	胃肠运动增加，胃肠括约肌舒张，胃肠分泌增强
泌尿系统	膀胱逼尿肌收缩，三角括约肌舒张
眼	虹膜括约肌收缩，睫状肌收缩
腺体	分泌增加
感受器	能兴奋颈动脉体和主动脉体化学感受器

二、卡巴胆碱（氨甲酰胆碱）

卡巴胆碱是乙酰胆碱的衍生物，**药理作用与ACh类似，但其作用维持时间较长。**其对膀胱和胃肠平滑肌作用明显，可用于术后腹胀气、尿潴留。因其不良反应较多，仅限于眼科局部用药。禁忌证为支气管哮喘、冠状动脉缺血和溃疡病患者。

第二节 M胆碱受体激动药

毛果芸香碱（匹鲁卡品）

1. 药理作用

毛果芸香碱产生M样作用，对眼和腺体作用最为明显。

（1）眼：缩瞳；降低眼内压；调节痉挛。

知识拓展 ●●●●

毛果芸香碱通过直接激动虹膜括约肌（环状肌）的M胆碱受体，使括约肌收缩而缩瞳，从而降低眼内压治疗青光眼。

（2）腺体：使腺体分泌增加，以汗腺和唾液腺分泌增加最为明显。

2. 临床应用

（1）青光眼：毛果芸香碱对闭角型青光眼疗效较好，用药后可使患者瞳孔缩小，前房角间隙扩大，房水回流通畅，眼压下降。

（2）虹膜炎：可防止虹膜炎造成的虹膜与晶状体的粘连。

（3）其他：治疗口腔干燥。还可用于抗胆碱药阿托品中毒的解救。

3. 不良反应

毛果芸香碱过量可出现M胆碱受体过度兴奋症状，可用阿托品对症处理。

第四章　抗胆碱酯酶药和胆碱酯酶复活药

◇ 知识框架

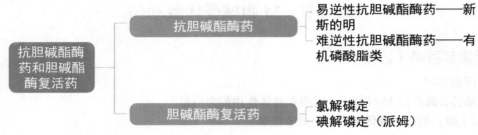

◇ 知识解读

第一节　抗胆碱酯酶药

一、易逆性抗胆碱酯酶药——新斯的明

1. 药理作用

新斯的明作用具有选择性，对心血管、腺体、眼和支气管平滑肌作用较弱；对胃肠和膀胱平滑肌有较强兴奋作用；对骨骼肌的兴奋作用最强。

2. 临床应用

（1）重症肌无力：为治疗重症肌无力常用药物。

（2）腹胀气和尿潴留：以新斯的明疗效较好，可以用于手术后及其他原因引起的腹胀气及尿潴留。

（3）阵发性室上性心动过速：可减慢心率。

（4）肌松药中毒解救。

（5）阿托品中毒解救。

3. 不良反应及禁忌证

过量可产生恶心、呕吐、腹痛、肌束颤动等症状。中毒量可表现为大汗淋漓、大小便失禁、心动过速，加重肌无力症状。禁用于机械性肠梗阻、尿路梗阻、肌麻痹及支气管哮喘患者。

二、难逆性抗胆碱酯酶药——有机磷酸脂类

1. 中毒机制

有机磷酸酯类进入机体后，其亲电子性的磷原子与胆碱酯酶（AChE）的酯解部位丝氨酸羟基上具有亲核性的氧原子以共价键结合，生成难以水解的磷酰化胆碱酯酶，使 AChE 失去水解乙酰胆碱（ACh）的能力，致 ACh 在体内蓄积，引起一系列中毒症状。

2. 中毒症状

ACh 的作用广泛，中毒症状表现多样化，主要为毒蕈碱样（M 样）和烟碱样（N 样）症状，

即急性胆碱能危象。

急性中毒主要表现为对胆碱能神经突触、胆碱能神经肌肉接头和中枢神经系统的影响。

（1）胆碱能神经突触

①眼：导致瞳孔缩小、视物模糊。

②腺体：出现流涎、大汗淋漓和通气障碍。

③呼吸系统：出现胸闷、呼吸困难。

④消化系统：可引起恶心、呕吐、腹痛、腹泻，大便失禁。

⑤泌尿系统：膀胱逼尿肌收缩，引起小便失禁。

⑥心血管系统：心率减慢，血压下降。

（2）胆碱能神经肌肉接头

胆碱能神经肌肉接头表现为肌无力、不自主肌束抽搐、震颤，并可导致明显的肌麻痹，严重时可引起呼吸肌麻痹。

（3）中枢症状

其中枢症状错综复杂，一般表现为先兴奋、不安，继而出现惊厥，后转为抑制。

3. 急性中毒的治疗

急性有机磷酸酯类中毒，死亡可发生在 5 min 至 24 h 内，死亡的主要原因为呼吸衰竭及继发性心血管功能障碍。临床对有机磷酸酯类中毒应遵循"尽早用药，联合用药，足量用药，重复用药"的原则。

第二节　胆碱酯酶复活药

胆碱酯酶复活药是一类能被有机磷酸酯类抑制的 AChE 恢复活性的药物，常用药物有氯解磷定、碘解磷定和双复磷等。

一、氯解磷定

1. 药理作用

与磷酰化胆碱酯酶结合成复合物，复合物再裂解形成磷酰化氯解磷定，使胆碱酯酶游离而复活。

2. 临床应用

治疗有机磷中毒。应与阿托品合用，以控制症状。

3. 不良反应

注射速度过快，可出现眩晕、头痛、乏力、视力模糊、恶心及心动过速。

二、碘解磷定（派姆）

碘解磷定为最早用于临床的胆碱酯酶复活药。其水溶性较低，水溶液不稳定，久置释放出碘。

第五章 胆碱受体阻断药

◇ 知识框架

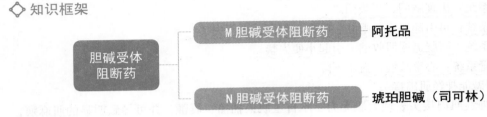

◇ 知识解读

第一节 M 胆碱受体阻断药

阿托品

1. 药理作用

（1）腺体：抑制腺体分泌，对唾液腺和汗腺的作用最为明显。

（2）眼：扩瞳、升高眼内压和调节麻痹。

（3）平滑肌：对多种内脏平滑肌有松弛作用，对胆管、支气管和子宫平滑肌的解痉作用较弱。

（4）心脏：治疗量阿托品（0.5 mg）可使部分患者心率短暂性轻度减慢，较大剂量的阿托品（1～2 mg）可阻断窦房结 M_2 受体，解除迷走神经对心脏的抑制作用，使心率加快。

（5）血管：大剂量阿托品可引起皮肤血管扩张，出现皮肤潮红和温热等症状。

（6）中枢神经系统：较大剂量（1～2 mg）可兴奋延髓和大脑，产生轻度的迷走神经兴奋作用。

2. 临床应用

（1）解除平滑肌痉挛：适用于各种内脏绞痛，对胃肠绞痛、膀胱刺激症状如尿频、尿急等疗效较好。

（2）抑制腺体分泌：临床主要用于全身麻醉前给药，减少呼吸道腺体及唾液腺分泌，防止分泌物阻塞呼吸道及吸入性肺炎的发生。

（3）眼科应用：治疗虹膜睫状体炎，用于验光、眼底检查。

（4）缓慢型心律失常：临床用于治疗迷走神经过度兴奋所致的窦性心动过缓、窦房阻滞、房室传导阻滞等缓慢型心律失常。

（5）抗休克：临床用于暴发型流行型脑脊髓膜炎、中毒性菌痢、中毒性肺炎等所致的感染中毒性休克的治疗。

（6）解救有机磷酸酯类中毒。

3. 不良反应及禁忌证

其不良反应与剂量相关。常见不良反应有口鼻咽喉干燥、出汗减少、视近物模糊、心悸，停药后可逐渐消失。中毒剂量（>10 mg）时，常产生幻觉、运动失调、定向障碍和惊厥等，严重者可由中枢兴奋转入抑制，甚至呼吸衰竭。阿托品最小致死量成人为 80 ~ 130 mg，儿童为 10 mg。

知识拓展 ●●●●

阿托品作用与剂量关系

剂量	作用
0.5 mg	轻度心率减慢、轻度口干、汗腺分泌减少
1.0 mg	口干、口渴感，心率加快，有时心率可先减慢，轻度扩瞳
2.0 mg	心率明显加快，心悸，明显口干，扩瞳，调节麻痹
5.0 mg	上述所有症状加重，说话和吞咽困难，不安、疲劳，头痛，皮肤干燥、发热，排尿困难，肠蠕动减少
10.0 mg	上述所有症状加重，脉细速，瞳孔极度扩大，极度视力模糊，皮肤潮红、热、干和猩红，运动失调，不安、激动、幻觉，谵妄和昏迷

第二节 N 胆碱受体阻断药

N 胆碱受体阻断药可分为 N_N 胆碱受体阻断药和 N_M 胆碱受体阻断药两大类。

琥珀胆碱（司可林）

1. 药理作用

（1）静脉注射后可先出现短暂的肌束颤动，以胸腹部肌肉尤为显著。

（2）肌肉作用从颈部肌肉开始，逐渐波及肩胛、腹部、四肢，以及面部、舌、咽喉和咀嚼肌，对呼吸肌麻痹作用不明显。

2. 体内过程

琥珀胆碱进入体内后即可被血液和肝脏中的假性胆碱酯酶（丁酰胆碱酯酶）迅速水解为琥珀酰单胆碱和胆碱，肌松作用明显减弱，然后可进一步水解为琥珀酸和胆碱，肌松作用消失。约 2% 的药物以原形经肾排泄，其余以代谢产物的形式从尿液中排出。

3. 临床应用

静脉注射适用于气管内插管、气管镜、食管镜等短时间操作的检查；辅助麻醉。

4. 不良反应

窒息、眼压升高、肌束颤动、血钾升高、心血管反应、恶性高热以及增加腺体分泌，促进组胺释放等其他作用。

第六章　肾上腺素受体激动药

◇ 知识框架

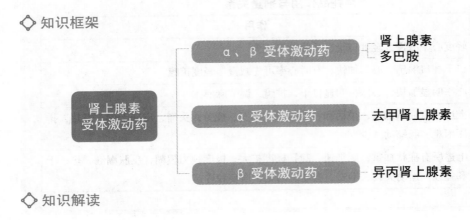

◇ 知识解读

第一节　α、β 受体激动药

一、肾上腺素

1.药理作用

（1）心脏：能迅速使心率加快，传导加速，心肌收缩力加强，提高心肌的兴奋性。

（2）血压：皮下注射治疗量肾上腺素或低浓度静脉滴注时，使收缩压升高，舒张压不变或下降。当较大剂量静脉注射时，收缩压和舒张压均升高。

（3）血管：激动血管平滑肌上的 α 受体，血管收缩；激动 β_2 受体，血管舒张。

（4）平滑肌：激动支气管平滑肌的 β_2 受体，发挥强大舒张支气管作用，还能抑制肥大细胞释放组胺等过敏性物质。

（5）代谢：肾上腺素能提高机体代谢，促使肝糖原分解和糖异生，加速脂肪分解，使血液中游离脂肪酸升高。

2.临床应用

（1）过敏性疾病：过敏性休克，为治疗过敏性休克的首选药物；支气管哮喘，仅用于急性发作者；血管神经性水肿及血清病。

（2）心搏骤停：用于溺水、麻醉和手术过程中的意外、药物中毒、传染病和心脏传导阻滞等所致的心搏骤停。

（3）治疗青光眼。

（4）局部应用：肾上腺素与局麻药配伍，可延缓局麻药的吸收，延长局麻药作用时间。

3.不良反应

主要不良反应为心悸、烦躁、头痛和血压升高等。

4.禁忌证

禁用于高血压、脑动脉硬化、器质性心脏病、甲状腺功能亢进症、糖尿病等患者。

二、多巴胺

1. 药理作用

（1）心血管：高浓度的多巴胺激动心脏 β_1 受体，使心肌收缩力增强，心排出量增加。

（2）血压：较高剂量时，可增加收缩压，但对舒张压无明显影响或轻微增加，脉压增大。

（3）肾脏：使血管舒张，肾血流量、肾小球滤过率增加。大剂量时引起肾血管收缩，肾血流量减少。

2. 体内过程

口服后易在肠和肝中被破坏而失效。一般静脉滴注给药，在体内迅速经 MAO 和 COMT 代谢灭活，故作用时间短暂。因为多巴胺不易透过血脑屏障，所以外源性多巴胺无中枢作用。

3. 临床应用

用于各种休克，如感染中毒性休克、心源性休克及出血性休克等。

4. 不良反应

一般较轻，偶见恶心、呕吐。但如用量过大或滴注太快时，可出现心动过速、心律失常和肾血管收缩而导致肾功能下降等。

第二节　α 受体激动药

去甲肾上腺素

1. 药理作用

（1）血管：使血管收缩。具体表现为小动脉和小静脉收缩，以皮肤黏膜的血管收缩最明显，其次是对肾血管的收缩，脑、肝、肠系膜甚至骨骼肌血管也呈现收缩反应。

（2）心脏：此作用较弱，可使心率加快，传导加速，心肌收缩性增强，心排出量增加。

（3）血压：小剂量静脉滴注血管收缩尚不十分剧烈时，收缩压升高，舒张压升高不明显；较大剂量时，收缩压和舒张压均明显升高。

2. 临床应用

去甲肾上腺素仅限于早期神经源性休克，以及嗜铬细胞瘤切除后或药物中毒时的低血压。稀释后口服，可使食管和胃黏膜血管收缩，产生局部止血作用。

3. 不良反应

（1）局部组织缺血坏死：静脉滴注浓度过高、时间过长或药液漏出血管外，可引起局部缺血坏死。

（2）急性肾衰竭：滴注时间过久或剂量过大均可产生少尿、无尿和肾实质损伤。

4. 禁忌证

高血压、动脉硬化症、器质性心脏病、少尿、无尿、严重微循环障碍以及孕妇禁用。

> **知识拓展** ●●●●
>
> 去甲肾上腺素口服因局部作用使胃黏膜血管收缩而影响其吸收，在肠内易被碱性肠液破坏；皮下注射时，因血管剧烈收缩吸收很少，且易发生局部组织坏死，故一般采用静脉滴注给药。

第三节 β 受体激动药

异丙肾上腺素

1. 药理作用

（1）心脏：表现为正性肌力和正性频率作用，缩短收缩期和舒张期。

（2）血管和血压：使骨骼肌血管舒张，对冠状血管也有舒张作用。由于心脏兴奋和外周血管舒张，使收缩压升高而舒张压略下降；但如静脉注射给药则可引起舒张压明显下降。

（3）支气管平滑肌：舒张支气管平滑肌，但对支气管黏膜血管无收缩作用。

（4）其他：能增加肝糖原、肌糖原分解，组织耗氧量。

2. 临床应用

（1）支气管哮喘：用于控制支气管哮喘急性发作，舌下或喷雾给药，疗效快而强。

（2）房室传导阻滞：可用于治疗二度、三度房室传导阻滞，常采用舌下给药或静脉滴注给药。

（3）心搏骤停：对停搏的心脏具有起搏作用，使心脏恢复跳动。

（4）休克：适用于中心静脉压高、心排出量低的感染性休克，但要注意补液及心脏毒性。

3. 不良反应及禁忌证

常见的是心悸、头晕。用药过程中要注意控制心率。禁用于冠心病、心肌炎和甲状腺功能亢进症等。

第七章 肾上腺素受体阻断药

◇ 知识框架

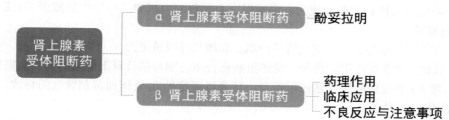

◇ 知识解读

第一节 α肾上腺素受体阻断药

α受体阻断药具有较广泛的药理作用，根据这类药物对 α_1、α_2 受体的选择性不同，可将其分为三类：

（1）非选择性 α 受体阻断药如下：①短效类：酚妥拉明、妥拉唑林；②长效类：酚苄明。

（2）选择性 α_1 受体阻断药：哌唑嗪。

（3）选择性 α_2 受体阻断药：育亨宾。

酚妥拉明

1. 药理作用

（1）血管：具有阻断血管平滑肌 α_1 受体和直接扩张血管作用。静脉注射能使血管舒张，血压下降，静脉和小静脉扩张明显，舒张小动脉使肺动脉压下降，外周血管阻力降低。

（2）心脏：使心脏兴奋、使心肌收缩力加强和心率加快，心排出量增加。

（3）其他：有拟胆碱作用，使胃肠平滑肌兴奋；有组胺样作用，能使胃酸的分泌增加。

2. 临床作用

（1）治疗外周血管痉挛性疾病：如肢端动脉痉挛的雷诺综合征。

（2）去甲肾上腺素滴注外漏：可用酚妥拉明做皮下浸润注射。

（3）治疗顽固性充血性心力衰竭和急性心肌梗死。

（4）抗休克：适用于感染性、心源性和神经源性休克。

（5）肾上腺嗜铬细胞瘤：用于肾上腺嗜铬细胞瘤的鉴别诊断、骤发高血压危象以及手术前的准备。

（6）药物引起的高血压。

3. 不良反应及禁忌证

常见的反应有低血压，胃肠平滑肌兴奋所致的腹痛、腹泻、呕吐和诱发溃疡病。胃炎、胃十二指肠溃疡病、冠心病患者慎用。

第二节　β肾上腺素受体阻断药

一、药理作用

1.β受体阻断作用

（1）心血管系统：主要表现为心率减慢，心肌收缩力减弱，心排出量减少，心肌耗氧量下降，血压略降。

（2）支气管平滑肌：收缩支气管平滑肌，而增加呼吸道阻力。

（3）代谢：当β受体阻断药与α受体阻断药合用时则可拮抗肾上腺素的升高血糖的作用。

（4）肾素：β受体阻断药通过阻断肾小球旁器细胞的β₁受体而抑制肾素的释放，这可能是其降血压作用原因之一。

2.膜稳定作用

β受体阻断药具有奎尼丁样和局部麻醉药样的膜稳定作用。

3.内在拟交感活性

有些β肾上腺素受体阻断药除了能阻断β受体外，对β受体具有部分激动作用，也称内在拟交感活性。这种拟交感活性较弱，一般被其β受体阻断作用所掩盖。

4.眼

β受体阻断药可以降低眼压，治疗青光眼。

二、临床应用

（1）心律失常：β受体阻断药对多种原因引起的快速型心律失常有效。

（2）高血压：β受体阻断药是治疗高血压的基础药物。

（3）心绞痛和心肌梗死：对心绞痛和心肌梗死有良好的疗效。

（4）充血性心力衰竭：β受体阻断药对扩张型心肌病的心力衰竭治疗作用明显。

（5）甲状腺功能亢进：近年将普萘洛尔用于治疗甲状腺功能亢进（甲亢）。

（6）其他：噻吗洛尔局部应用减少房水形成，降低眼压，用于治疗原发性开角型青光眼。

三、不良反应与注意事项

一般不良反应主要有恶心、呕吐、轻度腹泻等消化道症状，偶见过敏性皮疹和血小板减少等。严重的不良反应常与应用不当有关，可导致严重后果。

禁用于严重左室心功能不全、窦性心动过缓、重度房室传导阻滞和支气管哮喘的患者。心肌梗死患者及肝功能不良者应慎用。

第八章 麻醉药

◇ 知识框架

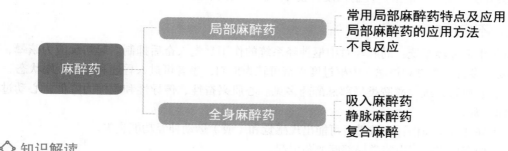

◇ 知识解读

第一节 局部麻醉药

目前临床使用的局部麻醉药主要包括以普鲁卡因、丁卡因为代表的酯类和以利多卡因及布比卡因为代表的酰胺类。

一、常用局部麻醉药特点及应用

（1）普鲁卡因：毒性较小，是常用局部麻醉药之一。麻醉作用弱，对黏膜的穿透力弱，主要用于浸润麻醉。

（2）利多卡因：是目前应用最多的局麻药。起效快、作用强维持久、穿透力强、安全范围较大。可用于各种形式的局部麻醉，有全能麻醉之称。

（3）丁卡因：属于酯类局麻药，麻醉强度和毒性比普鲁卡因强。本药对黏膜穿透力强，常用于表面麻醉。

（4）布比卡因：属酰胺类局麻药，局麻作用持续时间长。本药主要用于浸润麻醉、神经阻滞麻醉和硬膜外麻醉。

二、局部麻醉药的应用方法

1. 表面麻醉

表面麻醉是将穿透性强的局麻药根据需要涂于黏膜表面，使黏膜下神经末梢麻醉。主要用于眼、鼻、口腔、咽喉、气管、食管和泌尿生殖道黏膜的浅表手术。

2. 浸润麻醉

浸润麻醉是将局麻药溶液注入皮下或手术视野附近的组织，使局部神经末梢麻醉。优点是麻醉效果好，对机体的正常功能无影响。缺点是用量较大，麻醉区域较小。指、脚趾、耳、鼻和阴茎等肢端的浸润麻醉不宜加用肾上腺素。

3. 神经阻滞麻醉

神经阻滞麻醉是将局麻药注射到外周神经干附近，阻断神经冲动传导，使该神经所分布的区域麻醉，常用于口腔科和四肢手术。

4. 蛛网膜下隙麻醉

蛛网膜下隙麻醉亦称脊髓麻醉或腰麻，是将麻醉药注入腰椎蛛网膜下隙。主要适用于腹部及以下手术。应用时要严格限制用药量和患者的体位。

5. 硬膜外麻醉

硬膜外麻醉将局部麻醉药注射入硬脊膜外腔所产生的麻醉。

三、不良反应

（1）中枢神经系统：局麻药对中枢神经系统的作用是先兴奋后抑制。起初反应为眩晕、惊恐不安、多言、震颤和焦虑，中枢过度兴奋可转为抑制，患者可进入昏迷和呼吸衰竭状态。

（2）心血管系统：酰胺类局部麻醉药多见。心肌兴奋性、传导性和收缩力降低，心动过缓和心律失常。

（3）局部组织损伤：少数患者可能出现感觉和（或）运动神经功能丧失。

（4）变态反应：多由酯类局部麻醉药引起。

（5）特异质反应：即使用正常用量的酯类局部麻醉药也可能引起严重毒性反应。

第二节　全身麻醉药

全身麻醉药包括吸入麻醉药和静脉麻醉药两类。吸入麻醉药是通过肺部吸收而达到麻醉效果的药物。静脉麻醉药是缓慢静脉注射或滴入引起全身麻醉的药物。

一、吸入麻醉药

乙醚为临床使用最广泛的吸入麻醉药，带刺激性臭味，易挥发，不稳定。因易燃易爆，刺激呼吸道腺体分泌，麻醉诱导期和苏醒期长，胃肠反应较重等缺点，目前已极少使用。

氧化亚氮是最早的麻醉药，无色、微甜，无刺激性，性质稳定，不易燃易爆，在体内不代谢，绝大多数经肺以原形呼出。

氟烷是第一个用于临床的含氟吸入麻醉药，为无色透明微带水果香的液体，对多种金属有腐蚀作用。氟烷的麻醉效价强度高，麻醉诱导期快。其镇痛作用较弱，中枢性骨骼肌松弛作用常难以达到手术要求，一般需加用阿片类镇痛药。

二、静脉麻醉药

静脉麻醉药主要包括短效巴比妥类、苯二氮䓬类和氯胺酮等。主要缺点是麻醉深度不易掌握，镇痛作用较差。

1. 氯胺酮

氯胺酮能阻断痛觉冲动向丘脑和新皮质的传导，同时又能兴奋脑干及边缘系统。对呼吸影响轻微，对心血管具有明显兴奋作用。用于短时的体表小手术，如烧伤清创、切痂、植皮等。

2. 硫喷妥钠

硫喷妥钠为超短效巴比妥类，脂溶性高。硫喷妥钠起效快、能降低脑血流、脑代谢和脑氧耗，麻醉期间不升高颅内压。不良反应为抑制呼吸，过量可致呼吸停止；镇痛和肌松作用弱，难以完成一般手术；可能引起喉头和支气管痉挛；麻醉恢复期长，护理困难。临床主要用于诱导麻醉和基础麻醉。用药前宜皮下注射硫酸阿托品预防喉头痉挛。

知识拓展 ●●●●

硫喷妥钠的脂溶性高，亲脂性强，静脉注射后迅速进入血液灌注量较大的脑，因而起效快。本药进入脑组织后，能很快转移至肌肉、脂肪等组织中，使脑中药物浓度很快降低，因而作用维持时间短暂。

三、复合麻醉

1. 麻醉前给药

手术前夜常用镇静催眠药如苯巴比妥或地西泮，使患者消除紧张情绪。

2. 基础麻醉

麻醉前给予大剂量巴比妥类催眠药，使患者进入深睡眠状态后再施行药物麻醉。

3. 诱导麻醉

应用诱导期短的硫喷妥钠或氧化亚氮，使患者迅速进入外科麻醉期，避免诱导期的不良反应，然后改用其他药物维持麻醉。

4. 合用肌松药

可达到满意的骨骼肌松弛效果。

5. 低温麻醉

用于脑手术和心血管手术。

6. 神经安定镇痛术

使患者达到意识模糊，自主动作停止，痛觉消失，适用于外科小手术。

第九章　镇静催眠药

◇ 知识框架

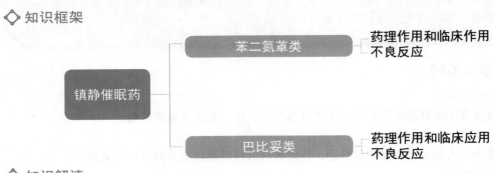

◇ 知识解读

第一节　苯二氮䓬类

目前临床应用较多的有地西泮（安定）、氟西泮（氟安定）、奥沙西泮（舒宁）和三唑仑。

一、药理作用和临床作用

（1）抗焦虑作用：主要用于焦虑症。

（2）镇静催眠作用：缩短入睡时间，显著延长睡眠持续时间，减少觉醒次数。

（3）抗惊厥、抗癫痫作用：地西泮静脉注射是目前治疗癫痫持续状态的首选药物。

（4）中枢性肌肉松弛作用：缓解动物的去大脑僵直，也可缓解人类大脑损伤所致的肌肉僵直。

二、不良反应

苯二氮䓬类毒性小，安全范围大，很少因用量过大而引起死亡。最常见的不良反应是嗜睡、头晕、乏力和记忆力下降。大剂量时偶见共济失调。

第二节　巴比妥类

巴比妥类药物长期以来用于镇静、催眠，但现已被比较安全、有效的苯二氮䓬类所取代。目前临床上主要应用其中某些药物的抗惊厥、抗癫痫和麻醉作用。

巴比妥类药物根据作用时间长短可分为四类，如表5-9-1。

表5-9-1　巴比妥类作用与用途比较

分类	药物	显效时间（h）	作用维持时间（h）	主要用途
长效	苯巴比妥	0.5 ~ 1	6 ~ 8	抗惊厥
	巴比妥	0.5 ~ 1	6 ~ 8	镇静、催眠

续表 5-9-1

分类	药物	显效时间（h）	作用维持时间（h）	主要用途
中效	戊巴比妥	0.25 ~ 0.5	3 ~ 6	抗惊厥
	异戊巴比妥	0.25 ~ 0.5	3 ~ 6	镇静、催眠
短效	司可巴比妥	0.25	2 ~ 3	抗惊厥、镇静、催眠
超短效	硫喷妥钠	静脉注射，立即	0.25	静脉麻醉

一、药理作用和临床应用

（1）镇静、催眠：小剂量可引起镇静作用，中剂量催眠作用，久用停药可出现反跳现象，患者停药困难。

（2）抗惊厥、抗癫痫：具有抗惊厥作用，可用于小儿高热、子痫、破伤风和药物中毒等各种惊厥。苯巴比妥有较强的抗惊厥及抗癫痫作用。

（3）麻醉和麻醉前给药：硫喷妥钠可用做静脉麻醉。

二、不良反应

催眠剂量的巴比妥类可致眩晕、困倦、精细运动不协调。偶尔可引起剥脱性皮炎等严重过敏反应。中等剂量可轻度抑制呼吸中枢，严重肺功能不全和颅脑损伤所致呼吸抑制者禁用。肝药酶诱导作用可加速其他药物的代谢，影响药效。成瘾后停药可出现戒断症状，表现为激动、失眠、焦虑，甚至惊厥。

知识拓展 ●●●●

制剂及用法

1. 苯巴比妥

镇静：每次 15 ~ 30 mg。催眠：每次 60 ~ 100 mg，睡前服。抗癫痫：大发作从小剂量开始，每次 15 ~ 30 mg，3 次/天，最大剂量每次 60 mg，3 次/天。

2. 苯巴比妥钠

抗惊厥：每次 0.1 ~ 0.2 g，肌内注射。癫痫持续状态：每次 0.1 ~ 0.2 g，缓慢静脉注射。

3. 异戊巴比妥

催眠：每次 0.1 ~ 0.2 g，睡前服。

4. 司可巴比妥

催眠：每次 0.1 ~ 0.2 g，睡前服。麻醉前给药：每次 0.2 ~ 0.3 g。

5. 硫喷妥钠

临用前配成 1.25 % ~ 4.5 % 溶液，缓慢静脉注射，至患者入睡为止。量：每次 1 g。

第十章　抗癫痫药和抗惊厥药

◇ 知识框架

抗癫痫药和抗惊厥药
- 抗癫痫药
  - 苯妥英钠（大仑丁）
  - 卡马西平（酰胺咪嗪）
  - 苯巴比妥（鲁米那）和乙琥胺
- 抗惊厥药
  - 药理作用
  - 临床应用
  - 不良反应及注意事项

◇ 知识解读

第一节　抗癫痫药

癫痫是一类反复发作的神经系统疾病，病因复杂。癫痫治疗以药物为主，患者需长期用药。

一、苯妥英钠（大仑丁）

1. 药理作用及机制

治疗量苯妥英钠对中枢神经系统无镇静催眠作用，可对抗实验动物的电休克惊厥，但不能对抗戊四氮所引起的阵发性惊厥。

苯妥英钠具有膜稳定作用，可降低细胞膜对 Na^+ 和 Ca^{2+} 的通透性，抑制 Na^+ 和 Ca^{2+} 内流，降低细胞膜的兴奋性，导致动作电位不易产生，抑制异常放电向病灶周围的正常脑组织扩布。

苯妥英钠产生膜稳定作用的机制有 3 个方面。

（1）阻滞电压依赖性钠通道：使钠依赖性动作电位不能形成。这也是本品具有抗惊厥作用的主要机制。

（2）阻滞电压依赖性钙通道：治疗浓度的苯妥英钠能选择性阻断 L 型和 N 型钙通道。

（3）对钙调素激酶系统的影响：Ca^{2+} 的第二信使作用是通过 Ca^{2+}– 受体蛋白 – 钙调素及其耦联的激酶系统介导的。

2. 临床应用

（1）本品是治疗大发作和局限性发作的首选药物。

（2）治疗三叉神经痛和舌咽神经痛等中枢疼痛综合征。

（3）抗心律失常。

3. 不良反应及注意事项

（1）局部刺激：碱性较强，局部刺激性较大，口服可引起厌食、恶心、呕吐和腹痛等症状。宜饭后服用。

（2）牙龈增生：多见于儿童和青少年。

（3）神经系统反应：出现小脑－前庭系统功能失调症状，表现为眼球震颤、复视、眩晕、共济失调等。

（4）血液系统反应：抑制叶酸的吸收，导致巨幼细胞贫血。

（5）其他：长期应用可致低钙血症、佝偻病、骨软化症及骨关节病、男性乳房增大、女性多毛症等。

二、卡马西平（酰胺咪嗪）

作用机制与苯妥英钠相似。

1. 临床应用

卡马西平是治疗单纯性局限性发作和大发作的首选药物之一，还有抗复合性局限性发作和小发作的作用，临床上还可用于治疗尿崩症。

2. 不良反应

常见不良反应有眩晕、视物模糊、恶心呕吐、共济失调、手指震颤等。

三、苯巴比妥（鲁米那）和乙琥胺

苯巴比妥主要用于治疗癫痫大发作及癫痫持续状态，对单纯的局限性发作及精神运动性发作也有效，对小发作和婴儿痉挛效果差。

乙琥胺可对抗戊四氮引起的阵挛性惊厥。对小发作疗效好，为临床治疗小发作（失神性发作）的首选药，对其他类型癫痫无效。

第二节　抗惊厥药

常用抗惊厥药有巴比妥类、水合氯醛、地西泮和硫酸镁。本节重点介绍硫酸镁。

一、药理作用

硫酸镁口服难吸收，有泻下和利胆作用。外用热敷可消炎去肿；注射给药则可发挥全身作用。

二、临床应用

临床上主要用于缓解子痫、破伤风等惊厥，也常用于高血压危象。

三、不良反应及注意事项

硫酸镁注射过量，可引起呼吸抑制、血压骤降和心搏骤停。肌腱反射消失为呼吸抑制的前兆，用药过程中，应随时检查肌腱反射。中毒时应立即进行人工呼吸，并缓慢静注氯化钙和葡萄糖酸钙加以对抗。

孕妇、经期妇女、无尿者、急腹症和胃肠道出血者禁用。

第十一章　抗帕金森病药

◇ 知识框架

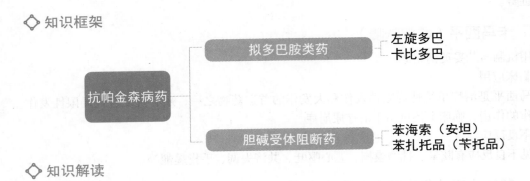

◇ 知识解读

第一节　拟多巴胺类药

一、左旋多巴

1. 体内过程

口服后极大部分在肠黏膜、肝和其他外周组织被 L- 芳香族氨基酸脱羧酶脱羧成为多巴胺，仅 1% 左右的左旋多巴能进入中枢神经系统发挥疗效。

2. 作用特点

（1）对轻症或较年轻患者疗效好，重症或年老体弱者疗效较差。

（2）对肌肉僵直和运动困难的疗效好，对肌肉震颤的疗效差。

（3）起效慢，用药 2 ~ 3 周出现体征改善，用药 1 ~ 6 个月后疗效最强。

3. 临床应用

治疗各种类型的帕金森病患者，不论年龄、性别差异和病程长短均适用，但对吩噻嗪类等抗精神病药所引起的帕金森综合征无效。

4. 不良反应

（1）胃肠道反应：发生率高，治疗初期即出现恶心、呕吐、食欲减退等。

（2）心血管反应：治疗初期可出现直立性低血压，可引起心动过速或心律失常。

（3）运动过多症：出现手足、躯体和舌的不自主运动。

（4）症状波动：出现症状快速波动，重则出现"开－关反应"。

（5）精神症状：出现精神错乱，有逼真的梦幻、幻想、幻视等，也有抑郁症等精神病症状。

二、卡比多巴

卡比多巴不易通过血脑屏障，故与左旋多巴合用时，仅能抑制外周氨基酸脱羧酶的活性，从而减少多巴胺在外周组织的生成，提高脑内多巴胺的浓度。卡比多巴既能提高左旋多巴的疗效，又能减轻其在外周的副作用，所以是左旋多巴的重要辅助药。

两药合用已成为治疗帕金森病的常规用药方法。

第二节　胆碱受体阻断药

一、苯海索（安坦）

苯海索可通过拮抗胆碱受体而减弱黑质－纹状体通路中 ACh 作用，抗震颤效果好，也能改善运动障碍和肌肉强直。对帕金森病的震颤和僵直有效，但对动作迟缓无效。

禁用于青光眼和前列腺肥大患者。伴有明显痴呆症状的帕金森病患者应慎用本类药物。

二、苯扎托品（苄托品）

苯扎托品作用近似阿托品，具有抗胆碱作用，同时还有抗组胺、局部麻醉和大脑皮质抑制作用。

第十二章 抗精神失常药

◇ 知识框架

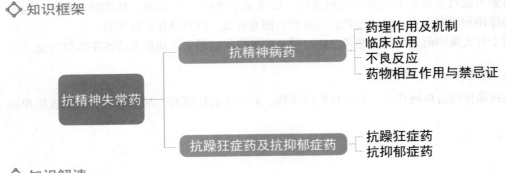

◇ 知识解读

第一节 抗精神病药

抗精神病药也称作神经安定药，主要用于治疗精神分裂症，对其他精神病的躁狂症状也有效。这类药物大多是强效多巴胺受体拮抗剂，在发挥治疗作用的同时，大多药物可引起情绪冷漠、精神运动迟缓和运动障碍等不良反应。

根据化学结构，将抗精神分裂症药分为四类：吩噻嗪类、硫杂蒽类、丁酰苯类及其他。这些抗精神分裂症药大多具有相似的药理作用机制主要包括：①阻断中脑-边缘系统和中脑-皮质系统多巴胺受体；②阻断 5-HT 受体。本节重点介绍吩噻嗪类典型代表药——氯丙嗪。

氯丙嗪又称冬眠灵，是吩噻嗪类抗精神病药物的典型代表，也是目前应用最广的抗精神病药。

一、药理作用及机制

（1）对中枢神经系统的作用

1）抗精神分裂作用：氯丙嗪能显著控制活动状态和躁狂状态而又不损伤感觉能力，正常人服用治疗剂量后，变得安静，注意力下降，嗜睡，醒后神态清楚。精神分裂症患者服用氯丙嗪后，能迅速控制兴奋躁动状态，大剂量连续用药能消除患者的幻觉和妄想等症状。氯丙嗪对抑郁无效。

2）镇吐作用：氯丙嗪有较强的镇吐作用，大剂量的氯丙嗪直接抑制呕吐中枢。

3）对体温调节的作用：与解热镇痛药不同，氯丙嗪不但降低发热机体的体温，也能降低正常体温。

（2）对自主神经系统的作用：氯丙嗪能拮抗肾上腺素 α 受体和 M 胆碱受体。拮抗受体可致血管扩张、血压下降，可产生耐受性，且有较多副作用，并不适合于高血压的治疗。

（3）对内分泌系统的影响：氯丙嗪可增加催乳素的分泌，抑制促性腺激素和糖皮质激素的分泌。

二、临床应用

（1）精神分裂症：主要用于Ⅰ型精神分裂症（精神运动性兴奋和幻觉妄想为主）。氯丙嗪对急性患者效果显著，但不能根治；对慢性精神分裂症患者疗效较差。对Ⅱ型精神分裂症患者无效甚至加重病情。氯丙嗪具有较强的神经安定作用，对兴奋、焦虑、攻击、躁狂等症状均有良好疗效。

（2）呕吐和顽固性呃逆：氯丙嗪具有显著的镇吐作用。对顽固性呃逆也有显著疗效。对晕动病无效。

（3）低温麻醉与人工冬眠：氯丙嗪配合物理降温可用于低温麻醉。氯丙嗪与哌替啶、异丙嗪合用，可使自主神经传导阻滞及中枢神经系统反应性降低，这种状态称为"人工冬眠"。

三、不良反应

（1）常见不良反应

可出现嗜睡、淡漠、无力等中枢抑制症状，视物模糊、口干、无汗、便秘、眼压升高等 M 受体阻断症状和鼻塞、血压下降、直立性低血压及反射性心悸等 α 受体阻断症状。

（2）锥体外系反应：长期大量服用可出现三种反应：①帕金森综合征：患者表现为肌张力增高、肌肉震颤等。②静坐不能：表现为坐立不安。③急性肌张力障碍：患者可出现强迫性张口、伸舌、呼吸运动障碍及吞咽困难。

（3）精神异常：氯丙嗪可以引起精神异常，如意识障碍、萎靡、淡漠、消极、抑郁、妄想等。

（4）惊厥与癫痫：少数患者用药过程中出现局部或全身抽搐，脑电有癫痫样放电，有惊厥或癫痫史者更易发生，应慎用，必要时加用抗癫痫药物。

（5）过敏反应：常见症状有皮疹、接触性皮炎等。

（6）心血管和内分泌系统反应：直立性低血压，持续性低血压休克；心电图异常，心律失常；长期用药还会引起内分泌系统紊乱。

（7）急性中毒：一次吞服大剂量氯丙嗪后，可致急性中毒，患者出现昏睡、血压下降至休克水平，并出现心肌损害，如心动过速、心电图异常，此时应立即对症治疗。

四、药物相互作用与禁忌证

当与吗啡、哌替啶等合用时，要注意呼吸抑制和降低血压。可诱发癫痫，故有癫痫及惊厥史者禁用；青光眼患者禁用；乳腺增生症和乳腺癌患者禁用；冠心病患者易致猝死，应慎用。

第二节　抗躁狂症药及抗抑郁症药

一、抗躁狂症药

抗躁狂症药物主要用于治疗躁狂症，目前临床最常用的是碳酸锂。

1.临床应用

锂盐对躁狂症患者有显著疗效，特别是对急性躁狂和轻度躁狂疗效显著，还可用于治疗躁狂抑郁症。碳酸锂主要用于抗躁狂，但有时对抑郁症有效，故有情绪稳定药之称。长期重复使用对预防抑郁复发也有效。

2. 不良反应及注意事项

锂盐不良反应较多，安全范围窄。轻度的毒性症状包括恶心、呕吐、腹痛、腹泻和细微震颤；较严重的毒性反应涉及神经系统，包括精神紊乱、反射亢进、明显震颤、发音困难、惊厥，直至昏迷与死亡。

当血药浓度升至 1.6 mmoL/L 时，应立即停药。

二、抗抑郁症药

常用的有丙米嗪、阿米替林、多塞平等。此处重点介绍丙米嗪。

1. 药理作用与临床应用

抗抑郁作用，用于各种原因引起的抑郁症，对内源性抑郁症、更年期抑郁症效果较好。对反应性抑郁症次之，对精神分裂症的抑郁成分效果较差。还可用于强迫症和恐怖症。临床上还可用于小儿遗尿症的治疗。

2. 不良反应及禁忌证

常见的不良反应有抗胆碱作用，如口干、扩瞳、便秘、心动过速等，还可出现多汗、失眠、心律失常（其中心动过速较常见）、肝功能异常等。易致尿潴留和升高眼内压，故前列腺肥大及青光眼患者禁用。

第十三章 阿片类镇痛药

◇ 知识框架

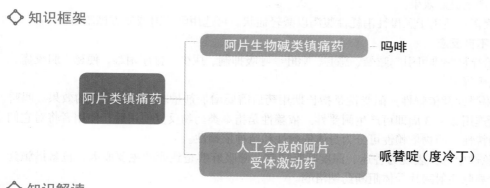

◇ 知识解读

第一节 阿片生物碱类镇痛药

吗啡

（一）药理作用

（1）中枢神经系统

1）镇痛作用：吗啡对伤害性疼痛具有强大的镇痛作用。对绝大多数急性疼痛和慢性疼痛的镇痛效果良好，对持续性、慢性钝痛作用大于间断性锐痛。皮下注射 5 ~ 10 mg 能明显减轻或消除疼痛，椎管内注射可产生节段性镇痛。

2）镇静、致欣快作用：吗啡能改变患者情绪，产生镇静作用。吗啡还可引起欣快症，表现为满足感和飘然欲仙，是造成强迫用药的重要原因。

3）抑制呼吸：治疗量即可抑制呼吸，其中呼吸频率减慢尤为突出。呼吸抑制是吗啡急性中毒致死的主要原因。

4）镇咳：直接抑制咳嗽中枢，使咳嗽反射减轻或消失，产生镇咳作用。

5）其他中枢作用：引起瞳孔括约肌收缩，使瞳孔缩小。使体温略有降低，但长期大剂量应用时，体温反而升高；可引起恶心和呕吐。

（2）平滑肌

1）胃肠道平滑肌：吗啡兴奋胃平滑肌，提高张力，使胃蠕动减慢和排空延迟，易引起便秘。

2）胆管平滑肌：治疗量吗啡引起胆管奥狄氏括约肌痉挛性收缩，可致上腹不适甚至胆绞痛。

3）其他平滑肌：降低子宫张力延长产妇分娩过程；提高输尿管平滑肌及膀胱括约肌张力，引起尿潴留等。

（3）心血管系统：吗啡能扩张血管，导致脑血流增加和颅内压增高。

（4）免疫系统：吗啡对免疫系统有抑制作用。

（二）临床应用

（1）疼痛：吗啡对多种疼痛均有效，久用可成瘾，一般仅用于其他镇痛药无效时的短期应用。诊断未明前慎用，以免掩盖病情而延误诊断。

（2）心源性哮喘：用于左心衰竭突发急性肺水肿所致呼吸困难（心源性哮喘），静脉注射吗啡常可产生良好效果。

（3）腹泻：适用于急慢性消耗性腹泻以减轻症状。可选用阿片酊或复方樟脑酊。

（三）不良反应

（1）治疗量吗啡可引起眩晕、恶心、呕吐、呼吸抑制、尿少、排尿困难、便秘、胆绞痛、直立性低血压等。

（2）耐受性及依赖性：耐受性是指长期用药后需要增加剂量才能达到原来的效果。吗啡按常规剂量连用 2 ~ 3 周即可产生耐受性。依赖性是指本类药物反复使用后，使用者将对它们产生瘾癖的特性。药物依赖性可分为身体依赖性和精神依赖性。

（3）急性中毒：表现为昏迷、深度呼吸抑制。呼吸麻痹是致死的主要原因，抢救措施为人工呼吸、静脉注射阿片受体阻断药纳洛酮。

（四）禁忌证

禁用于分娩止痛、哺乳妇女止痛；禁用于支气管哮喘及肺心病患者、肝功能严重减退患者及新生儿和婴儿。

第二节　人工合成的阿片受体激动药

哌替啶（度冷丁）

（一）药理作用

药理作用与吗啡基本相同，镇痛作用为吗啡的 1/10 ~ 1/7，持续时间短于吗啡。本品也能提高平滑肌和括约肌的张力，但作用时间短，大剂量可引起支气管平滑肌收缩，有轻微兴奋子宫作用。

（二）临床应用

（1）镇痛：镇痛作用虽弱于吗啡，但成瘾性比吗啡轻。本品可用于分娩止痛，但新生儿对哌替啶抑制呼吸极为敏感，故临产前 2 ~ 4 h 不宜使用。

（2）心源性哮喘：可替代吗啡治疗心源性哮喘，且效果良好。

（3）麻醉前给药及人工冬眠：麻醉前给予哌替啶，能使患者安静，与氯丙嗪、异丙嗪组成冬眠合剂。

（三）不良反应及禁忌证

治疗量时不良反应与吗啡相似，剂量过大可明显抑制呼吸。久用产生耐受性和依赖性。禁忌证与吗啡相同。

（四）药物相互作用

哌替啶与单胺氧化酶抑制药合用可引起谵妄、高热、多汗、惊厥、严重呼吸抑制、昏迷甚至死亡。氯丙嗪、异丙嗪和三环类抗抑郁药加重哌替啶的呼吸抑制作用，可加强双香豆素等抗凝血药的作用，合用时应酌情减量。与氨茶碱、肝素钠、磺胺嘧啶、呋塞米、头孢哌酮等药配伍，易产生混浊或沉淀。

第十四章　解热镇痛抗炎药

◇ 知识框架

```
                          ┌─── 水杨酸类 ────── 阿司匹林（乙酰水杨酸）
                          │
        解热镇痛           │
        抗炎药            │
                          │                        ┌─ 苯胺类——乙酰氨基酚
                          └─ 其他类解热镇痛抗炎药 ─┤  吲哚类——吲哚美辛
                                                  └─ 芳基丙酸类——布洛芬
```

◇ 知识解读

第一节　水杨酸类

水杨酸类药物包括阿司匹林和水杨酸钠。最常见的是阿司匹林。

阿司匹林（乙酰水杨酸）

1. 药理作用及临床应用

（1）解热镇痛及抗风湿：阿司匹林能快速控制、缓解风湿性关节炎的症状。

（2）影响血小板的功能：影响血小板的聚集及抗血栓形成，达到抗凝作用。

临床上采用小剂量（50～100 mg）阿司匹林治疗缺血性心脏病、脑缺血病、房颤、人工心脏瓣膜、动静脉瘘或其他手术后的血栓形成。

2. 不良反应

（1）胃肠道反应：最为常见，直接刺激胃黏膜，引起上腹不适等。

（2）加重出血倾向：大剂量阿司匹林可以抑制凝血酶原的形成，加重出血倾向，有出血倾向疾病的患者禁用。

（3）水杨酸反应：剂量过大时，出现头痛、眩晕、恶心、呕吐、耳鸣、视听力减退，总称为水杨酸反应，是水杨酸类中毒的表现。

（4）过敏反应：某些哮喘患者服用阿司匹林或其他解热镇痛药后可诱发哮喘，称为"阿司匹林哮喘"。

（5）瑞夷综合征：儿童感染性疾病使用阿司匹林退热时，偶可引起急性肝脂肪变性 - 脑病综合征（瑞夷综合征），以肝衰竭合并脑病为突出表现。

（6）对肾脏的影响：少数人有肾功能受损的症状。

3. 药物相互作用

阿司匹林可通过竞争与白蛋白结合提高游离血药浓度，引起药物相互作用。当与口服抗凝血药双香豆素合用时易引起出血；与肾上腺皮质激素合用，不但能竞争性地与白蛋白结合，又有药效学协同作用，更易诱发溃疡及出血；与磺酰脲类口服降糖药合用引起低血糖；当与丙戊酸、呋塞米、青霉素、氨甲蝶呤等弱碱性药物合用时，由于竞争肾小管主动分泌的载体，而增加各自的游离血药浓度。

第二节　其他类解热镇痛抗炎药

一、苯胺类——乙酰氨基酚

1. 药理作用及临床应用

解热镇痛作用与阿司匹林相当，但抗炎作用极弱。临床主要用于退热和镇痛。不宜使用阿司匹林的头痛、发热患者适用本药。

2. 不良反应

短期使用不良反应少，偶见过敏反应。服用剂量过大致急性中毒可引起肝坏死。长期应用能导致肝肾损害。

二、吲哚类——吲哚美辛

1. 药理作用及临床应用

有显著抗炎及解热作用，对炎性疼痛有明显镇痛效果。不良反应多，故仅用于其他药物不能耐受或疗效不显著的病例。

2. 不良反应及禁忌证

大多数反应与剂量过大有关。

（1）胃肠反应：有食欲减退、恶心、腹痛、上消化道溃疡等。

（2）中枢神经系统：前额头痛、眩晕，偶有精神失常。

（3）过敏反应：常见为皮疹。"阿司匹林哮喘"者禁用本药。

（4）造血系统：可引起粒细胞减少、血小板减少、再生障碍性贫血。

本药禁用于孕妇、儿童、机械操作人员、精神失常、癫痫、溃疡病、帕金森病及肾病患者。

三、芳基丙酸类——布洛芬

布洛芬是第一个应用到临床的丙酸类 NSAIDs。

本类药物口服吸收迅速且完全，吸收量较少，受食物和药物影响。1～2 h 达峰值，血浆蛋白结合率高，主要经肝脏代谢，肾脏排泄。

1. 药理作用及临床应用

有明显的抗炎、解热、镇痛作用，临床主要用于风湿性关节炎、骨关节炎、强直性关节炎、急性肌腱炎、滑液囊炎等。

2. 不良反应

胃肠道反应是最常见的不良反应，长期使用可引起胃出血。出现视力障碍者应立即停药。

第十五章 钙通道阻滞药

◇ 知识框架

```
                    ┌─── 钙通道阻滞药的分类
                    │
   钙通道阻滞药 ─────┤
                    │                              ┌ 药理作用
                    └─── 钙通道阻滞药的药理作用 ────┤ 临床应用
                         及临床应用                  └ 不良反应及与其他药物的相互作用
```

◇ 知识解读

第一节 钙通道阻滞药的分类

根据化学结构和钙通道阻滞作用特点不同，将钙通道阻滞药分为两类。

1. 选择性钙通道阻滞药

（1）二氢吡啶类：包括硝苯地平、尼莫地平、尼群地平、氨氯地平等。

（2）苯烷胺类：如维拉帕米、加洛帕米。

（3）苯并噻氮䓬类：如地尔硫䓬。

2. 非选择性钙通道阻滞药

非选择性钙通道阻滞药主要有普尼拉明、苄普地尔、卡罗维林和氟桂利嗪。

第二节 钙通道阻滞药的药理作用及临床应用

一、药理作用

（1）对平滑肌的影响：松弛血管平滑肌，舒张血管，主要舒张动脉，对静脉影响较小。明显松弛支气管平滑肌，较大剂量也能松弛胃肠道、输尿管及子宫平滑肌。

（2）对心肌的影响：呈现负性频率作用、负性传导作用和负性肌力作用。

（3）抗动脉粥样硬化作用：减少钙内流；增加血管壁顺应性；抑制脂质过氧化，保护内皮细胞；硝苯地平有助于动脉壁脂蛋白的代谢，降低细胞内胆固醇水平。

（4）对红细胞和血小板结构与功能的影响：抑制 Ca^{2+} 内流，减轻 Ca^{2+} 超负荷对红细胞的损伤。对血小板有抑制作用。

（5）对肾脏功能的影响：有舒张血管和降低血压的作用。

二、临床应用

（1）高血压：常用二氢吡啶类药物。

（2）心绞痛：适用于治疗变异型心绞痛。

（3）心律失常：维拉帕米和地尔硫䓬减慢心率作用较明显。

（4）脑血管疾病：硝苯地平和地尔硫䓬可以预防动脉粥样硬化的发生。

（5）其他：预防动脉粥样硬化的发生，还可用于支气管哮喘、偏头痛等。

三、不良反应及与其他药物的相互作用

1. 不良反应

钙通道阻滞药相对比较安全，这类药物的作用广泛，选择性相对较低。不良反应与其钙通道阻滞、血管扩张以及心肌抑制等作用有关。其一般不良反应有：颜面潮红、头痛、眩晕、恶心、便秘等。

2. 药物相互作用

钙通道阻滞药与血浆蛋白结合率高，用药应注意药物间的相互作用。钙通道阻滞药能提高地高辛浓度，延长西咪替丁的 $t_{1/2}$，而硝苯地平可降低奎尼丁血药浓度。维拉帕米与地高辛合用时，可使地高辛的血药浓度升高 70%，引起心率减慢，因为维拉帕米能抑制地高辛经肾小管分泌，减少消除，故两药合用时，宜减少地高辛用量。

第十六章 抗心律失常药

◆ 知识框架

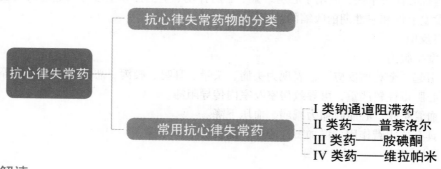

◆ 知识解读

第一节 抗心律失常药物的分类

1. Ⅰ类药

钠通道阻滞药分为 Ⅰa、Ⅰb、Ⅰc 三个亚类。

（1）Ⅰa类：适度阻滞钠通道，代表药物有奎尼丁、普鲁卡因胺。

（2）Ⅰb类：轻度阻滞钠通道，代表药物有利多卡因、苯妥英钠。

（3）Ⅰc类：明显阻滞钠通道，代表药物有氟卡尼、普罗帕酮。

2. Ⅱ类药

β 肾上腺素受体阻断药，代表药物是普萘洛尔。

3. Ⅲ类药

延长动作电位时程药，代表药物有胺碘酮。

4. Ⅳ类药

钙通道阻滞药，代表药物有维拉帕米、地尔硫䓬。

第二节 常用抗心律失常药

一、Ⅰ类钠通道阻滞药

（一）Ⅰa类药——奎尼丁

1. 药理作用

（1）降低自律性：能降低浦肯野纤维的自律性。

（2）延长不应期：APD 和 ERP 延长，有利于消除折返激动。

（3）减慢传导：减慢心房、心室、浦肯野纤维等 0 相上升速度。

（4）抑制心肌收缩力：大剂量的奎尼丁可表现此作用。

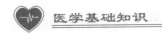

2. 体内过程

口服后几乎全部被胃肠道吸收，1 ～ 2 h 血药浓度达高峰，生物利用度为 70 % ～ 80 %。血浆蛋白结合率约 80 %，组织中药物浓度较血药浓度高 10 ～ 20 倍，心肌浓度尤高。$t_{1/2}$ 为 5 ～ 7 h。主要经过 CYP_{450} 氧化代谢，其羟化代谢物仍有药理活性，20 % 以原形随尿液排出。

3. 临床应用

为广谱抗心律失常药，适用于心房纤颤、心房扑动、室上性和室性心动过速的转复和预防，还用于频发室上性和室性期前收缩的治疗。

4. 不良反应

（1）发生腹泻。

（2）引起"金鸡纳反应"，表现为头痛、头晕、耳鸣、腹泻、恶心、视物模糊等症状。

（3）心脏毒性较严重，可导致房室及室内传导阻滞。

（4）血管扩张、心肌收缩力减弱、血压下降。

（5）具有抗胆碱作用，增加窦性心律、加快房室传导等。

（二）Ib 类药——利多卡因

1. 药理作用

（1）降低自律性。

（2）治疗量对传导系统无明显影响，但是在心肌缺血时可减慢浦肯野纤维传导。

2. 临床应用

主要治疗室性心律失常，如心脏手术、心导管术、急性心肌梗死或强心苷中毒所致的室性心动过速或心室纤颤。

3. 不良反应

神经系统症状，如出现头昏、嗜睡或激动不安、感觉异常等。心血管系统方面，剂量过大可引起心率减慢、房室传导阻滞、血压下降。

（三）Ic 类药——普罗帕酮

1. 临床应用

长期口服用于维持室上性心动过速（包括心房颤动）的窦性心律，也用于治疗室性心律失常。

2. 不良反应

心血管系统不良反应常见为折返性室性心动过速、充血性心力衰竭加重。β 肾上腺素受体拮抗作用可致窦性心动过缓和支气管痉挛。消化道不良反应常见为恶心、呕吐、味觉改变等。

二、Ⅱ类药——普萘洛尔

1. 药理作用

普萘洛尔可抑制窦房结、心房、浦肯野纤维自律性，降低儿茶酚胺所致的迟后除极；减慢房室结传导，延长房室交界细胞的有效不应期。在运动及情绪激动时作用明显。

2. 临床应用

用于治疗室上性心律失常，治疗交感神经兴奋性过高、甲状腺功能亢进及嗜铬细胞瘤等引起的窦性心动过速效果良好。还可减少心肌梗死患者心律失常发生，缩小其心肌梗死范围并降低病死率。

3. 不良反应及禁忌证

该药可致窦性心动过缓、房室传导阻滞、低血压、精神抑郁、记忆力减退等，并诱发心力衰竭和哮喘。长期应用可使脂质代谢和糖代谢异常，血脂异常及糖尿病患者慎用。

三、Ⅲ类药——胺碘酮

1. 药理作用

降低窦房结、浦肯野纤维的自律性，减慢房室结及浦肯野纤维的传导性；明显延长心肌细胞动作电位时程和有效不应期，延长 Q-T 间期和 QRS 波；还有扩张冠状动脉、增加冠脉流量、降低心肌耗氧量等作用。

2. 临床应用

胺碘酮是广谱抗心律失常药，对心房扑动、心房颤动、室上性心动过速和室性心动过速有效。

3. 不良反应

心血管反应，如房室传导阻滞、窦性心动过缓及 Q-T 间期延长常见，尖端扭转型室性心动过速偶见；低血压，静脉给药时常见；个别患者出现间质性肺炎或肺纤维化。

四、Ⅳ类药——维拉帕米

1. 临床应用

治疗室上性和房室结折返性心律失常效果好，是阵发性室上性心动过速的首选药。

2. 不良反应

口服较安全，可出现便秘、腹胀、腹泻、头痛、瘙痒等不良反应。静脉给药可引起血压下降、暂时窦性停搏。

3. 禁忌证

二、三度房室传导阻滞，心功能不全，心源性休克患者禁用此药，老年人、肾功能低下者慎用。

第十七章　抗慢性心功能不全药

◇ 知识框架

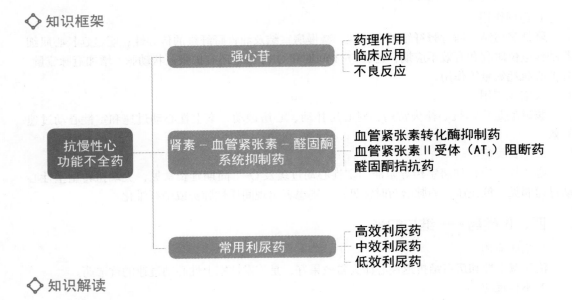

◇ 知识解读

第一节　强心苷

临床常用的强心苷类药物有地高辛、洋地黄毒苷、毛花苷丙、毒毛花苷 K。

一、药理作用

1. 对心脏的作用

（1）正性肌力作用：强心苷对心脏具有高度的选择性，能显著加强衰竭心脏的收缩力，增加心输出量，从而解除心衰的症状。

（2）减慢心率作用（负频率）：治疗量的强心苷对正常心率影响小，但对心率加快及伴有房颤的心功能不全者则可显著减慢心率。心功能不全时由于反射性交感神经活性增强，使心率加快。

（3）对传导组织和心肌电生理特性的影响：降低窦房结自律性，减慢房室传导。

2. 对神经及内分泌系统的影响

中毒剂量的强心苷可兴奋延髓极后区催吐化学感受区而引起呕吐，兴奋交感神经中枢，明显地增加交感神经冲动发放，从而引起快速型心律失常。

3. 利尿作用

强心苷对心功能不全患者有明显的利尿作用，抑制肾小管 Na^+-K^+-ATP 酶，减少肾小管对 Na^+ 的重吸收，促进钠和水排出，发挥利尿作用。

4. 对血管的作用

强心苷能直接收缩血管，增加外周阻力，动脉压不变或略升。

二、临床应用

（1）治疗心力衰竭：对有心房纤颤伴心室率快的心力衰竭疗效最佳。

（2）治疗心律失常：①心房纤颤：为首选治疗药物；②心房扑动：为常用药物；③阵发性室上性心动过速：增强迷走神经功能，降低心房的兴奋性而终止阵发性室上性心动过速的发作。

三、不良反应

本类药物不良反应发生率较高，主要有以下 3 点。

（1）心脏反应：是强心苷最严重、最危险的不良反应。

（2）胃肠道反应：为最常见的早期中毒症状，主要表现为厌食、恶心、呕吐及腹泻等。

（3）中枢神经系统反应：主要表现有眩晕、头痛、失眠、疲倦和谵妄等症状及视觉障碍，如黄视、绿视症及视物模糊等。

第二节 肾素－血管紧张素－醛固酮系统抑制药

一、血管紧张素转化酶抑制药

1.药理作用

（1）降低外周血管阻力，降低心脏后负荷。

（2）减少醛固酮生成。

（3）抑制心肌及血管重构。

（4）对血流动力学的影响。

（5）降低交感神经活性。

2.临床应用

已作为治疗心力衰竭的一线药物广泛用于临床，特别是对舒张性心力衰竭者疗效明显优于传统药物地高辛。

知识拓展 ●●●●

血管紧张素转化酶抑制药对血流动力学的影响

（1）能降低全身血管阻力、肾血管阻力，增加肾血流量。

（2）使心输出量增加，心率略减，并能降低左室充盈压、左室舒张末压，也可降低室壁肌张力，改善心脏的舒张功能。

（3）用药后症状缓解，运动耐力增加。

（4）与其他血管扩张药比较，其优点在于久用仍有效。

二、血管紧张素Ⅱ受体（AT$_1$）阻断药

临床常用的血管紧张素Ⅱ受体阻断药有氯沙坦、缬沙坦、坎地沙坦等。

1. 药理作用

血管紧张素Ⅱ受体阻断药能够从受体水平阻断血管紧张素Ⅱ对AT_1的兴奋作用，但不影响血管紧张素Ⅱ对AT_2受体的兴奋作用。缓解心力衰竭患者症状，中止或逆转组织重构。

2. 临床应用

目前主要用于高血压治疗。

三、醛固酮拮抗药

慢性心功能不全患者体内醛固酮水平可较正常值升高20倍。醛固酮拮抗药可阻断醛固酮受体而对血管、心脏、脑、肾等靶器官有保护作用。对严重心力衰竭的患者，在常规药物治疗的基础上，加用低剂量的醛固酮拮抗药螺内酯，能显著改善患者的症状，延长患者的生存期。

第三节　常用利尿药

一、高效利尿药

呋塞米为目前临床应用最广泛的高效、速效利尿药。

1. 药理作用

（1）利尿作用：降低尿液稀释功能，排出大量近似等渗的尿液。

（2）对血流动力学的影响：降低肾血管阻力；扩张肺静脉，降低肺毛细血管通透性。

2. 临床应用

（1）急性肺水肿和脑水肿：能迅速扩张容量血管，使回心血量减少，在利尿作用发生之前即可缓解急性肺水肿，是急性肺水肿迅速有效的治疗手段之一。

（2）其他严重水肿：可治疗心、肝、肾性水肿等各类水肿。

（3）急、慢性肾衰竭：扩张肾血管，增加肾血流量和肾小球滤过率。

（4）高钙血症：抑制Ca^{2+}的重吸收，降低血钙。

（5）加速某些毒物的排泄：应用本类药物结合输液，可使尿量增加。

3. 不良反应

（1）水、电解质紊乱：表现为低血容量、低血钾、低血钠、低氯性碱血症等。

（2）耳毒性：多发生于大剂量静脉快速注射，一般为暂时性。

（3）其他：消化系统症状、过敏反应、粒细胞减少、肝功能损害、高尿酸血症等。

二、中效利尿药

中效利尿药主要为噻嗪类。氢氯噻嗪为噻嗪类利尿药的代表药。

1. 药理作用

（1）利尿作用：增强NaCl和水的排出，产生温和持久的利尿作用。

（2）抗利尿作用：能明显减少尿崩症患者的尿量及口渴症状。

（3）降压作用：用药早期通过利尿、减少血容量而降压，长期用药则通过扩张外周血管而产生降压作用。

2. 临床应用

（1）水肿：用于多种疾病引起的水肿，对轻中度心源性水肿疗效较好，是慢性心功能不全的主要治疗药物之一。

（2）高血压：是治疗高血压的基础药物之一，和其他降压药合用，可以减少后者的剂量，减少副作用。

（3）其他：用于肾性尿崩症及加压素无效的垂体性尿崩症。也可用于高尿钙伴有肾结石者，以抑制高尿钙引起肾结石的形成。

3. 不良反应

（1）电解质紊乱：如低血钾、低血钠、低血镁、低氯血症、代谢性碱血症等，合用保钾利尿药可防治。

（2）高尿酸血症：痛风者慎用。

（3）代谢变化：可导致高血糖、高脂血症。

（4）过敏反应：可见皮疹、皮炎（包括光敏性皮炎）等。

三、低效利尿药

1. 药理作用

螺内酯可与醛固酮受体结合，拮抗醛固酮作用，产生排 Na^+ 保 K^+ 作用，增加尿量。

2. 临床应用

（1）治疗与醛固酮升高有关的顽固性水肿：对肝硬化和肾病综合征水肿患者较为有效。

（2）充血性心力衰竭：尚有抑制、逆转组织重构作用。

3. 不良反应

久用可引起高钾血症、肾功能损害，少尿时易发生，肾功能不良者禁用。还有性激素样副作用，可引起男子乳房女性化和性功能障碍、妇女多毛症等，停药后症状可以消失。

第十八章　抗动脉粥样硬化药

◇ 知识框架

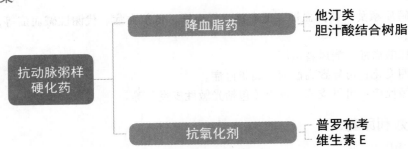

◇ 知识解读

第一节　降血脂药

血清或血浆中所含的脂类，包括胆固醇、甘油三酯、磷脂等，总称为血脂。

脂蛋白可分为乳糜微粒（CM）、极低密度脂蛋白（VLDL）、中间密度脂蛋白（IDL）、低密度脂蛋白（LDL）和高密度脂蛋白（HDL）。

一、他汀类

他汀类是最有效和耐受性较好的降血脂药物。这些药物是羟甲基戊二酸单酰辅酶A（HMG-CoA）还原酶的选择性抑制剂，此酶催化HMG-CoA生成甲羟戊酸，是胆固醇生物合成前期的限速酶。

1. 药理作用

（1）降血脂作用：他汀类药物主要降低脂蛋白中的低密度脂蛋白。他汀类药物可以与酶的活性部位结合，竞争性地抑制胆固醇的合成。

（2）非降脂作用：他汀类药物稳定内皮细胞，恢复高胆固醇血症时冠状动脉对乙酰胆碱扩血管作用的反应性；稳定粥样斑块；降低血小板聚集和血浆纤维蛋白原水平；降低脂蛋白对氧化的敏感性；还具有抗炎作用。

（3）肾保护作用：他汀类不仅有依赖降低胆固醇的肾保护作用（即纠正因脂代谢异常而引发的慢性肾损害），同时具有抗细胞增殖、抗炎症、免疫抑制、抗骨质疏松等作用，减轻肾损害的程度，从而保护肾功能。

2. 临床应用

（1）调节血脂：主要用于杂合子家族性和非家族性Ⅱ$_a$、Ⅱ$_b$和Ⅲ型高脂蛋白血症，也可用于2型糖尿病和肾病综合征引起的高胆固醇血症。

（2）肾病综合征：对肾功能有一定的保护和改善作用，还可抑制肾小球系膜细胞的增殖，延缓肾动脉硬化。

（3）预防心脑血管急性事件：增加粥样斑块的稳定性或使斑块缩小，减少缺血性脑卒中、稳定型和不稳定型心绞痛发作、致死性和非致死性心肌梗死的发生。

（4）抑制血管成形术后再狭窄、缓解器官移植后的排斥反应和治疗骨质疏松症。

3. 不良反应

他汀类不良反应较少而轻，大剂量应用时患者偶可出现胃肠反应、皮肤潮红、头痛失眠等暂时性反应。孕妇、儿童、哺乳期妇女及肝肾功能异常者不宜应用。有肝病史者慎用。

二、胆汁酸结合树脂

胆汁酸结合树脂为一类碱性阴离子交换树脂，不溶于水，不受消化酶破坏，安全性能好。常用于他汀类治疗不能有效地降低 LDL-C 水平时的次选药。

1. 药理作用

能明显降低血浆 TC、LDL-C 水平，且呈剂量依赖性，对 HDL、TG 和 VLDL 影响较小。

2. 临床应用

适用于 II$_a$ 及 II$_b$ 及家族性杂合子高脂蛋白血症，对纯合子高脂蛋白血症无效。

3. 不良反应

常见便秘、腹胀、嗳气和食欲减退等胃肠道症状，可出现短时的转氨酶升高、高氯酸血症或脂肪痢等。

第二节 抗氧化剂

一、普罗布考

普罗布考是疏水性抗氧化剂。

1. 药理作用

普罗布考具有抗氧化作用；具有调血脂作用；对动脉粥样硬化病变的影响，较长期应用可使冠心病发病率降低，已形成的动脉粥样硬化病变停止发展或消退，黄色瘤明显缩小或消除。

2. 临床应用

普罗布考用于各型高胆固醇血症，包括纯合子和杂合子家族性高胆固醇血症及黄色瘤患者。

3. 不良反应

不良反应少而轻，以胃肠道反应为主，如腹泻、腹胀、腹痛、恶心等，偶有嗜酸性粒细胞增多、肝功能异常、高尿酸血症、高血糖、血小板减少、肌病、感觉异常等。近期有心肌损伤者禁用。孕妇及小儿禁用。

二、维生素 E

维生素 E 具有很强的抗氧化作用。维生素 E 能防止脂蛋白的氧化修饰及其所引起的一系列 AS 病变过程，从而发挥抗 AS 的效应。

第十九章　抗高血压药

◇ 知识框架

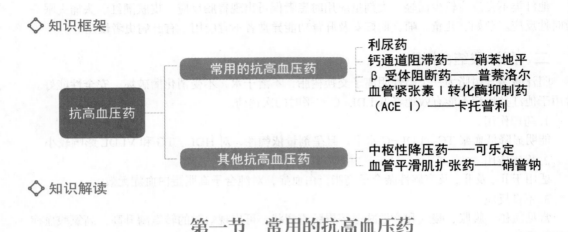

◇ 知识解读

第一节　常用的抗高血压药

一、利尿药

1.药理作用及作用机制

利尿药降低血压的确切机制尚不十分明确。

2.临床应用

噻嗪类利尿药是利尿降压药中最常用的一类。噻嗪类利尿药单独使用适于轻中度高血压患者，对老年人高血压效果较好。高效利尿药用于高血压危象及伴有慢性肾功能不良的高血压患者。

二、钙通道阻滞药——硝苯地平

1.药理作用

硝苯地平作用于血管平滑肌细胞膜 L–型钙通道，通过抑制钙离子从细胞外进入细胞内，而使细胞内钙离子浓度降低，导致小动脉扩张，总外周血管阻力下降而降低血压。

2.临床应用

硝苯地平对轻、中、重度高血压均有降压作用，也适用于合并有心绞痛或肾脏疾病、糖尿病、哮喘、高脂血症及恶性高血压患者。

三、β 受体阻断药——普萘洛尔

1.药理作用

β 受体阻断药均具有不同程度的抗高血压作用。可抑制心肌收缩力、降低心输出量，抑制肾素释放，改变中枢血压调节机制，促进前列环素的合成等。

2.临床应用

适用于各种程度的原发性高血压，可单独用作抗高血压药的首选药，也可与其他抗高血压

药合用。对心输出量及肾素活性偏高者疗效较好，高血压伴有心绞痛、偏头痛、焦虑症等选用
β受体阻断药较为合适。

四、血管紧张素Ⅰ转化酶抑制药（ACEⅠ）——卡托普利

1. 药理作用

该类药物具有轻至中等强度的降压作用，可降低外周阻力，增加肾血流量，不伴反射性心
率加快。

ACE抑制药有以下特点：降压时对心输出量无明显影响；预防和逆转心肌与心血管构型
重建；可增加肾血流量，保护肾脏；不会引起电解质紊乱和脂质代谢改变；对慢性心功能不全
患者能改善心脏泵血功能，增加心排血量。

2. 临床应用

（1）高血压：适用于各型高血压。可单独应用作为抗高血压的首选药，联合用药应用于
治疗轻中度原发性和肾性高血压。适用于伴有缺血性心脏病、慢性心功能不全、糖尿病肾病的
高血压患者。

（2）充血性心力衰竭：治疗充血性心力衰竭有效而安全。

（3）心肌梗死：对缺血心肌具有保护作用。

第二节 其他抗高血压药

一、中枢性降压药——可乐定

1. 药理作用

可乐定的降压作用中等偏强，并可抑制胃肠分泌及运动，对中枢神经系统有明显的抑制
作用。

2. 临床应用

可乐定适于治疗中度高血压，常用于其他药无效时。不影响肾血流量和肾小球滤过率，可
用于高血压的长期治疗。

3. 不良反应及禁忌证

常见的不良反应是口干和便秘，有停药反跳现象。不宜用于高空作业或驾驶机动车辆的人
员，以免因精力不集中、嗜睡而导致事故发生。

二、血管平滑肌扩张药——硝普钠

1. 药理作用

硝普钠为快速、强效而短暂的血管扩张药，能减轻心脏前后负荷，改善心功能。

2. 临床应用

硝普钠适用于高血压急症的治疗和手术麻醉时的控制性低血压，也可用于高血压合并心力
衰竭或嗜铬细胞瘤发作引起的血压升高。

3. 不良反应及禁忌证

静脉滴注时可出现恶心、呕吐、精神不安、肌肉痉挛、头痛、皮疹、出汗、发热等。

第二十章 作用于血液及造血器官的药物

◇ 知识框架

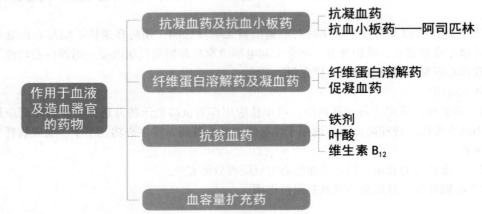

◇ 知识解读

第一节 抗凝血药及抗血小板药

一、抗凝血药

抗凝血药临床主要用于预防血栓形成和防止血栓扩大，主要药物有肝素、香豆素类。

（一）注射用抗凝血药——肝素

肝素口服无效，临床一般采用静脉注射或滴注。

1. 药理作用

（1）抗凝作用：肝素在体内外均有强大抗凝作用。静脉注射后，抗凝作用立即发生，可使多种凝血因子灭活。

（2）降血脂：可加速乳糜微粒和极低密度脂蛋白的分解代谢，起到降血脂作用。

（3）抗炎：抑制炎症介质活性和炎症细胞活动，呈现抗炎作用。

（4）抑制血管平滑肌细胞增殖，抗血管内膜增生。

（5）抑制血小板聚集。

2. 临床应用

（1）血栓栓塞性疾病：主要用于防治血栓的形成和扩大，也可用于心肌梗死、脑梗死或心血管手术及外周静脉术后血栓形成。

（2）弥散性血管内凝血（DIC）早期。

（3）体外抗凝：如心导管检查、体外循环及血液透析等。

3. 不良反应

（1）出血，是肝素的主要不良反应，表现为各种黏膜出血、关节腔积血和伤口出血等。

（2）血小板减少症，多数发生在给药后 7 ~ 10 天，与免疫反应有关。

（3）其他：偶见哮喘、发热、结膜炎、荨麻疹等过敏反应；长期应用可致骨质疏松和骨折。孕妇应用可致早产及死胎。

4. 禁忌证

对肝素过敏、有出血倾向、血友病、血小板功能不全和血小板减少、紫癜、肝肾功能不全、溃疡病、颅内出血、活动性肺结核、孕妇、先兆流产及产后、外伤及术后等患者禁用。

5. 药物相互作用

肝素为酸性药物，不能与碱性药物合用；与阿司匹林等非甾体类抗炎药、右旋糖酐、双嘧达莫等合用，可增加出血危险；与糖皮质激素类、依他尼酸合用，可致胃肠道出血；与胰岛素或磺酰脲类药物合用能导致低血糖；静脉同时给予肝素和硝酸甘油，可降低肝素活性；与血管紧张素转化酶抑制剂合用可引起高血钾。

（二）口服抗凝血药——香豆素类

香豆素类为口服抗凝血药。常用药物有华法林、双香豆素、醋硝香豆素等。

1. 药理作用

香豆素类药物口服有效，抗凝作用缓慢而持久。竞争性拮抗维生素 K，抑制在肝脏维生素 K 参与的凝血因子的合成，进而发挥抗凝血作用。

2. 临床应用

香豆素类药主要用于防治血栓栓塞性疾病。防治静脉血栓和肺栓塞一般采用先用肝素后用香豆素类维持治疗的序贯疗法。

3. 不良反应及禁忌证

过量易致自发性出血，严重的可表现为颅内出血。若有出血应立即停药并缓慢静脉注射大量维生素 K 或输血。

禁忌证同肝素。

4. 药物相互作用

（1）阿司匹林、保泰松等与血浆蛋白结合率高，增强抗凝活性。

（2）口服大量广谱抗生素可抑制产生维生素 K 的肠道菌群；肝病时凝血因子合成减少，均增强香豆素的作用。

（3）肝药酶诱导剂如苯巴比妥、苯妥英钠、利福平可降低抗凝作用。

（三）体外抗凝血药

枸橼酸钠为体外抗凝药，输血时每 100 ml 全血中加入 2.5 % 枸橼酸钠 10 ml 可使血液不凝。

二、抗血小板药——阿司匹林

1. 药理作用

阿司匹林具有解热、镇痛、抗炎及抗血小板聚集的功能。其抑制血小板聚集的作用可以防止血栓的形成。

2. 临床应用

阿司匹林是临床应用最广泛的抗血小板药。小剂量用于冠状动脉硬化性疾病、心肌梗死、脑梗死、深静脉血栓形成和肺梗死等。

第二节　纤维蛋白溶解药及凝血药

一、纤维蛋白溶解药

1.链激酶

（1）药理作用

链激酶与内源性纤溶酶原结合成 SK-纤溶酶原复合物，并促使纤溶酶原转变为纤溶酶，迅速水解血栓中的纤维蛋白而溶解血栓。

（2）不良反应及禁忌证

不良反应为引起出血，注射局部可出现血肿。禁用于出血性疾病、新近创伤、消化道溃疡、伤口愈合中及严重高血压患者。

2.尿激酶

尿激酶能直接激活纤溶酶原变为纤溶酶，发挥溶栓作用，该药无抗原性。不良反应及禁忌证同链激酶。

二、促凝血药

1.维生素 K

（1）药理作用

维生素 K 是 γ-羧化酶的辅酶，主要作用是参与肝合成凝血因子Ⅱ、Ⅶ、Ⅸ、Ⅹ等的活化过程。

（2）临床应用

维生素 K 主要用于梗阻性黄疸、胆瘘、慢性腹泻、早产儿、新生儿出血等患者及香豆素类、水杨酸类药物或其他原因导致凝血酶原过低而引起的出血者，亦可用于预防长期应用广谱抗菌药继发的维生素 K 缺乏症。

（3）不良反应

维生素 K 毒性低。一般以肌内注射为宜，肝功能不良者应慎用。

2.氨甲苯酸

（1）药理作用

竞争性抑制纤溶酶原的激活因子，阻止纤溶酶原转变为纤溶酶的活化过程，使纤溶酶生成减少，从而抑制纤维蛋白溶解，起凝血作用，促进血液凝固。

（2）临床应用

主要用于纤维蛋白溶解系统亢进引发的出血，如前列腺、尿道、肺、肝等出血，手术出血、产后出血。

（3）不良反应

氨甲苯酸不良反应较少。使用过量可致血栓形成，诱发心肌梗死。

第三节 抗贫血药

一、铁剂

常用的铁制剂：口服铁剂为硫酸亚铁、枸橼酸铁铵；注射铁剂有山梨醇铁和右旋糖酐铁。

1. 药理作用

铁是红细胞成熟阶段合成血红素必不可少的物质。吸收到骨髓的铁，吸附在有核红细胞膜上并进入细胞内的线粒体，与原卟啉结合，形成血红素。后者再与珠蛋白结合，形成血红蛋白。

2. 临床应用

铁剂对失血过多或需铁增加所致的缺铁性贫血疗效极佳。对慢性失血、营养不良、妊娠、儿童生长发育所引起的贫血，可改善症状。

3. 不良反应

口服铁剂对胃肠道有刺激性，宜饭后服用。肌内注射可引起局部疼痛和皮肤着色。急救时以磷酸盐或碳酸盐溶液洗胃。服铁剂后可排出黑便。

4. 药物相互作用及禁忌

铁剂与稀盐酸、维生素 C 同服，可促进铁的吸收。牛奶、茶水、四环素等抗生素、抗酸药等可抑制铁的吸收。

二、叶酸

1. 药理作用

叶酸参与体内多种生化代谢：①嘌呤核苷酸的从头合成；②从尿嘧啶脱氧核苷酸合成胸腺嘧啶脱氧核苷酸；③促进某些氨基酸的互变。

2. 临床应用

（1）叶酸用于各种巨幼红细胞性贫血。治疗因婴儿期、妊娠期对叶酸的需要量增加所致的营养性巨幼细胞性贫血，以叶酸为主，辅以维生素 B_{12}。

（2）叶酸作为临床上的抗癌辅助用药，可引起癌细胞的凋亡，是一种天然抗癌维生素。

（3）叶酸可预防胎儿神经管畸形，怀孕前 3 个月至怀孕后 3 个月的妇女应适量补充。现已推广使用多年。

三、维生素 B_{12}

维生素 B_{12} 为含钴的水溶性维生素，性质稳定。广泛存在于动物内脏、蛋黄、牛奶中。主要用于治疗恶性贫血、巨幼红细胞贫血，也可用于神经萎缩、神经炎、肝脏疾病、粒细胞减少、再生障碍性贫血的辅助治疗。

维生素 B_{12} 可致过敏反应，甚至过敏性休克，不易滥用；不可静脉给药。

第四节 血容量扩充药

血容量扩充药主要用以维持血液胶体渗透压，增加血容量，改善微循环，保障重要器官的灌注压。常用的有右旋糖酐。

1. 药理作用

（1）扩充血容量：中分子右旋糖酐分子量较大，能提高血浆胶体渗透压，从而扩充血容量。

（2）抗血栓作用：稀释血液，降低血液黏滞性，防止血栓形成和改善微循环。

（3）渗透性利尿作用。

2. 临床应用

右旋糖酐主要用于低血容量性休克，包括烧伤、急性失血和创伤性休克。低分子和小分子右旋糖酐改善微循环作用较佳。

3. 禁忌证

不能与维生素 K、维生素 C、维生素 B_{12} 混合给药，与庆大霉素合用可增加肾毒性。禁用于血小板减少症及出血性疾病。

第二十一章　作用于呼吸系统的药物

◇ 知识框架

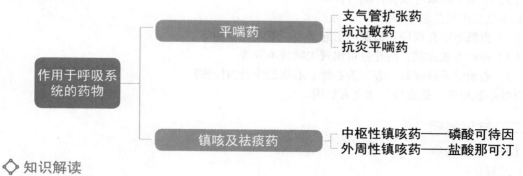

◇ 知识解读

第一节　平喘药

平喘药主要适用于哮喘和喘息性支气管炎，按其作用环节不同分为支气管扩张药、抗炎平喘药和抗过敏药。

一、支气管扩张药

支气管扩张药主要通过松弛支气管平滑肌、降低气道阻力达到平喘的目的。

（一）肾上腺素受体激动药

1. 药理作用

选择性激动支气管平滑肌的 β_2 受体，平喘作用持久。

2. 临床应用

气雾吸入控制哮喘急性发作效果良好。

3. 不良反应

大剂量可致心动过速、血压波动和血钾降低，必要时应补充钾盐，以免诱发心律失常。

（二）茶碱类

1. 药理作用

茶碱类有平喘、强心、利尿、血管扩张和中枢兴奋作用；还具有促进气道纤毛运动、增强膈肌收缩力的作用；长期应用有抗炎作用。

2. 作用机制

（1）抑制磷酸二酯酶。

（2）阻断腺苷受体。

（3）增加内源性儿茶酚胺的释放。

（4）免疫调节与抗炎作用。

（5）增加膈肌收缩力并促进支气管纤毛运动。

3. 临床应用

（1）支气管哮喘：茶碱扩张支气管作用不及 β_2 受体激动药强，起效慢，一般情况下不宜采用。

（2）慢性阻塞性肺疾病：对患者的气促症状有明显改善的疗效。

（3）中枢型睡眠呼吸暂停综合征。

4. 不良反应及禁忌证

（1）胃肠道不良反应：口服可引起恶心、呕吐、胃痛等。

（2）神经系统症状：治疗量可出现失眠或不安等。

（3）心血管系统症状：表现为心悸、心率加快及血压骤降。

急性心肌梗死、低血压、休克者禁用。

二、抗过敏药

（一）色甘酸钠

1. 药理作用

（1）稳定肥大细胞膜。

（2）抑制气道感觉神经末梢功能与气道神经源性炎症。

（3）阻断炎症细胞介导的反应。

2. 临床应用

色甘酸钠为预防哮喘发作药物，对过敏性、运动性、非特异的外源性刺激引起的哮喘效果较好。

3. 不良反应

不良反应很少，偶有咽喉与气管刺痛感或支气管痉挛。

（二）酮替芬

酮替芬除了有类似色甘酸钠的作用外，还有强大的 H_1 受体阻断作用，并能预防和逆转 β_2 受体的"向下调节"，加强 β_2 受体激动药的平喘作用。

三、抗炎平喘药

糖皮质激素类抗炎平喘药通过抑制气道炎症反应，可以达到长期防止哮喘发作的效果，是平喘药中的一线药物。

1. 药理作用

糖皮质激素进入靶细胞内与受体结合成复合物，再进入细胞核内，影响炎症相关基因的转录，改变介质相关蛋白水平，影响炎性细胞和炎性分子，通过抑制哮喘过程中炎症反应的多个环节发挥平喘作用。

2. 临床应用

糖皮质激素用于支气管扩张药不能有效控制的慢性哮喘患者，长期应用可以减少或中止发作，减轻病情严重程度，但不能缓解急性症状。不适宜哮喘持续发作患者。

第二节　镇咳及祛痰药

一、中枢性镇咳药——磷酸可待因

1. 临床应用

本品有镇咳、镇痛作用，选择性抑制延髓咳嗽中枢发挥镇咳作用，疗效可靠。临床用于各种原因引起的剧烈干咳，对干咳伴胸痛者尤为适用。不宜用于痰黏稠、量多者。

2. 不良反应

不良反应主要为：过量可明显抑制呼吸，并可致兴奋、烦躁不安；反复应用可产生成瘾性。

二、外周性镇咳药——盐酸那可汀

盐酸那可汀为外周性镇咳药，可抑制肺牵张反射引起的咳嗽，兼具兴奋呼吸中枢作用。镇咳作用持续 4 h，无成瘾性。有时引起轻度嗜睡和头痛，不宜用于痰多患者。

第二十二章　作用于消化系统的药物

◇ 知识框架

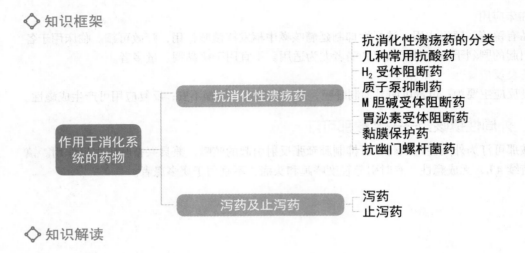

抗消化性溃疡药的分类
几种常用抗酸药
H_2 受体阻断药
质子泵抑制药
M 胆碱受体阻断药
胃泌素受体阻断药
黏膜保护药
抗幽门螺杆菌药

作用于消化系统的药物　——　抗消化性溃疡药

泻药及止泻药 —— 泻药　止泻药

◇ 知识解读

第一节　抗消化性溃疡药

一、抗消化性溃疡药的分类

根据作用方式，抗消化性溃疡药可分为以下几类。

（1）抗酸药：如氢氧化铝、碳酸钙、三硅酸镁等。

（2）H_2 受体阻断药：如西咪替丁、雷尼替丁等。

（3）M 胆碱受体阻断药：如哌仑西平等。

（4）质子泵抑制药：如奥美拉唑、兰索拉唑等。

（5）胃泌素受体阻断药：如丙谷胺等。

（6）胃黏膜保护药：①前列腺素衍生物，如米索前列醇、恩前列素等；②硫糖铝、胶体次枸橼酸铋等。

（7）抗幽门螺杆菌药：如阿莫西林、克林霉素、甲硝唑等。

二、几种常用抗酸药

抗酸药能缓冲和中和胃酸，以缓解酸的刺激症状，减轻疼痛，促进溃疡愈合。

1.氢氧化铝

氢氧化铝中和胃酸作用较强、起效缓慢、作用持久，作用后产生的氧化铝具有收敛、止血和致便秘作用。长期服用可影响肠道对磷酸盐的吸收。

2.碳酸钙

碳酸钙中和胃酸作用较强、持久且较快。可引起嗳气、腹胀和继发性胃酸增多。

三、H₂ 受体阻断药

西咪替丁、雷尼替丁、法莫替丁和尼扎替丁为临床常用的 H₂ 受体阻断药。

1. 药理作用

本药物可抑制胃酸分泌，抑制基础胃酸分泌和夜间胃酸分泌。

2. 临床应用

本药物主要用于治疗消化道溃疡，特别是胃和十二指肠溃疡，能迅速改善症状与促进溃疡愈合。

3. 不良反应

一般表现为腹泻、便秘、眩晕、乏力、肌肉痛、皮疹、皮肤干燥、脱发等。少数患者有皮疹、月经周期延长，偶有白细胞减少及肝功能受损。

四、质子泵抑制药

1. 药理作用

本药物能使酶失去活性，起抑制胃酸分泌作用。对胃液总量与胃蛋白酶的分泌也有一定抑制作用。

2. 临床应用

本药物用于治疗胃、十二指肠溃疡，对溃疡的愈合率高、复发率低。还可治疗促胃液素瘤、反流性食管炎、急慢性胃黏膜出血等。

3. 不良反应

不良反应主要有头痛、口干、恶心、呕吐、腹胀、腹泻及腹痛；少数患者有皮疹、月经周期延长；偶有白细胞减少及肝功能受损。

五、M 胆碱受体阻断药

哌仑西平主要阻断 M₁ 胆碱受体，阻断迷走神经冲动的传导而抑制胃酸分泌，对唾液腺、平滑肌和心房 M 受体亲和力低。

哌仑西平主要用于胃和十二指肠溃疡的治疗。

不良反应以消化道症状为主，表现为口干，还有可能出现视物模糊、头痛、眩晕、嗜睡等。

六、胃泌素受体阻断药

胃泌素受体阻断药丙谷胺抗溃疡病作用包括：与胃泌素竞争胃泌素受体，抑制胃酸分泌；促进胃黏膜黏液合成，增强胃黏膜的黏液 $-HCO_3^-$ 保护屏障。

七、黏膜保护药

米索前列醇胃黏膜保护的作用主要体现在：①抑制壁细胞的胃酸分泌；②促进浅表细胞分泌黏液和 HCO_3^-；③抑制胃蛋白酶分泌；④增加胃黏膜血流，促进胃黏膜上皮细胞增殖重建。其中抑制胃酸分泌作用最为切实可靠。对基础胃酸分泌，组胺、胃泌素等刺激引起的胃酸分泌均有抑制作用。

临床上用于治疗胃和十二指肠溃疡，并有预防复发作用。

不良反应发生率较高，可达 30％，主要表现为腹泻、腹痛、恶心、腹部不适；也有头痛、头晕等。孕妇及前列腺素类过敏者禁用。

八、抗幽门螺杆菌药

幽门螺杆菌可对胃黏膜产生损伤作用，是引起溃疡病的重要因素。对溃疡病有效的抗菌药物有两类，第一类为抗溃疡药如枸橼酸铋钾、H^+–K^+–ATP 酶抑制药等；第二类为抗菌药物，如阿莫西林、克拉霉素、甲硝唑（灭滴灵）、庆大霉素、四环素、呋喃唑酮（痢特灵）等。这些抗菌药物往往需要二药或三药合用。

第二节　泻药及止泻药

一、泻药

泻药主要用于治疗功能性便秘。按作用机制分为渗透性泻药、刺激性泻药和润滑性泻药。

渗透性泻药也称容积性泻药，口服后肠道吸收很少，增加肠容积而促进肠道推进性蠕动，产生泻下作用。常用的药物主要有硫酸镁和硫酸钠、乳果糖、甘油、纤维素类等。

刺激性泻药也称接触性泻药，主要作用是刺激结肠推进性蠕动，产生泻下作用。常用的药物主要有酚酞、比沙可啶、蒽醌类。

润滑性泻药通过局部润滑并软化粪便发挥作用。

二、止泻药

止泻效果最好的是阿片类制剂，适用于较严重的非细菌感染性腹泻。地芬诺酯抑制胃肠蠕动，可以减少排便频率，临床应用于急慢性功能性腹泻。

第二十三章　肾上腺皮质激素类药物

◇ 知识框架

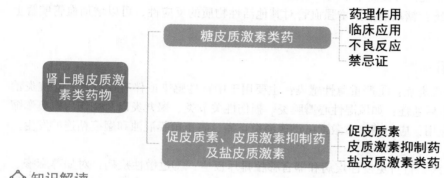

◇ 知识解读

第一节　糖皮质激素类药

糖皮质激素的作用广泛而复杂，主要影响正常物质代谢过程。另外，还具有抗感染、抗过敏和抑制免疫反应等多种药理作用。

一、药理作用

1. 对代谢的影响

（1）糖代谢：糖皮质激素能够增加肝糖原、肌糖原含量，并升高血糖。

（2）蛋白质代谢：糖皮质激素能加速肝外组织的蛋白质分解代谢，大剂量糖皮质激素还可以抑制蛋白质合成。

（3）脂肪代谢：大剂量长期使用可增高血浆胆固醇、激活四肢皮下的脂酶，促使皮下脂肪分解，形成向心性肥胖。

（4）水和电解质代谢：糖皮质激素也有一定的盐皮质激素样保钠排钾作用，但较弱。

2. 抗炎作用

糖皮质激素具有强大的抗炎作用，可以抑制由物理、化学、免疫、感染及无菌等多种因素引起的炎症反应。

3. 免疫抑制与抗过敏作用

糖皮质激素可以缓解过敏性疾病的症状，如水肿、皮疹、过敏性充血等。对免疫系统有多方面的抑制作用。

4. 抗休克作用

常用于治疗严重休克，特别是感染中毒性休克。

5. 其他作用

（1）允许作用：糖皮质激素对有些组织细胞虽无直接活性，但可给其他激素发挥作用创造有利条件，称为允许作用。

（2）退热作用：对严重的中毒性感染患者，有迅速、良好的退热作用。

（3）血液与造血系统：大剂量应用糖皮质激素可增加血小板含量、缩短凝血酶原时间；可使血液中淋巴细胞减少。

（4）骨骼：长期大量应用本类药物时，可出现骨质疏松。

（5）中枢神经系统：可提高中枢的兴奋性。

（6）心血管系统：糖皮质激素增强血管对其他活性物质的反应性，可以增加血管壁肾上腺素受体的表达。

二、临床应用

（1）严重感染或炎症：①严重急性感染：主要用于中毒性感染或伴有休克者；②抗炎治疗及防止炎症的某些后遗症：如风湿性心瓣膜炎、损伤性关节炎、睾丸炎以及烧伤后瘢痕挛缩等；③在眼科中的应用：应用糖皮质激素可迅速消炎止痛、防止角膜混浊和瘢痕粘连的发生。有角膜溃疡者禁用。

（2）过敏性疾病、自身免疫性疾病和器官移植排斥反应：①过敏性疾病：对如荨麻疹、血管神经性水肿、支气管哮喘和过敏性休克等；②自身免疫性疾病：如严重风湿热、全身性红斑狼疮、自身免疫性贫血和肾病综合征，对多发性皮肌炎，糖皮质激素为首选药；③器官移植排斥反应：为抑制免疫性排斥反应。

（3）抗休克治疗：对感染中毒性休克，在足量有效的抗菌药物治疗的同时，可及早、短时间突击使用大剂量糖皮质激素。

（4）血液病：与抗肿瘤药物联合用药，治疗儿童急性淋巴细胞性白血病。

（5）局部应用：多采用氢化可的松、泼尼松龙等软膏局部用药。对湿疹、接触性皮炎、牛皮癣等都有疗效。

三、不良反应

1.长期大剂量应用引起的不良反应

（1）消化系统并发症：可诱发或加剧胃、十二指肠溃疡，甚至造成消化道出血或穿孔。

（2）诱发或加重感染：可诱发感染或使体内潜在病灶扩散。特别是在某些使抵抗力降低的疾病患者中。

（3）糖皮质激素性青光眼：多发于激素中、高度反应者。

（4）医源性肾上腺皮质功能亢进：又称类肾上腺皮质功能亢进综合征，表现为"满月脸"、"水牛背"及皮肤变薄、多毛、浮肿、高血压、低血钾、糖尿病等。

（5）心血管系统并发症：可引起高血压和动脉粥样硬化。

（6）骨质疏松、肌肉萎缩、伤口愈合迟缓。

（7）对妊娠的影响：可通过胎盘，增加胎盘功能不全、新生儿出生体重减少或死胎的发生率。

2.停药反应

（1）医源性肾上腺皮质功能不全：长期给药后，如果减量过快或突然停药，可引起肾上腺皮质功能不全或危象，表现为恶心、呕吐、乏力、低血压和休克等。停药须经缓慢的逐渐减量过程，不可骤然停药。

（2）反跳现象：突然停药或减量过快会使原有的疾病复发或恶化。

四、禁忌证

严重高血压，糖尿病，孕妇，抗菌药物不能控制的感染如水痘、麻疹、真菌感染等禁用；严重的精神病（过去或现在）、癫痫病史者禁用或慎用。

知识拓展 ●●●●

在长时间使用糖皮质激素治疗过程中，遇下列情况之一者，应撤去或停用糖皮质激素：

（1）维持量已减至正常基础需要量：如泼尼松每日 5.0 ~ 7.5 mg，经过长期观察，病情已稳定不再活动者；

（2）因治疗效果差，不宜再用糖皮质激素，应改药者；

（3）因严重副作用或并发症，难以继续用药者。

第二节　促皮质素、皮质激素抑制药及盐皮质激素

一、促皮质素

促皮质素的合成和分泌受到下丘脑促皮质素释放激素的调节，对维持机体肾上腺正常形态和功能具有重要作用。

临床上主要用于促皮质素兴奋试验以判断肾上腺皮质贮备功能，诊断脑垂体前叶 - 肾上腺皮质功能状态及检测长期使用糖皮质激素的停药前后的皮质功能水平，以防止因停药而发生皮质功能不全。

二、皮质激素抑制药

皮质激素抑制剂可代替外科的肾上腺皮质切除术，常用的有米托坦和美替拉酮等。

米托坦为杀虫剂滴滴涕（DDT）的一类化合物。它能作用于肾上腺皮质细胞，损伤肾上腺皮质的正常细胞或瘤细胞；尤其是作用于肾上腺皮质束状带及网状带细胞，使其萎缩、坏死。

口服可以吸收，主要用于无法切除的皮质癌、复发癌切除以及皮质癌术后辅助治疗。可有消化道不适、中枢抑制及运动失调等不良反应。

美替拉酮临床用于治疗肾上腺皮质肿瘤和产生促皮质素的肿瘤所引起的氢化可的松过多症和皮质癌。不良反应较少，可有眩晕、消化道反应等。

三、盐皮质激素类药

盐皮质激素主要包括醛固酮和去氧皮质酮两种。醛固酮主要作用于肾的远曲小管，促进 Na^+、Cl^- 的重吸收和 K^+、H^+ 的排出。去氧皮质酮潴钠作用只有醛固酮的 1 % ~ 3 %。临床常与氢化可的松等合用作为替代疗法，治疗慢性肾上腺皮质功能减退症，以纠正患者失钠、失水和钾潴留等，恢复水和电解质的平衡。

第二十四章　甲状腺激素及抗甲状腺药

◇ 知识框架

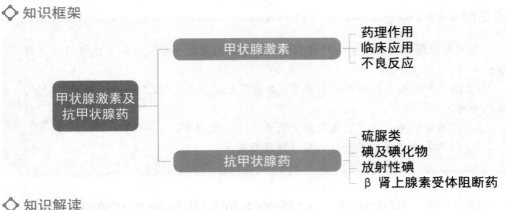

◇ 知识解读

第一节　甲状腺激素

甲状腺激素是维持机体正常代谢、促进生长发育所必需的激素。甲状腺激素包括三碘甲状腺原氨酸（T_3）和四碘甲状腺原氨酸（T_4）。

一、药理作用

（1）维持正常生长发育：能够促进蛋白质合成及骨骼、中枢神经系统的生长发育。

（2）促进代谢和产热：提高基础代谢率，使产热增多。

（3）提高机体交感－肾上腺系统的反应性：会出现神经过敏、烦躁、心率加快、心排出量增加及血压增高等现象。

二、临床应用

1. 治疗甲状腺功能减退：如呆小病和黏液性水肿。

2. 治疗单纯性甲状腺肿：由于缺碘所致者应补碘，原因不明者可给予适量甲状腺激素，以补充内源性激素的不足，并可抑制促甲状腺激素过多分泌，缓解腺体代偿性增生肥大。

3. 其他

（1）甲亢患者服用抗甲状腺药外，加服 T_4 有利于减轻突眼、防止发生甲状腺功能减退。

（2）甲状腺癌术后应用 T_4，可抑制残余的甲状腺癌变组织。

（3）甲状腺激素可用于 T_3 抑制试验中对摄碘率高者的鉴别诊断。服用 T_3 后，摄碘率比用药前对照值下降 50% 以上者，为单纯性甲状腺肿；摄碘率下降小于 50% 者为甲亢。

三、不良反应

甲状腺激素过量时可出现心悸、手震颤、失眠等不良反应，重者可腹泻、呕吐、发热，甚至有心绞痛、心力衰竭等。一旦发现应立即停药。

第二节　抗甲状腺药

目前用于治疗甲状腺功能亢进（甲亢）的药物有硫脲类、碘及碘化物、β 肾上腺素受体阻断药和放射性碘四类。其中最常用的抗甲状腺药是硫脲类。

一、硫脲类

硫脲类分为硫氧嘧啶类和咪唑类。前者包括甲硫氧嘧啶和丙硫氧嘧啶，后者包括甲巯咪唑（他巴唑）和卡比马唑（甲亢平）。

1. 药理作用

（1）抑制甲状腺激素的合成：通过抑制甲状腺过氧化物酶，进而抑制酪氨酸的碘化及耦联，减少甲状腺激素的生物合成。

（2）抑制外周组织的 T_4 转化为 T_3：能迅速控制血清中生物活性较强的 T_3 水平，在重症甲亢、甲状腺危象时，该药可列为首选；而甲巯咪唑的这种作用相对较弱。

（3）减弱 β 受体介导的糖代谢：减少心肌、骨骼肌的 β 受体数目，降低腺苷酸环化酶活性而减弱 β 受体介导的糖代谢。

（4）免疫抑制作用：抑制免疫球蛋白的生成，减少甲状腺刺激性免疫球蛋白。

2. 体内过程

硫氧嘧啶口服吸收迅速，达峰时间为 1 h，生物利用度 50 % ~ 80 %，血浆蛋白结合率约 75 %，分布于全身各组织以甲状腺浓集较多；约 60 % 在肝脏被代谢，部分结合葡萄糖醛酸后排出，$t_{1/2}$ 为 1.5 h。甲巯咪唑的血浆 $t_{1/2}$ 为 6 h，在甲状腺组织中药物浓度可维持 16 ~ 24 h，其疗效与甲状腺内药物浓度有关，而后者的浓度与每日给药量呈正相关。每日给药 1 次（30 mg）与每日给药 3 次（每次 10 mg）一样，均可发挥较好疗效。维持量为 5 ~ 10 mg/d。

3. 临床应用

硫脲类药物主要用于甲状腺功能亢进的治疗。

（1）甲亢的内科治疗：主要适用于轻症和不宜手术或放射性碘治疗者。

（2）甲状腺手术前准备：为减少甲状腺次全切除手术患者在麻醉和手术后的并发症及甲状腺危象，在术前应先服用硫脲类药物，使甲状腺功能恢复或接近正常。

（3）甲状腺危象的治疗：主要给大剂量碘剂以抑制甲状腺激素释放，并立即应用硫脲类（常选用丙硫氧嘧啶）阻止甲状腺素合成，剂量约为治疗量的 2 倍，疗程一般不超过 1 周。

4. 不良反应及禁忌证

（1）过敏反应：最常见，斑丘疹、皮肤瘙痒、药疹，少数伴有发热。

（2）胃肠道反应：恶心、呕吐、胃肠道不适，甲硫氧嘧啶偶有味觉、嗅觉改变。

（3）粒细胞缺乏症：为严重不良反应，应定期查血象，若用药后出现咽痛或发热，应立即停药进行相应检查。

（4）甲状腺肿及甲状腺功能减退：应及时发现并停药常可恢复。

妊娠时慎用或不用，哺乳妇女禁用，结节性甲状腺肿合并甲亢及甲状腺癌患者禁用。

二、碘及碘化物

1. 药理作用

小剂量的碘是合成甲状腺激素的原料，可预防单纯性甲状腺肿。大剂量碘有抗甲状腺作用。抑制甲状腺激素的释放，抑制甲状腺过氧化物酶活性，影响酪氨酸碘化和碘化酪氨酸耦联，减少甲状腺激素的合成。

2. 临床应用

（1）甲亢的术前准备。

（2）甲状腺危象的治疗。

3. 不良反应

（1）一般反应：咽喉不适、口内金属味、呼吸道刺激、鼻窦炎和眼结膜炎症状及唾液分泌增多、唾液腺肿大等，停药后可消退。

（2）过敏反应：表现为发热、皮疹、皮炎，也可有血管神经性水肿，严重者有喉头水肿、可致窒息。

（3）诱发甲状腺功能紊乱：长期或过量服用碘剂可能诱发甲亢。

三、放射性碘

放射性碘是 ^{131}I，有效 $t_{1/2}$ 为 5 d，甲状腺有很强的摄取 ^{131}I 的能力。

^{131}I 适用于不宜手术或手术后复发及硫脲类无效或过敏的甲亢者。

四、β 肾上腺素受体阻断药

本药物通过阻断 β 受体而改善甲亢所致的心率加快、心收缩力增强等交感神经激活症状。此类药物适用于不宜用抗甲状腺药、不宜手术及 ^{131}I 治疗的甲亢患者。甲状腺危象时，静注能帮助患者度过危险期。

第二十五章 胰岛素及口服降血糖药

◇ 知识框架

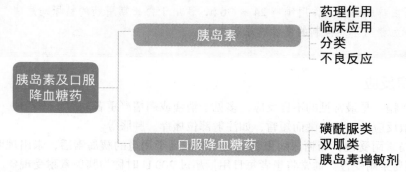

◇ 知识解读

第一节 胰岛素

一、药理作用

胰岛素主要促进肝脏、脂肪、肌肉等靶组织糖原和脂肪的储存。

（1）胰岛素可促进脂肪合成，增加脂肪酸和葡萄糖的转运。

（2）胰岛素可促进糖原的合成和贮存，加速葡萄糖氧化和酵解，并抑制糖原分解和异生而降低血糖。

（3）胰岛素增加氨基酸的转运和核酸、蛋白质的合成，同时抑制蛋白质的降解。

（4）胰岛素加快心率，加强心肌收缩力和减少肾血流。

（5）胰岛素促进钾离子进入细胞，降低血钾浓度。

二、临床应用

注射用普通胰岛素制剂目前是治疗 1 型糖尿病最重要的药物。临床主要用于以下情况：1 型糖尿病；经控制饮食和口服降血糖药治疗未获良好控制的 2 型糖尿病；伴有合并症的各型糖尿病；胞内缺钾等。

三、分类

1. 速效胰岛素

特点为：①溶解度高；②可静脉注射；③皮下注射起效迅速，作用时间短。

2. 中效胰岛素

（1）低精蛋白锌胰岛素，中性溶液，临床应用最广。

（2）珠蛋白锌胰岛素，国内产品多为酸性溶液。

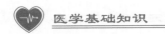

3. 长效胰岛素

如精蛋白锌胰岛素，注射后逐渐释出胰岛素，作用延长，但不能静脉给药。

4. 单组分胰岛素

单组分胰岛素为高纯度胰岛素。

知识拓展 ●●●●

> 精蛋白锌胰岛素，作用维持 24 ～ 36 h，适用于需长期用药的糖尿病患者，也可用于口服降血糖药不能控制的慢性糖尿病患者。

四、不良反应

（1）低血糖：是最常见的不良反应，多见于消瘦或病情严重者。

（2）过敏反应：一般轻微而短暂，如注射部位瘙痒、肿胀等。

（3）胰岛素耐受性：当糖尿病患者应用正常或高于用量的胰岛素后，未出现明显的低血糖反应，称胰岛素耐受性。通常将患者每日用量超过 200 U 时称为胰岛素耐受现象。

（4）脂肪萎缩：多见于注射部位，女性多于男性。

（5）反应性高血糖：胰岛素用量过大引起代偿反应形成的高血糖。

第二节　口服降血糖药

一、磺酰脲类

第一代磺酰脲类降糖药主要有甲苯磺丁脲、氯磺丙脲；第二代主要有格列本脲、格列吡嗪等；第三代主要代表药为格列美脲。

1. 药理作用

（1）降血糖作用：刺激胰岛 β 细胞释放胰岛素；降低血清糖原水平；增加胰岛素与靶组织的结合能力。

（2）对水排泄的影响：格列本脲、氯磺丙脲有抗利尿作用，但不降低肾小球滤过率，这是促进抗利尿激素分泌和增强其作用的结果，可用于尿崩症。

（3）对凝血功能的影响：第三代磺酰脲类能使血小板黏附力减弱，刺激纤溶酶原的合成。

2. 临床应用

（1）治疗糖尿病：主要用于胰岛功能尚存的 2 型糖尿病，且单用饮食控制无效者。

（2）尿崩症：可使尿崩症的患者尿量明显减少。

3. 不良反应

常见不良反应为皮肤过敏、胃肠不适、嗜睡及神经痛，也可致黄疸和肝损害，尤以氯磺丙脲多见。

4. 药物相互作用

由于磺酰脲类血浆蛋白结合率高，表观分布容积小，因此在蛋白结合上能与其他药物（如保泰松、水杨酸钠、吲哚美辛、青霉素、双香豆素等）发生竞争，使游离药物浓度上升而引起低血糖反应。消耗性患者血浆蛋白低，黄疸患者血浆胆红素水平高，也能竞争血浆蛋白结合部位，更易发生低血糖。乙醇抑制糖原异生和肝葡萄糖输出，故患者饮酒会导致低血糖。另一方面，氯丙嗪、糖皮质激素、噻嗪类利尿药、口服避孕药均可降低磺酰脲类的降血糖作用，须予注意。

二、双胍类

此类药物主要有苯乙双胍（苯乙福明）和二甲双胍（甲福明）。

该类药物可明显降低糖尿病患者的血糖，但对正常人血糖无明显影响。作用机制可能是促进脂肪组织摄取葡萄糖，降低葡萄糖在肠的吸收及糖原异生，抑制胰高血糖素释放等。

三、胰岛素增敏剂

胰岛素增敏剂主要包括罗格列酮、环格列酮、吡格列酮等。

1. 药理作用

（1）改善胰岛素抵抗、降低高血糖。

（2）改善脂肪代谢紊乱。

（3）防治 2 型糖尿病血管并发症。

2. 临床应用

本药物主要用于治疗胰岛素抵抗和 2 型糖尿病。

第二十六章　抗微生物药及抗寄生虫药

◇ 知识框架

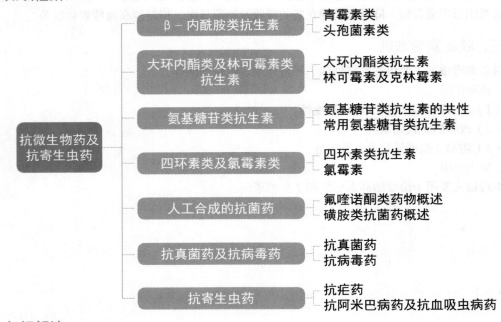

◇ 知识解读

第一节　β-内酰胺类抗生素

一、青霉素类

1. 青霉素 G（苄星青霉素）

（1）临床应用

本药肌内注射或静脉滴注为治疗敏感的 G^+ 球菌和杆菌、G^- 球菌及螺旋体所致感染的首选药。还可用于白喉、破伤风、气性坏疽和流产后产气荚膜梭菌所致的败血症的治疗。但因青霉素 G 对细菌产生的外毒素无效，故必须加用抗毒素血清。

（2）不良反应

1）变态反应：为青霉素类最常见的不良反应，在各种药物中居首位，Ⅰ、Ⅱ和Ⅲ型变态反应总发生率为 3% ~ 10%。

2）赫氏反应：应用青霉素 G 治疗梅毒、钩端螺旋体、雅司病、鼠咬热或炭疽等感染时，可有症状加剧现象，表现为全身不适、寒战、发热、咽痛、肌痛、心跳加快等症状。此反应可能是大量病原体被杀死后释放的物质所引起的。

3）其他不良反应：肌内注射青霉素 G 产生局部疼痛、红肿或硬结。剂量过大或静脉给药过快时可对大脑皮质产生直接刺激作用。鞘内注射可引起脑膜或神经刺激症状。

　　2. 氨苄西林

　　氨苄西林是青霉素苄基上的氢被氨基取代。对 G⁻ 杆菌有较强的抗菌作用，对铜绿假单胞菌无效。主要用于伤寒、副伤寒、败血症、肺部感染、尿路感染、胆道感染等。

二、头孢菌素类

　　1. 作用特点

　　头孢菌素类抗生素抗菌谱广、杀菌力强、过敏反应少，可分为五代。

　　（1）第一代头孢菌素：代表药物如头孢噻吩、头孢唑林等，第一代头孢菌素对 G⁺ 菌抗菌作用较第二、第三代强，但对 G⁻ 菌的作用差。可被细菌产生的 β - 内酰胺酶所破坏。主要用于治疗敏感菌所致呼吸道和尿路感染、皮肤及软组织感染。

　　（2）第二代头孢菌素：代表药物如头孢呋辛、头孢孟多等，第二代头孢菌素对 G⁺ 菌作用略逊于第一代，对 G⁻ 菌有明显作用，对厌氧菌有一定作用，但对铜绿假单胞菌无效。对多种 β - 内酰胺酶比较稳定。

　　（3）第三代头孢菌素：代表药物如头孢噻肟、头孢唑肟等，第三代头孢菌素对 G⁺ 菌的作用不及第一、二代，对 G⁻ 菌包括肠杆菌类、铜绿假单胞菌及厌氧菌有较强的作用。对 β - 内酰胺酶有较高的稳定性。

　　（4）第四代头孢菌素：代表药物如头孢匹罗、头孢吡肟等，第四代头孢菌素对 G⁺ 菌、G⁻ 菌均有高效，对 β - 内酰胺酶高度稳定，可用于治疗对第三代头孢菌素耐药的细菌感染。

　　（5）第五代头孢菌素：供注射用的头孢洛林、头孢吡普等。第五代头孢菌素对 G⁺ 菌的作用强于前四代，尤其对耐甲氧西林金葡菌、耐万古霉素金葡菌、耐甲氧西林的表皮葡萄球菌、耐青霉素的肺炎链球菌有效，对一些厌氧菌也有很好的抗菌作用，对 G⁻ 菌的作用与第四代头孢菌素相似。对大部分 β - 内酰胺酶高度稳定。

　　2. 不良反应

　　常见的是过敏反应，多为皮疹、荨麻疹等，过敏性休克罕见；肾毒性第一代最强；第三、四代头孢菌素偶见二重感染；头孢孟多、头孢哌酮引起低凝血酶原症或血小板减少而导致严重出血。

　　3. 药物相互作用

　　头孢菌素类与其他有肾毒性的药物合用可加重肾损害，如氨基糖苷类、强效利尿药。与乙醇同时应用可产生"双硫仑"样反应，故本类药物在治疗期间或停药 3 天内应忌酒。

第二节　大环内酯类及林可霉素类抗生素

一、大环内酯类抗生素

　　1. 红霉素

　　（1）抗菌作用

　　抗菌强度不及青霉素 G。对某些螺旋体、肺炎支原体，立克次体和螺杆菌也有抗菌作用。

　　（2）临床应用

　　临床常用于治疗耐青霉素的金黄色葡萄球菌感染和对青霉素过敏者，还用于上述敏感菌所致的各种感染，也能用于厌氧菌引起的口腔感染和肺炎支原体、肺炎衣原体、溶脲脲原体等非典型病原体所致的呼吸系统、泌尿生殖系统感染。

（3）不良反应

口服红霉素的主要不良反应是胃肠道反应，许多患者因无法耐受而停药。

2. 克拉霉素

克拉霉素的主要特点是抗菌活性强于红霉素；对酸稳定，口服吸收迅速完全，且不受进食影响；分布广泛且组织中的浓度明显高于血中浓度。

二、林可霉素及克林霉素

林可霉素是自链丝菌产生的抗生素；克林霉素是林可霉素分子中第7位的羟基以氯离子取代的半合成品。

1. 抗菌作用

两药的抗菌谱与红霉素类似，最主要特点是对各类厌氧菌有强大抗菌作用。对需氧 G^+ 菌有显著活性，对部分需氧 G^- 球菌、人型支原体和沙眼衣原体也有抑制作用，但肠球菌、G^- 杆菌、MRSA、肺炎支原体对本类药物不敏感。

2. 临床应用

该类药主要用于厌氧菌，包括脆弱拟杆菌、产气荚膜梭菌、放线杆菌等引起的口腔、腹腔和妇科感染。

3. 不良反应

胃肠道反应如恶心、呕吐、腹泻等，口服给药比注射给药多见。可出现轻度皮疹、瘙痒或药热等过敏反应，偶见黄疸及肝损伤。

第三节　氨基糖苷类抗生素

一、氨基糖苷类抗生素的共性

1. 抗菌作用

氨基糖苷类抗生素属静止期杀菌药。对各种需氧 G^- 杆菌如大肠埃希菌、肠杆菌属、变形杆菌属、志贺菌属等有强大抗菌活性；对 G^- 球菌如淋病奈瑟菌等作用较差；结核分枝杆菌对链霉素敏感，对庆大霉素不敏感。

2. 临床应用

主要用于敏感的 G^- 需氧杆菌所致的全身感染。如脑膜炎，呼吸道、泌尿道、胃肠道、烧伤、创伤感染等。

3. 不良反应

（1）肾毒性：氨基糖苷类抗生素是诱发药源性肾衰的最常见因素。临床出现蛋白尿、管型尿、血尿等。

（2）耳毒性：氨基糖苷类抗生素对前庭和耳蜗有损伤作用。前庭功能损害表现为眩晕、恶心、平衡失调等；耳蜗功能损害表现为耳鸣与不同程度的听力减退，严重可致耳聋。应避免与其他有耳毒性药物合用。

（3）过敏反应：尤其是链霉素，引起过敏性休克的发生率仅次于青霉素。

（4）神经肌肉阻滞：大剂量可出现心肌抑制、四肢软弱无力、呼吸困难等。可用新斯的明、葡萄糖酸钙解救。

（5）禁用于重症肌无力患者，禁用于有过敏史的患者；孕妇慎用。

二、常用氨基糖苷类抗生素

1. 链霉素

链霉素对结核分枝杆菌作用最强，对 G^- 杆菌有较强的抗菌作用，G^+ 菌中除少数金黄色葡萄球菌敏感外，其余的对链霉素不敏感。

链霉素主要作为结核病联合化疗的药物。与四环素联合用药已成为目前治疗鼠疫的最有效的手段；与四环素合用对布鲁杆菌属效果好；与青霉素合用是治疗草绿色链球菌或肠球菌性心内膜炎的首选药。

2. 庆大霉素

庆大霉素抗菌谱比链霉素广，对 G^- 菌及部分 G^+ 菌均有良好的抗菌作用，是治疗各种 G^- 杆菌感染的主要抗菌药。用于 G^- 杆菌感染，如败血症、骨髓炎、肺炎、铜绿假单胞菌感染等。庆大霉素是目前临床最为常用的氨基糖苷类抗生素。

第四节 四环素类及氯霉素类

一、四环素类抗生素

四环素类抗生素目前常用的有四环素、多西环素和米诺环素。

1. 抗菌作用

本类药物的抗菌谱、抗菌作用机制和临床应用相似，属快速抑菌药。

2. 临床应用

四环素类是衣原体、支原体、立克次体、布鲁杆菌病和霍乱弧菌感染的首选用药，也是各种细菌感染的次选药物。

3. 不良反应

（1）胃肠道反应：口服可引起恶心、呕吐、腹胀、厌食等。

（2）二重感染：长期使用广谱抗生素后，敏感菌株的生长受到抑制，不敏感菌株乘机大量繁殖，从而引起新的感染，此称为二重感染。

（3）对骨、牙生长的影响：主要影响胎儿和婴幼儿，可致牙釉质发育不全及抑制骨骼生长。故孕妇、哺乳期妇女及 8 岁以下儿童禁用。

（4）其他：长期大剂量使用可引起严重肝损伤或加重原有的肾损伤。偶见过敏反应。

二、氯霉素

1. 抗菌作用

氯霉素对 G^- 菌的抗菌作用强于 G^+ 菌，属抑菌药；但是对流感嗜血杆菌、脑膜炎奈瑟菌、肺炎链球菌具有杀灭作用；对 G^+ 菌的抗菌活性不如青霉素类和四环素类。氯霉素对结核分枝杆菌、真菌和原虫无效。

2. 临床应用

（1）耐药菌诱发的严重感染：如无法使用青霉素类药物的脑膜炎、多药耐药的流感嗜血杆菌感染等，且病情严重已危及生命。

（2）伤寒：首选喹诺酮类或第三代头孢菌素，具有速效、低毒、复发少和痊愈后不带菌等特点。

（3）立克次体感染：立克次体重度感染（斑疹伤寒、Q热和恙虫病等）的孕妇、8岁以下儿童、四环素类药物过敏者可选用。

（4）其他：与其他抗菌药联合使用，治疗腹腔或盆腔的厌氧菌感染。

3. 不良反应

（1）血液系统毒性：为氯霉素最严重的不良反应，表现为可逆性骨髓抑制、贫血或白细胞减少、血小板减少等；再生障碍性贫血。

（2）灰婴综合征：多见于新生儿及肝肾功能不全的成人。表现为腹胀、呕吐、呼吸抑制和全身灰色发绀，故称灰婴综合征。

（3）其他：可引起末梢神经炎、视神经炎、失眠、幻觉和中毒性精神病。此外还能引起二重感染。

第五节 人工合成的抗菌药

一、氟喹诺酮类药物概述

1. 抗菌作用

氟喹诺酮类药物属杀菌药，莫西沙星、加替沙星等除保留了对 G⁻ 菌的良好抗菌活性外，进一步增强了对 G⁺ 菌、结核分枝杆菌、军团菌、支原体及衣原体的杀灭作用，特别是提高了对厌氧菌如脆弱拟杆菌、梭杆菌属、消化链球菌属和厌氧芽孢梭菌属等的抗菌活性。对于铜绿假单胞菌，环丙沙星的杀灭作用仍属最强。

2. 临床应用

（1）呼吸系统感染：万古霉素与左氧氟沙星或莫西沙星联合用药是治疗青霉素高度耐药的肺炎链球菌感染的首选药。

（2）泌尿生殖道感染：环丙沙星、氧氟沙星与 β - 内酰胺类同为首选药，用于治疗单纯性淋病奈瑟菌性尿道炎或宫颈炎，但对非特异性尿道炎或宫颈炎疗效差。环丙沙星是铜绿假单胞菌性尿道炎的首选药。

（3）肠道感染与伤寒：首选用于治疗志贺菌引起的急、慢性菌痢和中毒性菌痢等。

（4）骨、关节和软组织感染：骨和关节感染往往需要几周至几个月的治疗，对于敏感菌株诱发的慢性骨髓炎，可推荐氟喹诺酮类药物进行长期治疗。

3. 不良反应

（1）胃肠道反应：恶心、呕吐、胃部不适等。

（2）中枢神经反应：头痛、失眠、眩晕等。

（3）光敏反应：出现瘙痒性红斑、皮肤糜烂、脱落等。

（4）心脏毒性：罕见但后果严重。可见 Q-T 期延长、尖端扭转型室性心动过速（TdP）、室颤等。

（5）软骨损害：儿童用药后可出现关节痛和关节水肿。

4. 禁忌证及药物相互作用

不宜常规用于儿童，不宜用于有精神病或癫痫病史者；禁用于喹诺酮过敏者、孕妇和哺乳妇女。避免与抗酸药、含金属离子的药物同服；慎与茶碱类、NSAIDs 合用。在避免日照条件下保存和应用环丙沙星、氟罗沙星、洛美沙星或司帕沙星，用药期间避免日照。不宜与 I a 类及Ⅲ类抗心律失常药和延长心脏Q-T间期的药物如西沙必利、红霉素、三环类抗抑郁症药合用。糖尿病患者慎用。

二、磺胺类抗菌药概述

1. 抗菌谱

磺胺药对大多数 G^+ 菌和 G^- 菌有良好的抗菌活性，对A群链球菌、肺炎球菌、脑膜炎奈瑟菌、淋病奈瑟菌、鼠疫耶尔森菌和诺卡菌属最敏感。

2. 临床应用

磺胺药能治疗各种细菌感染，主要适应证为流行性脑脊髓膜炎、敏感菌所致的尿路感染、呼吸道感染等。口服仅用于肠道感染或作肠道手术前消毒药。外用可用于眼科及大面积烧伤患者。

3. 不良反应

泌尿系统损害、过敏反应、血液系统反应、神经系统反应、肝损害等。

第六节　抗真菌药及抗病毒药

一、抗真菌药

（一）两性霉素 B

1. 药理作用

几乎对所有真菌均有抗菌作用。对白色念珠菌、新型隐球菌、组织胞浆菌、孢子丝菌属、球孢子菌属等有抗菌作用。

2. 体内过程

两性霉素 B 口服生物利用度仅 5 %，肌内注射难吸收。90 % ～ 95 % 与血浆蛋白结合，不易进入脑脊液、玻璃体液和羊水。主要在肝脏代谢，代谢产物中约 5 % 的原形药缓慢由尿中排出，停药数周后，仍可在尿中检出。

3. 临床应用

静脉滴注用于治疗深部真菌感染。

4. 不良反应及注意事项

两性霉素 B 不良反应较多，常见寒战、发热、头痛、呕吐、肝功能损害、肾功能损害等。应定期进行血尿常规、肝肾功能和心电图等检查以便及时调整剂量。

（二）唑类抗真菌药

唑类抗真菌药分为咪唑类和三唑类。常用的唑类药物：咪唑类有克霉唑、咪康唑、酮康唑等，目前均主要作为局部用药。三唑类有氟康唑和伊曲康唑。

酮康唑是第一个广谱口服抗真菌药，口服可有效地治疗深部、皮下及浅表真菌感染。也可局部用药治疗表浅部真菌感染。

咪康唑为广谱抗真菌药。口服时生物利用度很低，静脉注射给药时不良反应较多。目前临床主要局部应用治疗阴道、皮肤或指甲的真菌感染。

二、抗病毒药

（一）利巴韦林

1. 药理作用

利巴韦林对多种 RNA 和 DNA 病毒有抑制作用。对呼吸道合胞病毒、流行性出血热病毒、甲型肝炎病毒、麻疹病毒、乙型脑炎病毒、腺病毒、带状疱疹病毒和各种流感病毒均有抑制作用。

2. 临床应用

利巴韦林对急性甲型和丙型肝炎有一定疗效，治疗呼吸道合胞病毒肺炎和支气管炎效果最佳。

3. 不良反应

常见的不良反应有贫血、乏力等，停药后即消失。

（二）抗 HIV 药

HIV 是一种反转录病毒，主要有两型：HIV-1 和 HIV-2。

（1）核苷反转录酶抑制剂：齐多夫定、扎西他滨、司他夫定、拉米夫定等。

（2）非核苷反转录酶抑制剂：奈韦拉平、依法韦仑等。

（3）蛋白酶抑制剂：利托那韦、奈非那韦、沙奎那韦等。

（三）抗疱疹病毒药

疱疹病毒分为单纯疱疹病毒（HSV）和水痘 - 带状疱疹病毒（VZV）。

阿昔洛韦为广谱、高效的抗病毒药，是目前最有效的抗 I 和 II 型单纯疱疹病毒药物之一。阿昔洛韦为 HSV 感染的首选药。最常见的不良反应为胃肠道功能紊乱、头痛和斑疹。

第七节　抗寄生虫药

一、抗疟药

（一）氯喹

1. 药理作用

（1）抗疟作用：对间日疟原虫、三日疟原虫、卵形疟原虫以及敏感的恶性疟原虫的红细胞内期裂殖体有杀灭作用，能有效控制疟疾症状的发作，有利于杀灭疟原虫。

（2）抗阿米巴原虫作用：对肠外阿米巴原虫滋养体有强大杀灭作用。

（3）免疫抑制作用：大剂量能抑制免疫反应。

2. 临床应用

氯喹是用于控制各型疟疾症状的首选药。另外可治疗肠外阿米巴病，仅用于甲硝唑无效的阿米巴脓肿。还可治疗自身免疫性疾病，如类风湿性关节炎、系统性红斑狼疮等。

3. 不良反应

可有恶心、呕吐、头痛、皮疹、脱毛、眩晕、睡眠障碍等。长期大剂量用药可引起视野缩小、视力模糊、白细胞减少、心律失常等，严重者可因急性中毒呼吸衰竭而致死。孕妇忌用。

（二）奎宁

奎宁是为奎尼丁的左旋体，是从金鸡纳树皮中提取的一种生物碱。

1. 药理作用

本药对各种疟原虫的红细胞内期裂殖体都有杀灭作用，能控制临床症状，但疗效不及氯喹。对间日疟原虫和三日疟原虫的配子体有效；但对恶性疟原虫的配子体无效。

2. 临床应用

由于氯喹耐药性的出现和蔓延，奎宁成为治疗恶性疟的主要化学药物。奎宁有减弱心肌收缩力、兴奋子宫平滑肌、轻度的阻断神经肌肉接头和微弱的解热镇痛作用。

3. 不良反应

奎宁口服味苦，刺激胃黏膜，引起恶心呕吐，顺应性差。金鸡纳反应表现为恶心、头痛、耳鸣、视力和听力下降等，停药一般能恢复。

（三）伯氨喹

伯氨喹对间日疟和卵形疟肝脏中的休眠子有较强的杀灭作用，是防治疟疾远期复发的主要药物。能杀灭各种疟原虫的配子体，阻止疟疾传播。

治疗剂量的伯氨喹不良反应较少，可引起剂量依赖性的胃肠道反应，停药后可恢复。

（四）乙胺嘧啶

乙胺嘧啶不能直接杀灭配子体，但含药血液随配子体被按蚊吸食后，能阻止疟原虫在蚊体内发育产生配子体，起阻断传播的作用。

乙胺嘧啶治疗剂量毒性小。乙胺嘧啶过量引起急性中毒，表现为恶心、呕吐、发热、发绀、惊厥，甚至死亡。严重肝肾功能损伤患者应慎用，孕妇禁用。

二、抗阿米巴病药及抗血吸虫病药

（一）抗阿米巴病药

目前的治疗药物主要有甲硝唑、二氯尼特等。此处重点介绍甲硝唑。

1. 药理作用与临床应用

（1）抗阿米巴作用。

（2）抗滴虫作用。

（3）抗厌氧菌作用。

（4）抗贾第鞭毛虫作用。

2. 不良反应及禁忌

治疗量不良反应很少，口服有苦味、金属味感。甲硝唑干扰乙醛代谢，可导致急性乙醛中毒，出现恶心、呕吐、腹痛、腹泻和头痛等，服药期间和停药后不久应严格禁止饮酒。孕妇禁用。

（二）抗血吸虫病药

吡喹酮具有安全有效，使用方便的特点，是当前治疗血吸虫病的首选药物。

1. 药理作用

吡喹酮对血吸虫的成虫有极强且迅速的杀灭作用。

2. 临床应用

治疗各型血吸虫病。适用于急性、慢性、晚期及有并发症的血吸虫病患者。

3. 不良反应

常见有头昏、乏力、出汗、口干、恶心、腹胀等。偶可诱发精神失常或出现消化道出血。治疗寄生于组织内的寄生虫如血吸虫、肺吸虫、囊虫等，由于杀死虫体后释放出大量的抗原物质，可引起发热、嗜酸粒细胞增多、皮疹等。

第二十七章　抗结核病药及抗恶性肿瘤药

◇ 知识框架

```
                        ┌─ 抗结核病药 ──┬─ 异烟肼
                        │               └─ 结核病化学治疗的原则
抗结核病药及              │
抗恶性肿瘤药  ───────────┤
                        │
                        └─ 抗恶性肿瘤药 ─┬─ 抗肿瘤药物作用的生化机制
                                         └─ 常用的抗恶性肿瘤药
```

◇ 知识解读

第一节　抗结核病药

一、异烟肼

1. 临床应用

异烟肼为目前治疗各种类型结核病的首选药，常联合用药、预防用药。单用适于结核病的预防。

2. 不良反应

（1）神经系统毒性：可引起周围神经炎；中枢神经系统症状有头痛、眩晕、失眠等。

（2）其他：肝脏毒性、皮疹、发烧、粒细胞减少、血小板减少、上消化道不适等。

> **知识拓展** ●●●●
>
> 　　异烟肼作为治疗结核病的首选药，其优点如下。
> 　　（1）性质稳定，价廉。
> 　　（2）给药途径广泛，可口服、肌内注射、静脉注射、腔内注射等。
> 　　（3）体内分布均匀，易于达到病变部位。脑膜炎时，脑脊液中的浓度与血中浓度相近。穿透力强，可渗入关节腔、胸水、腹水及纤维化或干酪化的结核病灶中。易于透入细胞内，作用于已被吞噬的结核分枝杆菌。对各部位结核均能奏效。
> 　　（4）疗效高，毒性小。异烟肼低浓度抑菌，高浓度杀菌。长期应用治疗剂量不致产生严重的毒性反应。

二、结核病化学治疗的原则

（1）早期用药：是指患者一旦确诊为结核病后立即给药治疗。

（2）联合用药：是指根据不同病情和抗结核药的作用特点联合两种或两种以上药物以增

强疗效，并可避免严重的不良反应和延缓耐药性的产生。

（3）适量：是指用药剂量要适当。药量不足，组织内药物难以达到有效浓度，且易诱发细菌产生耐药性使治疗失败；药物剂量过大则易产生严重不良反应而使治疗难以继续。

（4）坚持全程规律用药：结核病的治疗必须做到有规律长期用药，不能随意改变药物剂量或改变药物品种，否则难以治疗成功。

第二节　抗恶性肿瘤药

一、抗肿瘤药物作用的生化机制

（1）干扰核酸生物合成，属于抗代谢药，如氨甲蝶呤。

（2）嵌入 DNA 干扰转录过程，如柔红霉素。

（3）影响 DNA 结构与功能，如环磷酰胺。

（4）干扰蛋白质合成与功能，如长春新碱。

（5）影响激素平衡，如性激素、糖皮质激素。

二、常用的抗恶性肿瘤药

（一）叶酸拮抗药

氨甲蝶呤临床上用于治疗儿童急性白血病和绒毛膜上皮癌；鞘内注射可用于中枢神经系统白血病的预防和缓解症状。不良反应包括消化道反应，如口腔炎、胃炎、腹泻、便血；骨髓抑制最为突出，可致白细胞、血小板减少，严重者可有全血细胞减少；长期大量用药可致肝肾损害；妊娠早期应用可致畸胎、死胎。

（二）嘧啶拮抗药

氟尿嘧啶是尿嘧啶 5 位上的氢被氟取代的衍生物。氟尿嘧啶口服吸收不规则，需静脉给药。吸收后分布于全身体液，肝和肿瘤组织中浓度较高，主要在肝代谢灭活，变为 CO_2 和尿素，分别由呼气和尿排出。对消化系统癌（食管癌、胃癌、肠癌、胰腺癌、肝癌）和乳腺癌疗效较好，对骨髓和消化道毒性较大，出现血性腹泻应立即停药，可引起脱发、皮肤色素沉着，偶见肝肾损害。

（三）微管蛋白抑制药

长春碱主要用于治疗急性白血病、恶性淋巴瘤及绒毛膜上皮癌。长春新碱对儿童急性淋巴细胞白血病疗效好、起效快，常与泼尼松合用作诱导缓解药。长春碱类毒性反应主要包括骨髓抑制、神经毒性、消化道反应、脱发以及注射局部刺激等。长春新碱对外周神经系统毒性较大。

●●●●跟踪训练

一、单项选择题

1. 药物的半衰期主要取决于哪个因素（　　）。

A. 用药时间　　　　B. 消除的速度　　　　C. 给药的途径　　　　D. 药物的用量

2. 服用阿托品后感到口干，便秘，这属于药物的（　　）。

A. 副作用　　　　B. 毒性作用　　　　C. 躯体依赖性　　　　D. 后遗效应

3. 毛果芸香碱主要用于（　　）。

A. 重症肌无力　　　　B. 青光眼　　　　C. 术后腹胀气　　　　D. 房室传导阻滞

4. 重症肌无力患者应当选用（　　）。

A. 毒扁豆碱　　　　B. 氯解磷定　　　　C. 毛果芸香碱　　　　D. 新斯的明

5. 治疗Ⅱ、Ⅲ度房室传导阻滞宜选用（　　）。

A. 肾上腺素　　　　B. 去甲肾上腺素　　　C. 异丙肾上腺素　　D. 多巴胺

6. 选择性阻断 α_1 受体的药物是（　　）。

A. 硝普钠　　　　　B. 哌唑嗪　　　　　C. 可乐定　　　　　D. 普萘洛尔

7. 哌替啶用于产妇，宜胎儿分娩前（　　）使用。

A. 2 h 以内　　　　B. 2 以上　　　　　C. 4 h 以内　　　　D. 4 h 以上

8. 阿司匹林剂量过大出现水杨酸反应，主要表现在（　　）。

A. 耳鸣、视听力减退　　　　　　　　　B. 加重出血

C. 荨麻疹　　　　　　　　　　　　　　D. 血管神经性水肿

9. 下列常用的抗心律失常药物中，可出现肺纤维化不良反应的药物为（　　）。

A. 利多卡因　　　　B. 美托洛尔　　　　C. 胺碘酮　　　　　D. 维拉帕米

10. 下列不属于糖皮质激素药理作用的是（　　）。

A. 抗炎　　　　　　B. 抗菌　　　　　　C. 抗休克　　　　　D. 抗毒

11. 各型结核病的首选药物是（　　）。

A. 链霉素　　　　　B. 利福平　　　　　C. 异烟肼　　　　　D. 卡那霉素

12. 防止疟疾复发适用的药物是（　　）。

A. 哌喹　　　　　　B. 氯喹　　　　　　C. 奎宁　　　　　　D. 伯氨喹

二、多项选择题

1. 下列关于受体的叙述，正确的是（　　）。

A. 受体能识别周围环境中某种微量化学物质

B. 受体均有相应的内源性配体

C. 受体的数量或反应性是固定不变的

D. 受体是一类介导细胞信号转导的功能蛋白质

2. 毛果芸香碱的作用包括（　　）。

A. M 样作用　　　　B. 缩瞳　　　　　　C. 调节眼内压　　　D. N 样作用

3. 下列药物中，属于局部麻醉药的是（　　）。

A. 丙泊酚　　　　　B. 普鲁卡因　　　　C. 丁卡因　　　　　D. 利多卡因

参考答案及解析

一、单项选择题

1. B 【解析】用药间隔时间主要取决于药物清除半衰期，指血浆药物浓度下降一半所需要的时间。它反映体内药物消除速度。

2. A 【解析】凡与用药目的无关，并给患者带来不适甚至痛苦的药物反应称为不良反应。不良反应包括副反应、毒性反应、后遗效应、停药反应、变态反应、特异质反应。副反应指在治疗剂量下出现的与治疗目的无关的药理效应。例如，阿托品用于解除胃肠痉挛时，可引起口干、心悸、便秘等副反应。

3. B 【解析】毛果芸香碱产生 M 样作用，对眼和腺体作用最为明显。毛果芸香碱通过直

接激动虹膜括约肌(环状肌)的 M 胆碱受体,使括约肌收缩而缩瞳,从而降低眼内压治疗青光眼。

4. D 【解析】新斯的明可用于重症肌无力的治疗,为神经肌肉接头传递障碍所致慢性疾病,表现为受累骨骼肌极易疲劳。

5. C 【解析】异丙肾上腺素临床上可用于:①支气管哮喘,用于控制支气管哮喘急性发作,舌下或喷雾给药,疗效快而强;②房室传导阻滞,可用于治疗Ⅱ、Ⅲ度房室传导阻滞,常采用舌下给药或静脉滴注给药;③心脏骤停,对停搏的心脏具有起搏作用,使心脏恢复跳动;④休克,适用于中心静脉压高、心排出量低的感染性休克,但要注意补液及心脏毒性。

6. B 【解析】α受体阻断药具有较广泛的药理作用,根据这类药物对 α_1、α_2 受体的选择性不同,可将其分为三类:非选择性α受体阻断药(短效类:酚妥拉明、妥拉唑林;长效类:酚苄明)、选择性 α_1 受体阻断药(哌唑嗪)、选择性 α_2 受体阻断药(育亨宾)。

7. D 【解析】哌替啶镇痛作用虽弱于吗啡,但成瘾性比吗啡轻。可用于分娩止痛,但新生儿对哌替啶抑制呼吸极为敏感,故临产前 2～4 h 不宜使用。

8. A 【解析】剂量过大时,出现头痛、眩晕、恶心、呕吐、耳鸣、视听力减退,总称为水杨酸反应,是水杨酸类中毒的表现。

9. C 【解析】胺碘酮属于Ⅲ类药,不良反应主要是心血管反应,如房室传导阻滞、窦性心动过缓及 Q-T 间期延长常见,尖端扭转型室性心动过速偶见;低血压,静脉给药常见;个别患者出现间质性肺炎或肺纤维化。

10. B 【解析】糖皮质激素的药理作用包括:①对代谢的影响;②抗炎作用;③免疫抑制与抗过敏作用;④抗休克作用;⑤其他作用,包括允许作用、退热作用、血液与造血系统、骨骼、中枢神经系统、心血管系统。抗菌不属于糖皮质激素药理作用。

11. C 【解析】异烟肼为目前治疗各种类型结核病的首选药,常联合用药、预防用药。单用适于结核病的预防。

12. D 【解析】伯氨喹对间日疟和卵形疟肝脏中的休眠子有较强的杀灭作用,是防治疟疾远期复发的主要药物。能杀灭各种疟原虫的配子体,阻止疟疾传播。

二、多项选择题

1. ABD 【解析】受体是一类介导细胞信号转导的功能蛋白质,能识别周围环境中某种微量化学物质,首先与之结合,并通过中介的信息放大系统,触发后续的生理反应或药理效应。受体的特性主要包括:灵敏性、特异性、饱和性、可逆性、多样性;均有相应的内源性配体。

2. ABC 【解析】毛果芸香碱产生 M 样作用,对眼和腺体作用最为明显。对眼具有缩瞳、降低眼内压、调节痉挛的作用。

3. BCD 【解析】目前临床使用的局部麻醉药主要包括以普鲁卡因、丁卡因为代表的酯类和以利多卡因及布比卡因为代表的酰胺类。

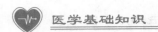

第六部分　诊断学

第一章　临床常见症状

◇ 知识框架

临床常见症状
- 发热
  - 发热的定义
  - 常见病因
  - 临床表现
- 疼痛
  - 头痛
  - 胸痛
  - 腹痛
- 咳嗽与咳痰
  - 常见病因
  - 临床表现
- 水肿
  - 水肿的定义
  - 常见病因及临床表现
- 咯血
  - 咯血的定义
  - 常见病因
  - 临床表现
- 呕血与便血
  - 呕血与便血的定义
  - 常见病因
  - 临床表现
- 呼吸困难
  - 呼吸困难的定义
  - 常见病因
  - 临床表现
- 发绀
  - 发绀的定义
  - 常见病因及临床表现
- 恶心与呕吐
  - 恶心与呕吐的定义
  - 恶心与呕吐的病因
  - 临床表现

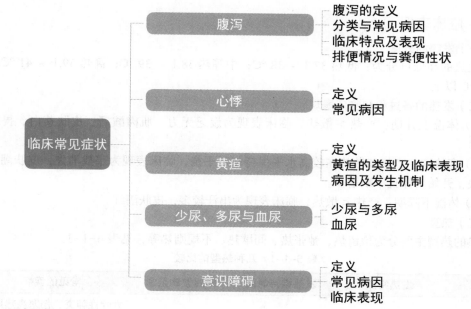

◇ 知识解读

第一节　发　热

一、发热的定义

当机体在致热原（Pyrogen）作用下或各种原因引起体温调节中枢的功能障碍时，体温升高超出正常范围，称为发热（fever）。口测法正常值 36.3 ～ 37.2 ℃，腋测法正常值 36 ～ 37 ℃，肛测法正常值 36.5 ～ 37.7 ℃。24 h 内，波动范围不超过 1 ℃。

二、常见病因

临床医疗中将发热的原因分为感染性和非感染性两大类。

（一）感染性发热

感染性发热临床多见。引起发热的病原体可以是病毒、细菌、支原体、立克次体、螺旋体、真菌、寄生虫等。

（二）非感染性发热

非感染性发热主要有下列几类原因。

（1）无菌性坏死物质的吸收。

（2）抗原－抗体反应。

（3）内分泌与代谢障碍。

（4）体温调节中枢功能失常。

（5）心功能不全或皮肤散热减少。

（6）自主神经功能紊乱。

三、临床表现

（一）发热的分度

按发热的高低可分为：低热 37.3 ~ 38 ℃；中等热 38.1 ~ 39 ℃；高热 39.1 ~ 41 ℃；超高热 41 ℃以上。

（二）发热的各过程和临床表现

（1）体温上升期：产热＞散热，临床表现为疲乏无力、肌肉酸痛、皮肤苍白、畏寒或寒战等。

（2）高热期：产热和散热在较高水平保持相对平衡，临床表现为寒战消失，皮肤潮红，呼吸深快，开始出汗且不断增多。

（3）体温下降期：产热＜散热，临床表现为出汗较多，皮肤潮红。

（三）热型

发热的热型主要分为稽留热、弛张热、间歇热、不规则热等，见表 6-1-1。

表 6-1-1　几种热型的比较

热型	发热特点	发热维持时间	体温波动范围	常见的疾病
稽留热	维持 >39 ~ 40 ℃	数日~数周	<1 ℃	大叶性肺炎、伤寒高热期、斑疹伤寒
弛张热	>39 ℃		>2 ℃，最低体温大于正常水平	败血症、风湿热、肺结核
间歇热	骤升、速降至正常	无热期 1 ~ 数日		疟疾、急性肾盂肾炎
波状热	逐渐↑（>39 ℃） 逐渐↓ 反复多次	数日后降至正常		布鲁杆菌病
回归热	急骤↑（>39 ℃） 骤然↓ 交替出现	数日后降至正常		回归热、霍奇金病（HD）
不规则热	无一定规律			结核病、风湿病、渗出性胸膜炎

第二节　疼　痛

疼痛是致痛物质刺激作用于机体时产生的复杂感觉，常伴有痛苦的情绪活动和机体的防卫反应。常见的疼痛有头痛、胸痛、腹痛等。

一、头痛

头痛是指额、顶、颞及枕部的疼痛。

（一）常见病因

（1）颅内病变：①颅内感染性疾病；②颅内血管性病变；③颅内占位性病变；④颅脑外伤；⑤其他，如偏头痛等。

（2）颅外病变：如颅骨疾病、颈椎病变及神经痛等。

（3）全身性疾病：①急性感染；②心血管疾病；③中毒；④其他，如尿毒症、肺性脑病等。

（4）神经官能症：神经衰弱及癔症性头痛，如焦虑症、抑郁症等。

（二）临床表现

1. 头痛的部位

全头痛见于发热疾病；浅表性痛见于五官科疾病；疼痛部位深则见于颅内病变，并向病灶侧放射。

2. 头痛的性质与程度

剧痛见于三叉神经痛、偏头痛及脑膜刺激症等；非搏动性头痛见于紧张性头痛；搏动性头痛见于高血压、发热、脑肿瘤等。

3. 头痛发生的时间

鼻窦炎常在清晨或上午时最明显；颅内占位病变常为晨间加剧；丛集性头痛发生于晚间；女性偏头痛一般与月经期有关；神经官能症病程长和易变性大。

4. 疼痛的持续时间

血管狭窄引起的缺血性疼痛是阵发性的；炎症、肿瘤、栓塞或梗死所致的疼痛呈持续性。

5. 加重、减轻头痛的因素

咳嗽、摇头、颅内感染性头痛及脑肿瘤性头痛加剧。偏头痛在使用麦角胺后可缓解。

（三）伴随症状

（1）头痛伴剧烈呕吐者为颅内压增高，头痛在呕吐后减轻者见于偏头痛。

（2）头痛伴眩晕者见于小脑肿瘤、椎－基底动脉供血不足。

（3）头痛伴发热者常见于感染性疾病，包括颅内或全身性感染。

（4）慢性进行性头痛出现精神症状者应注意颅内肿瘤。

（5）慢性头痛突然加剧并有意识障碍者提示可能发生脑疝。

（6）头痛伴视力障碍者可见于青光眼或脑肿瘤。

（7）头痛伴脑膜刺激征者提示有脑膜炎或蛛网膜下隙出血。

（8）头痛伴癫痫发作者可见于脑血管畸形、脑内寄生虫病或脑肿瘤。

（9）头痛伴神经功能紊乱症状者可能是神经功能性头痛。

二、胸痛

（一）常见病因

引起胸痛的原因很多，主要为胸部疾病，包括胸壁疾病、心血管疾病、呼吸系统疾病和纵隔疾病。

（二）临床表现

不同原因引起的胸痛各有疼痛部位、放射部位、胸痛的性质及持续时间不同等特点。

1. 胸痛及放射部位

胸痛部位包括疼痛部位及其放射部位。如胸壁疾病的疼痛部位为局限、局部压痛；带状疱疹是成簇水疱沿一侧肋间神经分布伴剧痛。

心绞痛和心肌梗死的疼痛多在心前区与胸骨后或剑突下并放射到左肩、左臂内侧，达无名指与小指，亦可放射于左颈部与颊部。

肺尖部肺癌的疼痛多以肩部、腋下为主，向上肢内侧放射。

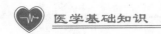

自发性气胸、胸膜炎和肺梗塞的胸痛多位于患侧腋前线与腋中线附近，后二者如累及肺底、膈胸膜，则疼痛也可放射到同侧肩部等。

2. 胸痛的性质

带状疱疹呈刀割样痛或灼痛；食管炎则为烧灼痛；胸膜炎呈隐痛、钝痛和刺痛；心绞痛呈绞窄性并有重压窒息感；心肌梗死则疼痛更为剧烈并有恐惧感、濒死感；气胸在发病初期呈撕裂痛等。

3. 持续时间

阵发性疼痛常为平滑肌痉挛或血管狭窄缺血所致；炎症、肿瘤、栓塞致疼痛呈持续性。如心绞痛发作时间短暂，而心肌梗死疼痛时间长且不易缓解。

三、腹痛

（一）常见病因

1. 急性腹痛

（1）腹腔器官急性炎症。

（2）空腔脏器阻塞或扩张。

（3）腹膜炎症。

（4）腹腔内血管阻塞。

（5）腹壁疾病。

（6）胸腔疾病。

（7）全身性疾病。

2. 慢性腹痛

（1）腹腔器官慢性炎症。

（2）空腔脏器的张力变化。

（3）消化性溃疡。

（4）腹腔脏器的扭转或梗阻。

（5）脏器包膜的牵拉。

（6）中毒与代谢障碍。

（7）肿瘤压迫及浸润。

（8）胃肠神经功能紊乱。

（二）腹痛的临床表现

1. 部位

一般腹痛部位多为病变所在部位。

2. 性质和程度

（1）肠绞痛多位于脐周围、下腹部，常伴有恶心、呕吐、腹泻、肠鸣音增加。

（2）胆绞痛位于右上腹，放射至右背与右肩胛，常伴有黄疸、发热、肝可触及或 Murphy 征阳性。

（3）肾绞痛位于腰部并向下放射，达于腹股沟、外生殖器及大腿内侧，常有尿频、尿急。尿常规检验含蛋白、红细胞。

3. 发作时间

餐后痛常见于消化不良、胃部肿瘤、胆胰疾病等；上腹痛伴节律性、周期性常见于胃、十二指肠溃疡；子宫内膜异位者腹痛和月经来潮有关；卵泡破裂者常发作于月经之间。

4.与体位的关系

反流性食管炎患者烧灼痛在躯体前屈时明显，直立时减轻；胰体癌患者仰卧位时疼痛明显，而前倾位或俯卧位时减轻。

知识拓展 ●●●●

腹痛发生可分为3种基本机制，分别如下。

（1）内脏性腹痛，疼痛特点为：①疼痛部位不确切，接近腹中线；②疼痛感觉模糊，多为痉挛、不适、钝痛、灼痛；③常伴恶心、呕吐、出汗等其他自主神经兴奋症状。

（2）躯体性腹痛，特点是：①定位准确，可在腹部一侧；②程度剧烈而持续；③可有局部腹肌强直；④腹痛可因咳嗽、体位变化而加重。

（3）牵涉痛，疼痛程度剧烈，部位明确，局部有压痛、肌紧张及感觉过敏等。

第三节　咳嗽与咳痰

咳嗽是一种保护性反射动作，能有效消除呼吸道内的分泌物或进入的异物。当咳嗽时间久、频繁，影响工作、休息，呼吸肌疼痛等则属病理现象。

咳痰是呼吸道内许多的分泌物，借助咳嗽经呼吸道由口腔排出体外的动作。正常成人的呼吸道黏膜每日分泌少量的黏液，使呼吸道黏膜保持湿润。

一、常见病因

（1）呼吸道疾病：炎症、异物、肿瘤、出血、物理及化学性的刺激性气体等。呼吸道感染是引起咳嗽、咳痰最常见原因。

（2）胸膜疾病：胸膜炎症或胸膜受刺激。

（3）心血管疾病：左心或左房功能不全而致肺淤血或肺水肿、肺栓塞。

（4）中枢性因素：大脑皮质可直接影响咳嗽。

二、临床表现

1.咳嗽的性质

咳嗽无痰称干咳，见于咽、喉、支气管及胸膜的炎症，如气管受压、支气管肿瘤等。呼吸道的分泌物、渗出物及异物等形成痰液，随咳嗽经口腔排出，称湿性咳嗽，见于支气管炎、支气管扩张、肺炎、肺结核、肺水肿等。

2.咳嗽发作的时间与规律

急性咳嗽常见于呼吸道急性炎症或异物吸入；慢性咳嗽常见于慢性支气管炎、支气管扩张、肺结核等。发作性咳嗽见于百日咳、气管异物、肿瘤压迫支气管等。夜间咳嗽常见于左心衰竭和肺结核等。

3.咳嗽的音色

金属声咳嗽常见于纵隔肿瘤、肺癌。伴声音嘶哑的咳嗽，多见于声带炎、喉炎、喉癌、喉结核。咳嗽无力或声音低微，见于声带麻痹、声带水肿、全身衰竭者。连续阵发性剧咳伴有高

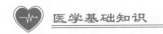

调吸气回声，见于百日咳、喉部疾患或气管受压等。

4.痰的性质和量

急性呼吸道感染可有少量痰，肺炎链球菌咳铁锈色痰。肺水肿咳粉红色泡沫痰。肺结核、肺癌常咳血痰。肺炎克雷白杆菌感染咳红棕色胶冻样痰。肺阿米巴病咳咖啡样痰。大叶性肺炎、肺部铜绿假单胞菌感染咳绿色痰。支气管扩张、肺脓肿咳大量黄脓痰，静止后分三层，即上层为泡沫、中层为黏液或脓性浆液、下层为坏死组织。

第四节　水　肿

一、水肿的定义

人体组织间隙有过多的液体潴留而出现肿胀时，称为水肿。

二、常见病因及临床表现

（一）全身性水肿

（1）心源性水肿：见于右心衰竭。特点是首发在下垂部位，并随体位变化而改变；休息后可减轻或消退。

（2）肾源性水肿：由于肾小球病变引起。常首发于眼睑及面部，以后发展至全身，伴尿的改变、肾功能损害等表现。

（3）肝源性水肿：由于慢性肝病引起。常首先出现踝部水肿，逐渐向上蔓延，严重者可伴有腹水。

（4）营养不良性水肿：见于慢性消耗性疾病。先有消瘦后有水肿，与体位有关。

（5）其他：如黏液性水肿、经前期紧张综合征、药物性水肿、特发性水肿等。

（二）局部性水肿

局部性水肿由于局部静脉、淋巴回流受阻或毛细血管通透性增加所致。局部炎症、肢体静脉血栓形成及血栓性静脉炎、上或下腔静脉阻塞综合征、丝虫病所致象皮腿、创伤或过敏等，均可引起局部性水肿。

第五节　咯　血

一、咯血的定义

咯血是指喉及喉以下呼吸道任何部位的出血，血液随咳嗽经口排出者。须与鼻、咽部出血或上消化道出血引起的呕血鉴别。

二、常见病因

引起咯血的原因很多，以呼吸系统和心血管疾病为常见。其中风湿性心脏病二尖瓣狭窄、支气管扩张和肺癌是咯血的常见病因；肺结核是我国引起咯血的关键病因。

三、临床表现

（一）临床特点

除原发性疾病的临床表现外，咯血的临床特点如下：

（1）年龄：青壮年咯血多见于肺结核、支气管扩张、风湿性心脏病二尖瓣狭窄等。

（2）咯血量：每日咯血量在 100 mL 以内为少量咯血，100 ~ 500 mL 为中等量咯血，在 500 mL 以上（或一次咯血 100 ~ 500 mL）为大量咯血。

（3）临床症状：咯血前可先有喉痒、胸闷等症状；咯血时伴咳嗽、出冷汗、脉速、呼吸急促与浅表、面色苍白或恐惧感。

（二）咯血与呕血的鉴别

咯血与呕血的鉴别见表 6-1-2。

表 6-1-2　咯血与呕血的鉴别

鉴别要点	咯血	呕血
病因	肺结核、支气管扩张、肺癌、心脏病等	消化性溃疡、急性胃黏膜病变、肝硬化等
出血前症状	喉部痒感、胸闷、咳嗽等	上腹不适、恶心、呕吐等
出血方式	咯出	呕出
血的颜色	鲜红	棕黑色、暗红色、有时为鲜红色
血内混合物	泡沫、痰	食物残渣、胃液
酸碱反应	碱性	酸性
黑便	无（咽下血液时可有）	有，可持续数日
出血后痰的症状	痰中带血	无痰

第六节　呕血与便血

一、呕血与便血的定义

呕血是上消化道疾病（指屈氏韧带以上的消化器官，包括食管、胃、十二指肠、肝、胆、胰疾病）或全身性疾病所致的急性上消化道出血，血液经口腔呕出。消化道出血经肛门排出体外，称为便血。

二、常见病因

（1）呕血的常见病因：消化性溃疡（最常见），食管静脉曲张破裂出血，急性胃黏膜病变，胃癌。

（2）便血的病因：①上消化道疾病，小肠疾病，结肠疾病，直肠肛管疾病；②全身性疾病，如急性传染病及血液病等。

三、临床表现

（一）呕血的临床表现

呕血前常有上腹部不适及恶心感。

呕吐物颜色视出血量多少及在胃内停留时间而不同。出血量大且在胃内停留时间短者血液为鲜红色或伴凝血块，停留时间稍长即为暗红色。呕血者均伴有黑便排出。

便潜血阳性，出血量至少 20 mL；无症状的柏油便，出血量约 60 mL；出现头晕、畏寒等症状而无血压、脉率的变化，失血量为血容量的 10 % ~ 20 %；出现冷汗、四肢厥冷、心率加速、脉搏增快等症状，失血量为血容量的 20 % 以上；有休克表现时，则失血量应为血容量的 30 % 以上。

（二）便血的临床表现

血便的颜色可呈鲜红色、暗红色或黑色（柏油样）。颜色的差异主要与下列因素有关：①出血的部位；②出血的量；③血液在肠腔内停留时间的长短。

出血部位愈低、出血量愈大、排出愈快，血便的颜色愈鲜红。上消化道出血多为柏油样便，下消化道出血往往排出较鲜红色血便，但小肠出血时，亦可呈柏油样便。阿米巴性痢疾多为暗红色果酱样的脓血便；急性细菌性痢疾多为黏液脓性鲜血便；急性出血性坏死性肠炎可排出洗肉水样粪便，并有腥臭味。消化道每日在 5 mL 以下者，无肉眼可见的粪便颜色改变，称为隐血便，需用隐血试验才能确定。

（三）伴随症状

（1）呕血前有慢性规律性上腹隐痛、反酸史，出血前有情绪紧张过度劳累、饮食失调等诱因，多为消化性溃疡病出血。

（2）呕血前曾服用阿司匹林、肾上腺皮质激素、保泰松、利血平等药物史，多为急性糜烂性胃炎所致的出血。

（3）呕血发生在 40 岁以上的患者，尤其是男性，既往无胃病史，近来有胃痛、食欲不振、消瘦，首先应考虑胃癌出血。

（4）呕血呈喷射状，血色鲜红，既往有黄疸或血吸虫病史，常为肝硬化食管静脉或胃底静脉曲张破裂出血。

（5）呕血前有发热、黄疸、胆绞痛，呕血后绞痛缓解，多为胆管出血。

（6）呕血伴有皮肤紫癜及血象改变者，见于血液病。

（7）休克、脑血管意外、大面积烧伤、败血症、颅外伤等之后发生呕血，须考虑应激性胃溃疡。

第七节　呼吸困难

一、呼吸困难的定义

呼吸困难时，主观（患者）感觉空气不足，呼吸费力；客观表现在呼吸频率、深度和节律的改变，严重时可出现鼻翼扇动、发绀、端坐呼吸等表现。

二、常见病因

引起呼吸困难的主要原因是呼吸系统和心血管系统疾病。

（一）呼吸系统疾病

凡是呼吸系统疾病所致的呼吸困难统称肺源性呼吸困难。常见病因主要有气道阻塞、肺疾病、胸廓疾病、神经肌肉疾病、膈肌运动障碍等。

（二）心血管系统疾病

各种原因所致心力衰竭、心包压（填）塞、原发性肺动脉高压和栓塞等，导致肺淤血或肺水肿，影响气体交换、弥散。

（三）其他

（1）中毒：理化因素或代谢障碍等导致的中毒，影响呼吸中枢功能。

（2）血液疾病：如重度贫血、高铁血红蛋白血症等。

（3）神经、精神因素：如颅脑疾病、精神因素。

三、临床表现

（一）肺源性呼吸困难

呼吸系统疾病引起通气和换气功能障碍，使机体缺氧及二氧化碳潴留所致。临床常见有三种类型。

（1）吸气性呼吸困难：表现为吸气显著困难，重症患者出现"三凹征"，即吸气时胸骨上窝、锁骨上窝和肋间隙明显凹陷；可伴有干咳，高调吸气性喉音；常见于喉部、气管、大支气管的狭窄和阻塞等。

（2）呼气性呼吸困难：主要表现为呼气费力，呼气时间延长或缓慢，可伴哮鸣音；常见于支气管哮喘、慢性阻塞性肺气肿等。

（3）混合性呼吸困难：吸气与呼气均费力，呼吸频率增快、变浅，常有呼吸音异常；常见于重度肺炎、重度肺结核、大量胸腔积液、气胸等。

（二）心源性呼吸困难

心源性呼吸困难主要由于左右心功能不全或全心功能不全引起。其中以左心衰竭时呼吸困难最为严重。

（1）左心功能不全：表现为劳力性呼吸困难，端坐呼吸和夜间阵发性呼吸困难。主要特点是：在劳累时发生或加重，休息后缓解或减轻，平卧时加重，坐位减轻。严重时可出现急性肺水肿。

（2）右心功能不全：表现为混合性呼吸困难或酸中毒深大呼吸。常见于慢性肺源性心脏病。

（三）其他

1. 中毒性呼吸困难

酸中毒深大呼吸常出现深而规则伴有鼾音的呼吸。吗啡、巴比妥类中毒表现为呼吸延缓、节律异常，出现潮式呼吸。

2. 血源性呼吸困难

血源性呼吸困难主要是血含氧量降低所致。

血源性呼吸困难表现为呼吸慢而深，心率加快。如贫血、休克及大出血等。

3. 神经、精神性呼吸困难

颅脑疾病致呼吸中枢受压，致呼吸深而慢，常伴有呼吸节律改变。

第八节 发 绀

一、发绀的定义

发绀（又称紫绀）是指血液中还原血红蛋白增多，使皮肤、黏膜呈青紫色的表现。广义的发绀还包括由异常血红蛋白衍化物（高铁血红蛋白、硫化血红蛋白）所致皮肤、黏膜青紫现象。当毛细血管中血液的还原血红蛋白 >50 g/L（5 g/dL）时，皮肤、黏膜即可出现发绀。

二、常见病因及临床表现

（一）血液中还原血红蛋白的增多

1. 中心性发绀

由于心肺疾病导致 SaO_2（氧饱和度）降低引起。

（1）特点是全身性发绀，除四肢与面颊外，见于黏膜、躯干皮肤，但皮肤温暖。

（2）中心性发绀可分为两种类型。

1）肺性发绀：主要由于呼吸功能衰竭，通气或换气功能障碍，肺氧合作用不足，肢体循环中还原血红蛋白含量增多而出现发绀。常见于各种严重呼吸系统疾病：呼吸道（喉、气管、支气管）阻塞性疾病、肺部疾病、肺血管疾病，如肺炎、阻塞性肺气肿、弥漫性肺间质纤维化、肺淤血等。

2）心性混合性发绀：主要由于心与大血管之间存在异常通道，部分静脉血未通过肺进行氧合作用，而经异常通道分流混入体循环动脉血中，当分流量超过心输出量的1/3时，即可引起发绀。常见于发绀型先天性心脏病，如法洛四联症、艾森门格综合征等。

2. 周围性发绀

由于周围循环血流障碍所致。特点：发绀常见于肢体末梢的下垂部位，如肢端、耳垂、鼻尖，且皮肤温度低、发凉，若按摩或加温使其温暖，发绀可消失。此特点有助于中心性发绀相鉴别。

周围性发绀可分为：淤血性、缺血性、混合性发绀。

（1）淤血性周围性发绀：因体循环淤血，周围血流缓慢，氧在组织中被过多摄取所致。

（2）缺血性周围性发绀：①周围血管痉挛收缩及心输出量减少，循环血容量不足，血流缓慢，周围组织血流灌注不足、缺氧，致皮肤、黏膜青紫、苍白。常见于重症休克。②局部血循环障碍，由于肢体动脉阻塞或末梢小动脉强烈痉挛收缩，引起局部冰冷、苍白及发绀。临床上见于：血栓闭塞性脉管炎、雷诺病、肢体发绀症、网状青紫、严重受寒等。

（3）混合性发绀：即中心性和周围性发绀并存。常见于左右心或全心衰竭。

（二）血液中存在异常血红蛋白衍生物

1. 高铁血红蛋白血症

由于药物或化学物质中毒所致，表现为急骤出现，暂时性，病势危重，有毒物接触史。

2. 先天性高铁血红蛋白血症

患者自幼年出现发绀而无其他疾病可寻者。

3. 硫化血红蛋白血症

凡能产生高铁血红蛋白血症的药物或化学物质，也可产生硫化血红蛋白血症。表现为持续时间长，可达几个月或更长，患者血液呈蓝褐色。

第九节 恶心与呕吐

一、恶心与呕吐的定义

恶心为上腹部不适、紧迫欲吐的感觉，并伴有迷走神经兴奋的症状，常为呕吐的前奏。呕吐是胃或部分小肠的内容物，经食管、口腔而排出体外的现象。

二、恶心与呕吐的病因

（一）反射性呕吐

（1）消化系统疾病：如幽门梗阻，呕吐物常为隔夜宿食，多在晚上或夜间呕吐；小肠梗阻呕吐物常有粪臭味。

（2）循环系统疾病：如急性心肌梗死、休克、异位妊娠破裂、肾和输尿管结石等。

（3）急性传染病：如急性腹膜炎等。

（二）中枢性呕吐

（1）中枢系统疾病，见于颅内感染、脑血管疾病、颅脑损伤等

（2）药物及化学毒物作用。

（3）内分泌与代谢障碍：如尿毒症、甲状腺危象等。

（三）神经性呕吐

如神经性厌食症等，恶心很轻或缺如，常在餐后即刻呕吐。见于晕动症，一般发生于乘车、乘飞机、乘船时；迷路炎（是化脓性中耳炎的常见并发症）；梅尼埃病，表现为突发旋转性眩晕伴恶心呕吐。

三、临床表现

（一）呕吐的时间和特点

（1）晨起呕吐多见于早期妊娠，尿毒症、慢性酒精中毒或功能性消化不良。

（2）晚上或夜间呕吐多见于幽门梗阻，且呕吐物有隔夜宿食；进餐时或餐后立即呕吐常见于幽门管溃疡、精神性呕吐；餐后近期呕吐，特别是集体发病者，多见食物中毒导致。

（3）神经性或颅内高压性呕吐，恶心很轻或缺如。

（4）喷射状呕吐为颅内高压性呕吐的特点。

（二）呕吐物的性质

宿食味呈发酵、腐败气味，提示胃潴留；带粪臭味提示低位小肠梗阻；无酸味提示贲门狭窄或贲门失弛缓症；酸性液体多者提示十二指肠溃疡；上消化道出血的呕吐物呈咖啡色。呕吐物不含胆汁说明梗阻平面在十二指肠乳头以上，含多量胆汁则提示在此平面以下。

（三）伴随症状

（1）伴腹痛、腹泻者多见于急性胃肠炎或细菌性食物中毒、霍乱、副霍乱及各种原因的急性中毒。

（2）伴右上腹痛及发热、寒战或有黄疸者应考虑胆囊炎或胆石症。

（3）伴头痛及喷射性呕吐者常见于颅内高压症或青光眼。

（4）伴眩晕、眼球震颤者，见于前庭器官疾病。

（5）应用某些药物如抗生素与抗癌药物等，则呕吐可能与药物副作用有关。

（6）已婚育龄妇女早晨呕吐者应注意早孕。

第十节　腹　泻

一、腹泻的定义

腹泻是由于肠黏膜分泌旺盛或吸收障碍、黏膜炎症、肠蠕动亢进等原因致使排便次数增多，粪质稀薄或带有病理成分。一般来说，长期或剧烈的腹泻对人体是有害的，但同时腹泻又是一种保护性症状，可将人体肠道内的有害物质排出体外。

二、分类与常见病因

（一）急性腹泻

（1）急性食物或化学物质中毒等。

（2）急性传染病：如细菌性痢疾、阿米巴痢疾、伤寒、副伤寒、霍乱等。

（3）急性肠道疾病：如各种病原体感染所致的肠道疾病。

（4）其他：如变态反应、药物副作用等。

（二）慢性腹泻

慢性腹泻指腹泻病程超过 2 个月或长期反复发生的腹泻。

（1）消化系统疾病：多种慢性疾病可引发腹泻，如胃肠、胰或肝源性的消化系统疾病。

（2）内分泌与代谢障碍疾病：如甲亢、尿毒症、糖尿病性肠病、肾上腺皮质功能减退等。

（3）神经功能紊乱：如肠易激综合征、神经功能性腹泻等。

（4）其他：如尿毒症、放射性肠炎等。

三、临床特点及表现

（1）急性腹泻：起病急骤，病程较短，多为感染或食物中毒所致。每天排便次数增多，粪便中常有病理成分。常伴有腹痛、发热、里急后重等症状，并常常引起脱水、电解质紊乱与酸碱失衡，甚至全身衰竭等。

（2）慢性腹泻：起病缓慢，病程一般在 2 个月以上，多见于慢性感染、吸收不良，肠道肿瘤或神经功能紊乱等，粪便中可有或没有病理成分，长期腹泻可导致营养障碍、维生素缺乏、体重减轻、营养不良性水肿等。

四、排便情况与粪便性状

直肠、乙状结肠的病变多伴有里急后重，粪便颜色较深，多呈黏液状，可混有血液；小肠病变粪便呈糊状或水样；痢疾、溃疡性结肠炎、血吸虫病、直肠癌等引起的腹泻，粪便常带脓血；果酱样大便见于阿米巴痢疾。

第十一节　心　悸

一、定义

心悸是一种自觉心脏跳动的不适感或心慌感。当心率加快时感到心脏跳动不适，心率缓慢时则感到搏动有力。心悸时心率可快、可慢，也可有心律失常。

二、常见病因

（一）心脏搏动增强

心脏收缩力增强引起的心悸，可为生理性或病理性。

1. 生理性

（1）健康人剧烈运动或精神过度紧张时。

（2）饮用酒、浓茶或咖啡后。

（3）应用某些药物，如肾上腺素、麻黄素、咖啡因、阿托品、甲状腺片等。

2. 病理性

（1）心室肥大：如各种原因所致的主动脉瓣关闭不全，心脏收缩力增强；动脉导管未闭、室间隔缺损，回心血量增多，增加心脏的工作量，导致心室增大，也可引起心悸。

（2）其他引起心脏搏出量增加的疾病：如甲状腺功能亢进、贫血、发热、低血糖症等。

（二）心律失常

（1）心动过速：各种原因引起的窦性心动过速、阵发性室上性或室性心动过速等。

（2）心动过缓：高度房室传导阻滞、窦性心动过缓或病态窦房结综合征。

（3）心律失常：房性或室性早搏、心房纤颤时心脏跳动不规则或有一段间歇，使患者感到心悸甚至有停跳感受。

（三）心脏神经官能症

常见于青年女性，伴有神经官能症表现。

第十二节　黄　疸

一、定义

黄疸是指血清中胆红素水平升高（>34.2 μmol/L），渗入组织，致使皮肤、黏膜和巩膜呈黄色。隐性黄疸是指血清胆红素浓度在 17.1 ~ 34.2 μmol/L 之间，而临床尚未出现症状和体征。

二、黄疸的类型及临床表现

（一）溶血性黄疸

临床上一般黄疸较轻，呈浅柠檬色，不伴皮肤瘙痒，可出现急性或慢性溶血的各种表现，如发热、寒战、贫血、脾肿大等。血总胆红素（STB）增加，以非结合胆红素（UCB）增加为主，结合胆红素（CB）基本正常。粪中因粪胆素增加，而粪色加深；尿中尿胆原增加，但尿中无胆红素。

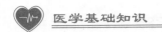

（二）肝细胞性黄疸

肝细胞性黄疸患者皮肤、黏膜呈浅黄色至深黄色，可出现肝脏损害的各种表现，如乏力、倦怠、食欲不振，甚至出血倾向等。血中结合胆红素与非结合胆红素增加，并有不同程度的肝功能损害。

（三）胆汁淤积性黄疸

胆汁淤积性黄疸患者皮肤暗黄色，皮肤瘙痒，尿色深，粪便颜色变淡或呈白陶土色。血清CB增加，胆红素试验阳性，尿胆原及粪胆素减少，碱性磷酸酶及胆固醇增高。

（四）先天性非溶血性黄疸

本组疾病多有家族遗传性，临床少见。

三、病因及发生机制

（一）溶血性黄疸

由于大量红细胞破坏，致使血中非结合胆红素生成增多，超过了肝脏的处理能力，同时，溶血性疾病削弱了肝细胞对胆红素的代谢功能，导致非结合胆红素在血中滞留而出现黄疸。溶血性黄疸是由各种溶血性疾病所致，包括先天性溶血性贫血、后天性获得性溶血性贫血等。

（二）肝细胞性黄疸

由于肝细胞受损致肝脏处理胆红素代谢的能力下降，血中非结合胆红素增加；另一方面，因肝细胞坏死或胆汁排泄受阻，转化成为结合胆红素返流入血，血中结合胆红素亦增加从而出现黄疸。常见病因有病毒性肝炎、中毒性肝炎、肝硬化、败血症等。

（三）胆汁淤积性黄疸

由于胆道阻塞，阻塞的上方压力升高，胆管扩张，最后导致小胆管与毛细血管破裂，胆汁中的胆红素反流入血。胆汁淤积分为肝内性和肝外性。前者常见于胆内泥沙样结石、寄生虫、原发性胆汁淤积性肝硬化、药物性胆汁淤积等；后者常见于胆总管结石、狭窄、水肿、肿瘤、蛔虫等。

（四）先天性非溶血性黄疸

由于肝细胞对胆红素的摄取、结合和排泄有缺陷所致的黄疸。

第十三节　少尿、多尿与血尿

一、少尿与多尿

（一）定义

正常成人 24 h 尿量平均的为 1500 mL。如 24 h 尿量 <400 mL，或每小时尿量 <17 mL，称为少尿。无尿是指 24 h 尿量 <100 mL 或 12 h 完全无尿。24 h 尿量 >2500 mL，称为多尿。

（二）常见病因

1. 少尿与无尿

（1）肾前性：见于休克、大出血、严重腹水、心衰、肝肾综合征、大面积烧伤等。由于肾血流量减少，肾小球滤过率降低所致。

（2）肾性：由于肾实质病变所致肾小球和肾小管功能损害，见于急性肾炎、急进性肾炎、急性间质性肾炎及急性肾小管坏死等。

（3）肾后性：由任何原因所致的尿路梗阻，见于结石、肿瘤等。

2.多尿

多尿分为暂时性多尿和持续性多尿。

暂时性多尿：常见于短时间内大量饮水或食用含水较多的食物，使用利尿剂等。

持续性多尿又有以下几种情况。

（1）高渗性多尿：最常见于糖尿病的多尿及医疗中使用大分子脱水剂（如甘露醇等）。特点是尿相对密度 >1.020。

（2）低渗性多尿：由于各种原因致肾小管对尿的浓缩功能发生障碍，产生大量低渗尿，尿的相对密度常 <1.005。

（3）使用利尿药：利尿药可通过抑制钠离子的重吸收或对抗醛固酮作用，产生利尿效果。

（4）精神性多饮多尿：患者常伴较严重的其他神经官能症表现。

二、血尿

（一）定义

尿液中含有较多的红细胞时称为血尿。每升尿液内含 1 mL 血液时，肉眼观为红色或洗肉水样，称肉眼血尿；新鲜尿液离心沉淀，每高倍镜视野红细胞超过 3 个，称为镜下血尿。

（二）病因

血尿的病因包括：泌尿系统疾病、全身性疾病（如血液病、感染性疾病等）、尿路临近器官疾病等。

（三）临床表现

分段尿异常，采用尿三杯试验对全程尿的颜色进行分段检查，用三杯玻璃杯留起始段、中段、终末段尿观察。

（1）起始段血尿提示出血部位在尿道。

（2）终末段血尿提示出血部位在膀胱颈部、三角区或后尿道的前列腺和精囊腺。

（3）全程血尿：即 3 段均有血尿，提示出血部位在输尿管或肾脏。

镜下血尿，可用于鉴别肾性血尿和肾后性血尿。

（1）肾性血尿，见于肾小球肾炎，镜下可见大小不一、形态各异的红细胞。

（2）肾后性血尿，见于肾盂肾盏、输尿管、膀胱、前列腺病变，镜下血尿可见大小一致、形态单一的红细胞。

（3）无症状血尿见于某种疾病（如肾结核、肾癌、膀胱癌）的早期，隐匿性肾炎等。

第十四节　意识障碍

一、定义

意识是中枢神经系统对内外环境中的刺激具有的有意义的应答能力，这种应答能力的减退或消失，称为不同程度的意识障碍，严重者称为昏迷。

二、常见病因

（一）颅内病变

（1）多灶性、弥散性、代谢性脑病：如代谢物质异常、电解质紊乱、渗透压异常、营养物质缺乏、体温过高或过低、中毒、外伤等。

（2）缺血缺氧性脑病：如心肌梗死、心律失常、内脏出血、休克、肿瘤、中毒、呼吸肌麻痹等。

（3）弥散性中枢神经系统疾病：如炎症、血管病、肿瘤、中毒、外伤、脱髓鞘病等。

（4）小脑幕以下病变：如脑干或小脑梗死、出血、炎症、肿瘤等。

（二）全身性疾病

（1）内分泌与代谢障碍疾病：如肝昏迷、糖尿病昏迷、低血糖等。

（2）循环系统疾病：如休克、肺性脑病、高血压脑病、高血压危象等。

（3）重度急性感染：如伤寒、中毒性肺炎、败血症等。

（4）其他：如中暑、触电、中毒等。

三、临床表现

（一）嗜睡

嗜睡为一种病理性倦睡，患者陷入持续的睡眠状态，可唤醒，并能正确回答和做出各种反应，但当刺激去除后很快又再入睡。嗜睡是程度最轻的意识障碍。

（二）意识模糊

意识模糊表现为保持简单的精神活动，但对时间、地点、人物的定向能力发生障碍。

（三）昏睡

患者处于熟睡状态，不易唤醒，或在强烈刺激下可被唤醒，但很快又再入睡。醒时答语含糊或答非所问。

（四）昏迷

昏迷表现为意识持续的中断或完全丧失。各种反射随着意识障碍加重表现为减弱或消失。按其程度可分为轻度昏迷、中度昏迷、重度昏迷。

（1）轻度昏迷：意识大部分丧失，无自主运动，对声、光刺激无反应，对疼痛刺激尚可出现痛苦的表情或肢体退缩等防御反应。角膜反射、瞳孔对光反射、眼球运动、吞咽反射等可存在。

（2）中度昏迷：对周围事物及各种刺激均无反应，对于剧烈刺激可出现防御反射。角膜反射减弱，瞳孔对光反射迟钝，眼球无转动。

（3）深度昏迷：全身肌肉松弛，对各种刺激全无反应。深反射、浅反射均消失。

（五）谵妄

谵妄是一种以兴奋增高为主的高级神经中枢急性活动失调状态，表现为意识模糊、定向力丧失、感觉错乱、躁动、言语杂乱等。

第二章 体格检查

◇ 知识框架

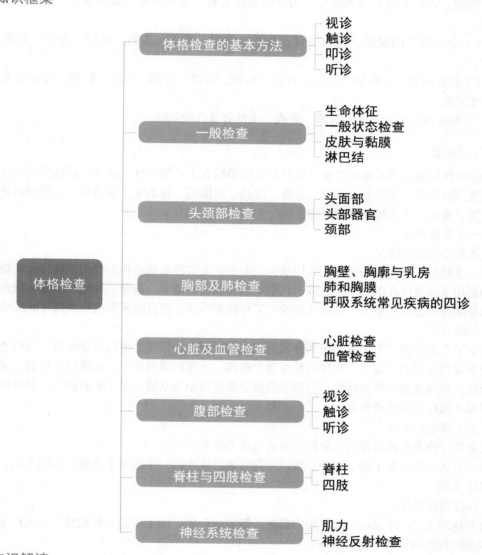

◇ 知识解读

第一节 体格检查的基本方法

体格检查是医生用自己的感官或传统的辅助器具（听诊器、叩诊锤、血压计、体温计等），对患者进行系统的观察和检查，揭示机体正常和异常征象的临床诊断方法。体格检查的基本方

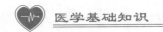

法包括视诊、触诊、叩诊、听诊等。

一、视诊

视诊是医师通过观察患者表现的诊断方法。视诊可以了解患者全身状态及发现某些体征，如发育、营养、意识状态、面容、体位、步态、姿势以及皮肤、黏膜、头颈、胸廓、腹形、四肢、肌肉、骨骼关节等外形改变，为诊断提供资料。视诊的适应范围很广，大体可分成3个方面。

（1）全身状态的视诊：包括发育、营养、体型、意识、表情、体位、姿势、步态等有无异常。

（2）局部视诊：如皮肤、黏膜、舌苔、头颈、胸廓、腹部、四肢、肌肉、骨骼和关节外形等有无异常。

（3）特殊部位的视诊：如鼓膜、眼底、支气管及胃肠黏膜。

二、触诊

触诊是医师通过手的感觉对疾病进行判断的诊断方法。触诊时，患者应取适当的体位。触诊可发现某些体征，如体温、湿度、震颤、波动、摩擦感、移动度、压痛等，还可触知肿块大小、位置、轮廓、表面性质、硬度等。

（一）浅触诊法

1. 浅触诊的适用情况

以一手轻放于被检查的部位，利用掌指关节和腕关节的协调动作，轻柔地进行滑动触摸。浅触诊适用于体表浅在的病变、关节、软组织以及浅部的动脉、静脉、神经、阴囊和精索等。浅触诊对腹部检查尤为重要，通过浅触诊可了解腹部压痛，腹直肌紧张或痉挛强直的区域。

2. 触诊方法

将右手手指并拢，右手的平展部分或指腹放在腹壁上，轻柔地进行滑动触摸，每检查完一个部位手应提起并离开腹壁，有序的检查整个腹部。正常时腹肌柔软，如果腹肌强直，是由于腹膜炎症，腹膜受腹肌痉挛所致；当腹肌高度紧张时可呈板状腹，见于全腹膜炎；局限性腹肌紧张可见于阑尾炎或胆囊炎等。

（二）深部触诊法

主要用于检查腹内脏器大小和腹部异常包块等病变。

触诊方法：嘱患者平卧、屈膝、张口平静呼吸，医生以一手或两手重叠，由浅入深，逐渐加压以达深部。

1. 深部滑行触诊法

将并拢的2、3、4指端，逐渐触向腹腔的脏器或包块，做上下左右滑动触摸。该法常用于腹腔深部的包块和胃肠病变的检查。

2. 双手触诊法

左手置于被检查脏器或包块后方，并将被检查部位或脏器向右手方向推动，有助于右手触诊。用于肝、脾、肾及腹腔肿物的检查。

3. 深压触诊法

以拇指或并拢的2~3个手指逐渐深压以探测腹腔深部病变的部位，或确定压痛点，如阑尾压痛点、胆囊压痛点等。检查反跳痛时，即在压痛点深压的基础上迅速将手抬起，并询问患者是否疼痛加剧或观察是否出现痛苦表情。

4. 冲击触诊法

将并拢的 3 ~ 4 个手指取 70° ~ 90° 角，置于腹壁拟检查的相应部位，做数次急速而较有力的冲击动作，此时指端下可有腹腔肿大、脏器浮沉的感觉。此法仅用于大量腹水患者肝脾的触诊。

三、叩诊

叩诊是医师用手指叩击体表部位，使之产生音响，根据音响的特点判断脏器有无异常。

叩诊音有以下几种。

（1）清音：是叩击正常含气肺组织产生的声音，其音响较强、音调低、振动持续时间较长的非乐性音。

（2）浊音：是叩击被少量含气组织覆盖的实质脏器时产生的声音。其音响较清音弱，音调较高，振动持续时间较短，如叩心、肝、肾与肺重叠处或肺部炎症含气量减少部位出现的声音。

（3）实音：又称重浊音或绝对浊音，其音调较浊音高、音响更弱、振动持续时间更短，如叩击实质脏器或大量胸腔积液、肺实变所产生的声音。

（4）鼓音：是和谐的乐音，音响比清音强，持续时间也较长，叩击大量含气的空腔器官例如气胸、气腹、肺内大空洞等时，即为鼓音。

（5）过清音：是音响强、调低、带有鼓音调的叩诊音，介于鼓音与清音之间，叩击含气量增多、弹性减弱的肺组织时产生过清音，如肺气肿。

根据叩诊手法与目的不同可分为间接与直接叩诊法两种，以间接叩诊法使用最广。

（一）间接叩诊法

（1）检查者将左手中指第二指节紧贴于叩诊部位，其他手指稍微抬起，不要与体表接触，右手指自然弯曲，以中指指端叩诊左手中指第二指骨的前端，叩击方向应与叩诊部位的体表垂直。

（2）叩诊时应以腕关节与指掌关节的活动为主，避免肘关节及肩关节参与运动。

（3）叩击动作要灵活、短促、富有弹性，叩击后右手应立即抬起，以免影响音响的振幅与频率。

（4）一个叩诊部位，每次只需连续叩击 2 ~ 3 下，不能连续不断，否则影响叩诊音的分辨。

（5）叩击力量要均匀一致，便于判断叩诊音的变化与比较。

（6）叩击力量的轻重视不同的检查部位、病变性质、范围和位置深浅而定。轻叩法用于确定心、肝相对浊音界；中度叩诊法用于确定心、肝的绝对浊音界；重叩诊法用于距体表 7 cm 左右，很深的病变部位。

（二）直接叩诊法

检查者用右手中间的 3 指掌面或指端直接拍击或叩击被检查的部位，该法适用胸、腹部病变面积广泛或胸壁较厚的患者，如胸膜增厚、粘连或大量胸腔积液或腹水等。

四、听诊

听诊是临床上诊断疾病的一项基本技能和重要手段，在诊断心肺疾病中尤为重要，常用以听取正常、病理呼吸音，各种心音、杂音及心律失常等。

听诊器分成三部分：耳件、体件及软管。体件有两型：钟型用来听低音调的声音，如二尖瓣狭窄的雷鸣样舒张期杂音；鼓型用来听取高调的声音，如主动脉瓣关闭不全的叹气样舒张早期杂音。

使用听诊器进行听诊的方法称间接听诊法，此法应用很广。医生用耳廓贴在被检查者的体表进行听诊称直接听诊法，该法听到的音响很弱，很少使用，只在特殊情况或紧急情况时才使用。

第二节　一般检查

一、生命体征

生命体征是评估生命活动质量的重要征象，包括：体温、脉搏、呼吸和血压。

（一）体温、体温测量方法及临床应用

口温：5 min 后读数。正常值 36.3 ～ 37.2 ℃。口测法，禁用于婴幼儿、神志不清者。

肛温：测量 5 min。正常值 36.5 ～ 37.7 ℃。肛测法，常用于婴幼儿、神志不清者。

腋温：测量 10 min。正常值 36 ～ 37 ℃。腋测法，临床最常用。

（二）脉搏

1. 脉搏检查

通常检查桡动脉，正常成人脉率为 60 ～ 100 次 /min；儿童约 90 次 /min；婴幼儿可达 130 次 /min；老年人为 55 ～ 60 次 /min。

2. 异常脉搏

（1）短绌脉：患者脉律绝对不齐，强弱不等，脉率少于心率，称短绌脉。见于心房纤颤。

（2）交替脉：交替脉是一种节律规则，而脉搏呈一强一弱交替改变的征象。为左心室衰竭的重要体征之一。

（3）奇脉：奇脉是指平静吸气时脉搏显著减弱或消失，又称吸停脉。

（4）水冲脉：水冲脉是指脉搏急促有力，骤起骤落，如潮水涨落。

（三）呼吸

1. 正常成人呼吸

正常成人呼吸频率是 16 ～ 20 次 /min，节律均匀，深浅适宜。

2. 异常呼吸

（1）频率的改变：①呼吸 >20 次 /min，称呼吸增快。见于心肺疾病、发热、甲亢等；②呼吸 <12 次 /min，称呼吸缓慢。见于颅内压增高、麻醉剂或镇静剂过量等。

（2）深度的改变：①呼吸变浅，见于镇静剂、麻醉剂过量，肺气肿等；②呼吸加深，见于酸中毒等。

（3）呼吸节律的改变：①潮式呼吸（Cheyne-Stokes）；②比奥呼吸（Biot）；③叹气样呼吸；④点头呼吸。

（4）呼吸的类型：正常男性和儿童以膈肌运动为主，形成腹式呼吸；女性以肋间肌运动为主，形成胸式呼吸。

（四）血压

1. 测量方法

血压的测量方法有直接测量法和间接测量法两种。

（1）直接测量法：是将导管直接插入周围动脉进行有创测量的方法。

（2）间接测量法：是用血压计来测量血压。方法为：将宽度为 12 ~ 13 cm 的血压计袖带缚于上臂，橡皮气球打气至肱动脉搏动消失时，再将压力提高 20 ~ 30 mmHg，徐徐放气使压力下降，当听到第一个声音时，压力表上的读数即为收缩压；继续放气，声音消失时的血压值即为舒张压。测量血压时，一般测量 2 次，间隔为 2 ~ 3 min，取平均值。血压记录用收缩压 / 舒张压表示，常用单位为毫米汞柱（mmHg），"法定计量单位"为千帕（kPa）。1 mmHg=0.1333 kPa，或 1 kPa=7.5 mmHg。

2. 正常值

正常成年人收缩压 12 ~ 18.7 kPa（90 ~ 140 mmHg）、舒张压 8.0 ~ 12.0 kPa（60 ~ 90 mmHg）、脉压 4.0 ~ 5.3 kPa（30 ~ 40 mmHg）。

小儿收缩压 ≤ 80+ 年龄（岁）×2 mmHg。新生儿收缩压平均 6.7 ~ 8.0 kPa（50 ~ 60 mmHg）、舒张压平均 4.0 ~ 5.3 kPa（30 ~ 40 mmHg）。

平均动脉压 =（收缩压 +2× 舒张压）/3 或舒张压 +1/3 脉压。

血压受多种因素的影响，如活动、劳累、饮食、喝酒、精神紧张、吸烟、环境等。

二、一般状态检查

（一）发育状况

发育正常的人一般头长为身高的 1/7，胸围约等于身高的一半，两上肢平展约等于身高，坐高约等于下肢的长度。

（二）营养

营养测量根据皮肤弹性，黏膜颜色，指甲、毛发的光泽，肋间隙和锁骨上窝凹陷程度来判断。

营养不良可引起体重减轻 [（低于正常（标准体重）10 %）] 及消瘦，极度消瘦者称恶病质。体内脂肪过度积聚，体重增加超过标准体重 20 % 以上者为肥胖。

（三）面容与表情

（1）急性病容：面色潮红，呼吸急促，表情痛苦，闭目呻吟，辗转不安。见于大叶性肺炎、急性腹痛等。

（2）慢性病容：面容憔悴，面色苍白或灰暗，表情淡漠，双目无神。见于慢性消耗性疾病、肝硬化、严重肺结核等。

（3）特殊面容：一般有贫血面容、肝病面容、肾病面容、甲状腺功能亢进面容、黏液水肿面容、二尖瓣面容、肢端肥大症面容、伤寒面容、苦笑面容、满月面容、垂危面容。

（四）体位

体位是指被检查身体所处的状态。

（1）自（主）动体位：身体活动自如，不受限制，如正常人或见于轻病及疾病早期。

（2）被动体位：患者不能自己调整或变换肢体的位置，称被动体位，见于极度衰竭或意识丧失的患者，亦可见于瘫痪患者。

（3）强迫体位：为了减轻疾病的痛苦，患者常被迫采取的体位。

1）强迫仰卧位，多伴双腿蜷曲，减轻腹部肌肉的紧张程度。见于急性腹膜炎。

2）强迫俯卧位，减轻脊背肌肉的紧张程度。见于脊柱疾病。

3）强迫侧卧位，胸膜疾病患者多采用患侧侧卧，以减轻患侧胸廓活动，减轻疼痛，利于健侧代偿呼吸。见于一侧胸膜炎、大量胸腔积液。

4）强迫体位（又称端坐位），患者常端坐于床沿，双腿下垂，可辅助呼吸机作用，使回心血量减少，减轻心脏负担。见于心肺功能不全。

5）强迫蹲位，因突发的呼吸困难和心悸，患者停止活动，采取蹲踞位或膝胸位，以缓解症状。见于发绀性先天性心脏病。

6）强迫停立位，因突发心前区疼痛，患者在走动时被迫停立，同时用手按抚心前部位，待症状缓解后继续行走。见于心绞痛。

7）角弓反张位，患者颈和脊背肌肉强直，导致头向后仰，背过伸，胸腹前凸，躯干呈弓行。见于破伤风、小儿脑膜炎。

8）辗转体位，患者坐卧不安、辗转反侧。见于胆绞痛、胆石症、胆道蛔虫症。

（五）姿势与步态

姿势指举止的状态，步态即走路时所表现的姿态。

常见的典型步态有以下几种。

（1）蹒跚步态：见于佝偻病、大骨节病等。

（2）醉酒步态：见于小脑疾患、酒精中毒者。

（3）共济失调步态：见于脊髓病变。

（4）慌张步态：见于帕金森病患者。

（5）剪刀式步态：见于脑瘫及截瘫患者。

（6）间歇性跛行：见于动脉硬化、高血压患者。

三、皮肤与黏膜

（一）皮疹

（1）斑疹：局部皮肤发红，界限分明，一般不凸出皮面。可见于斑疹伤寒或麻疹等。

（2）玫瑰疹：直径 2 ～ 3 mm 的鲜红色圆形斑疹，压之褪色，多发生在胸腹部皮肤。常见于伤寒。

（3）丘疹：局部皮肤发红，且凸起于皮面。可见于麻疹、湿疹等。

（4）斑丘疹：隆起的丘疹伴有周围皮肤发红的底盘。可见于风疹、猩红热及斑疹伤寒等。

（5）荨麻疹：为稍隆起皮面的苍白或红色的局限性水肿，有奇痒。见于各种过敏反应。

（二）出血点与紫癜

皮肤、黏膜下出血直径 <2 mm 者称为出血点；直径在 3 ～ 5 mm 者称为紫癜；直径 5 mm 以上者称为瘀斑。片状出血伴有皮肤显著隆起者称为血肿。常见于血液系统疾病、重症感染、某些血管损害的疾病，以及工业毒物或药物中毒等。

充血性皮疹与出血点的鉴别在于前者压之褪色。

（三）蜘蛛痣与肝掌

皮肤小动脉末端分支扩张形成的血管痣，形似蜘蛛，故称为蜘蛛痣。分布在面部、颈、手背、前胸及肩部。见于慢性肝炎、肝硬化等慢性肝病。

慢性肝病患者手掌大、小鱼际处常发红，加压后褪色，称为肝掌。

四、淋巴结

正常的浅表淋巴结直径在 0.2 ～ 0.5 cm 之间，质软、光滑、可活动、无压痛，呈组群分布。淋巴结的检查顺序如下。

（1）头颈部淋巴结的检查顺序：耳前、耳后、枕部、颌下、颏下、颈前、颈后、锁骨上。

（2）上肢淋巴结的检查顺序：腋窝（腋尖群 – 中央群 – 胸肌群 – 肩胛下群 – 外侧群）、滑车上。

（3）腋窝淋巴结的检查顺序：尖群、中央群、胸肌群、肩胛下群、外侧群。

（4）下肢淋巴结的检查顺序：腹股沟上群、腹股沟下群、腘窝部。

第三节 头颈部检查

一、头面部

应注意头颅在不同发育阶段的变化。常见异常头颅如下。

（1）尖颅：因矢状缝和冠状缝早闭合所致。见于先天性疾患。

（2）方颅：头顶平坦呈方形。多见于小儿佝偻病或先天性梅毒。

（3）巨颅：脑积水小儿呈大头畸形。由于颅内压增高，多见双目下视，巩膜外露。见于脑积水。

（4）小颅：头围小，伴有智力发育障碍。见于囟门过早闭合（小儿囟门多在 12 ~ 18 个月内闭合，最迟不超过 2 岁）。

知识拓展 ●●●●

当小儿患脑积水及颅内压增高引起颅缝分离时，头颅检查叩诊可闻及鼓响或破缸音。

二、头部器官

（一）眼的检查

1. 眼睑

眼睑不能闭合见于甲状腺功能亢进等，眼睑下垂见于动眼神经麻痹（单侧）、重症肌无力（双侧）。

2. 巩膜

注意有无黄疸、脂肪沉着。

3. 瞳孔

瞳孔大小，两侧是否等大、等圆，对光及调节反射等。正常瞳孔直径 2 ~ 3 mm，近圆形，位于中央。

（1）瞳孔的大小：瞳孔缩小见于虹膜炎症、中毒等；瞳孔扩大见于外伤、视神经萎缩等；瞳孔大小不等，常提示有颅内病变，如脑外伤、脑肿瘤及脑疝等。如瞳孔不等大且伴有光反射减弱或消失，往往为中脑功能损害的表现。

（2）瞳孔的形状：瞳孔扩大呈椭圆形，可见于青光眼或颅内肿瘤。

（3）瞳孔对光反射：检查方法有直接对光反射及间接对光反射两种。

深度昏迷患者瞳孔对光反射消失。对光反射迟钝，见于脑血管病、脑炎和脑膜炎等。

（4）瞳孔的集合反射：嘱患者注视 1 m 左右的目标，然后将目标逐渐移近至距眼球

5～10 cm 处。正常人此时眼球向内聚合，瞳孔缩小，称为集合反射。动眼神经功能损害、睫状肌和双眼内直肌麻痹时，集合反射消失。

（二）鼻的检查

（1）鼻的外形、鼻腔黏膜和分泌物的观察。

（2）鼻窦的检查：鼻窦检查的顺序为额窦、筛窦、上颌窦。检查各鼻窦区压痛时，医生用双手拇指分别按压两侧鼻窦，其余四指置于两侧固定头部。

（3）鼻出血：鼻出血多发于前庭部位，常见于外伤、感染、局部血管损伤、肿瘤、血液病、高血压等。

（三）扁桃体的检查

（1）咽部检查应注意黏膜的颜色，有无色素沉着、溃疡、出血及黏膜斑。

（2）咽及扁桃体的检查应注意有无充血、水肿、溃疡及咽反射是否正常；扁桃体有无肿大、分泌物。

知识拓展

扁桃体肿大分三度：不超过咽腭弓者为Ⅰ度；超过咽腭弓者为Ⅱ度；肿大的扁桃体达到或超过咽后壁中线者为Ⅲ度。

三、颈部

（一）颈部的分区

颈部每侧分为两个大三角区域。

颈前三角：为胸锁乳突肌内缘、下颌骨下缘与前正中线之间的区域。

颈后三角：为胸锁乳突肌后缘、锁骨上缘与斜方肌前缘之间的区域。

（二）颈静脉检查

颈静脉搏动点在胸骨角水平线约 4 cm 处。

正常立位和坐位时颈静脉常不显露；平卧时可见充盈，充盈的水平仅限于锁骨上缘至下颌角距离的下 2/3 以内。若卧位时充盈超过此处或坐位时可见明显静脉充盈，称为颈静脉怒张。提示静脉压升高，见于右心功能不全、心包积液、缩窄性心包炎及上腔静脉综合征。颈静脉搏动见于三尖瓣关闭不全并右心功能不全。

（三）甲状腺检查

1. 触诊

患者取坐位，医生用右手拇指从胸骨上切迹向上触摸，可感觉到气管前软组织，判断有无增厚和肿块。

2. 甲状腺肿大的分度标准

甲状腺肿大可分为三度：不能看出肿大但能触及为Ⅰ度；能看到肿大又能触及，但在胸锁乳突肌以内为Ⅱ度；超过胸锁乳突肌外缘者为Ⅲ度肿大。

（四）气管检查

正常气管位于正中，无偏移。健侧偏移见于大量胸腔积液、积气、纵隔肿瘤及单侧甲状腺肿大；患侧移位见于肺不张、肺硬变（肺纤维化）或胸膜粘连肥厚。

第四节　胸部及肺检查

一、胸壁、胸廓与乳房

（一）胸壁

（1）静脉：正常胸壁无明显静脉。上腔静脉阻塞时，胸壁上可以看到静脉充盈或曲张，血流自上而下；下腔静脉阻塞时，胸壁静脉也可以充盈或曲张，血流自下而上。

（2）皮下气肿：由于纵隔胸膜受损或胸壁外伤、开放性气胸或引流时致使气体进入皮下所致。压胸壁可有握雪感，挤压听诊有捻发音。

（3）胸壁压痛：见于肋间神经炎、肋软骨炎、肋骨骨折；胸骨压痛可见于白血病。

（4）肋间隙：肋间隙加宽见于肺气肿，膨隆见于气胸和大量胸腔积液，变窄常见于胸膜增厚、肺不张等。

（二）胸廓

成年人胸廓的前后径小于左右径，大约 1 : 1.5。小儿和老年人前后径、左右径几乎相等。常见的胸廓外形改变如下。

（1）扁平胸：前后径不及左右径一半。常见于瘦长体型、肺结核等。

（2）桶状胸：前后径与左右径几乎相等，腹上角增大，肋间隙增宽。可见于老年人、矮胖者及肺气肿患者等。

（3）佝偻病胸：也称鸡胸。多见于儿童。

（4）漏斗胸：为先天发育畸形，因胸骨下方向内凹陷所致。

（5）胸廓不对称性变形局部隆起：见于心脏增大、心包积液；单侧隆起，见于大量胸腔积液、气胸；单侧塌陷，常见于肺不张、广泛胸膜增厚粘连。

（6）脊柱畸形：脊柱前凸、后凸、侧弯等导致胸廓畸形，导致两侧不对称，常见于脊柱结核。

（三）乳房

（1）急性乳腺炎：乳房红、肿、热、痛伴发热，多见于哺乳期的青年妇女。

（2）乳房肿瘤：良性肿瘤常无症状，包块光滑，有囊性感，无压痛，移动度好；恶性肿瘤常可引起乳头内陷，局部皮肤橘皮样改变，晚期常有腋窝淋巴结转移。

（3）乳腺癌：一般无炎症表现，局部皮肤呈橘皮样改变，常有乳头回缩，晚期可伴腋窝淋巴结转移，触诊可摸到与皮下组织粘连的单发包块。多见于中年以上妇女。

二、肺和胸膜

（一）视诊和触诊

1.呼吸运动

注意胸部两侧是否对称，呼吸动度是否一致。腹式呼吸是以膈肌运动为主，常见于男性、儿童。胸式呼吸是以肋间肌运动为主，多见于女性。

2.胸廓扩张度

注意胸部呼吸动度的对称性。一侧呼吸动度受限可见于大量胸腔积液、气胸、胸膜增厚、肺不张等。

3. 语音震颤

（1）语音震颤减弱或消失：主要见于：①肺泡内含气量过多，如肺气肿；②支气管阻塞，如阻塞性肺不张；③胸腔积液、气胸；④胸膜肥厚粘连等。

（2）语音震颤增强：主要见于：①肺泡内有炎症引起肺实变，如大叶性肺炎实变期、大片肺梗死；②近胸膜肺内有大空洞等。

（3）胸膜摩擦感于吸气相前胸外下方易触及，常见于急性渗出性胸膜炎。

（二）叩诊

1. 叩诊音

叩诊音有如下几种：①鼓音；②过清音；③清音；④浊音；⑤实音。

2. 正常胸部叩诊音

正常肺界内叩诊音均为清音，一般是右肺上部稍浊于左肺上部，前胸部强于后背部，右侧腋下与肝交界处叩诊稍浊，左侧腋前线因有胃泡存在叩诊呈鼓音。

3. 肺界的叩诊

（1）肺下界：矮胖者肺下界可上升一个肋间隙；瘦长者下降一个肋间隙。病理情况下，肺下界上升常见于肺不张、肠胀气、腹水、肝脏和脾脏肿大等；肺下界下移常见于肺气肿、腹腔内脏下垂等。

（2）肺下界的移动范围：正常人为 6 ~ 8 cm。移动度减弱常见于肺气肿、肺纤维化、肺不张等；单侧胸腔积液、气胸、胸膜肥厚粘连可使一侧肺下界移动范围缩小。

4. 胸部异常叩诊音

正常肺脏的清音区范围内叩诊出现了浊音、实音、过清音或鼓音均为异常叩诊音。

（1）浊音或实音：见于肺炎、肺不张、肺梗死、肺水肿、胸腔积液、胸膜增厚等。

（2）过清音：见于肺气肿、肺内空洞且靠近胸壁等。

（3）鼓音：见于肺内巨大空洞、气胸。

（三）听诊

1. 正常呼吸音

正常呼吸音有四种，它们的特征见下表 6-2-1。

表 6-2-1　正常呼吸音的特征

特征	气管呼吸音	支气管呼吸音	支气管肺泡呼吸音	肺泡呼吸音
强度	极响亮	响亮	中等	柔和
音调	极高	高	中等	低
吸：呼	1：1	1：3	1：1	3：1
性质	粗糙	管样	沙沙声，但管样	轻柔的沙沙声
听诊区域	胸外气管	胸骨柄	主支气管	大部分肺野

2. 异常呼吸音

（1）异常肺泡呼吸音

1）肺泡呼吸音减弱或消失：①胸廓活动受限：见于胸痛、肋软骨骨化等；②呼吸肌疾病：见于重症肌无力、膈痉挛等；③支气管阻塞：见于阻塞性肺气肿、支气管狭窄等；④压迫性肺膨胀不全：见于胸腔积液、气胸等；⑤腹部疾病：见于大量腹水、肠胀气等。

2）肺泡呼吸音增强：①当机体需氧量增加，引起呼吸深长和增快，如运动、发热和代谢亢进等；②缺氧兴奋呼吸中枢，如贫血；③酸中毒时刺激呼吸，使呼吸深长。

当一侧肺有病变时，另一侧肺可以代偿性呼吸音增强。

（2）异常支气管呼吸音：在正常肺泡呼吸音部位听到支气管呼吸音，则为异常支气管呼吸音，见于肺实变、肺内大空洞、压迫性肺不张。

（3）异常支气管肺泡呼吸音：在正常肺泡呼吸音部位听到支气管肺泡呼吸音。

3.啰音——呼吸音外的附加音

（1）湿啰音：由于吸气时气体通过呼吸道内的分泌物，形成水泡破裂所产生的声音又称水泡音。或由于小支气管壁因分泌物黏着而陷闭，当吸气时突然张开重新充气所产生的爆裂音。一般湿啰音常发生于吸气时、吸气终末，有时出现于呼气早期，部位较恒定，性质不易变。

1）粗湿啰音（大水泡音）：常见于支气管扩张，肺水肿等。

2）中湿啰音（中水泡音）：常见于支气管炎、支气管肺炎。

3）细湿啰音（小水泡音）：多见于细支气管炎、支气管肺炎、肺淤血等。

4）捻发音：类似手指捻头发发出的声音，常见于细支气管炎、肺淤血、肺泡炎等。

（2）干啰音：由于气管狭窄或部分阻塞，空气吸入或呼出时发生湍流所产生的声音。以呼气时相最明显，干啰音的强度和性质易改变，部位易变换。分为高音调（哨笛声）和低音调（鼾音）两种。常见于支气管炎、支气管哮喘等；局限性干啰音见于局部支气管狭窄。

4.胸膜摩擦音

发生于急性渗出性胸膜炎、肺梗死、胸膜肿瘤等。

正常人无胸膜摩擦音。当胸膜有炎症时，胸膜表面粗糙，呼吸时可听到壁层与脏层胸膜摩擦音。在吸气末或呼气始时较易听到，屏住呼吸时消失，深呼吸及听诊器加压时，声音常更清楚。

三、呼吸系统常见疾病的四诊

呼吸系统常见疾病的四诊表现见下表6-2-2。

表6-2-2 呼吸系统常见疾病的四诊表现

	视诊		触诊		叩诊		听诊	
	胸廓	呼吸动度	气管位置	语音震颤	音响	呼吸音	啰音	语音共震
肺实变	对称	患侧↓	正中	患侧↑	浊音	支气管呼吸音	湿啰音	患侧↑
肺气肿	桶状	双侧↓	正中	双侧↓	过清音	↓	干、湿啰音	↓
胸腔积液	患侧膨隆	患侧↓	移向健侧	消失/↓	浊音	消失/↓	无，可有摩擦音	消失/↓
气胸	患侧饱满	患侧↓	移向健侧	患侧消失/↓	过清音或鼓音	↓/消失	无	消失/↓
肺水肿	对称	双侧↓	正中	双侧↓	浊音	粗糙	湿啰音	双侧↑
支气管哮喘	对称	↓	正中	↓	过清音	↓	哮鸣音	↓
支气管感染	对称	正常	居中	正常	正常	粗糙	干湿啰音	正常

第五节　心脏及血管检查

一、心脏检查

（一）视诊

1.胸廓畸形

心前区隆起、扁平胸、鸡胸。

2.心尖搏动

（1）正常心尖搏动：位于第5肋间，左锁骨中线内0.5～1.0 cm处，搏动范围直径为2.0～2.5 cm。

（2）心尖搏动移位：受生理和病理情况影响，左心室增大时向左下移位，右心室增大时向左移位；右位心时，心尖搏动位于右侧与正常心尖搏动相对应的位置。

（3）心尖搏动强度与范围的改变：心尖搏动强弱与胸壁的厚薄、血流速度及心脏收缩力的强弱有关。

1）心尖搏动增强：见于剧烈运动、精神紧张、发热、甲亢、心室肥大等。

2）心尖搏动减弱并弥散：见于心肌炎。

3）心尖搏动消失或减弱：见于心包积液、左侧胸腔积液或肺气肿等。

（4）负性心尖搏动：心脏收缩时，心尖搏动内陷。见于粘连性心包炎。

（二）触诊

通常用右手全手掌、手掌尺侧（小鱼际）或2、3、4指并拢以指腹触诊。

1.心尖搏动及心前区搏动

左心室肥大时，心尖搏动强而有力，并且范围增大，用手指触诊时，可使手指的尖端抬起片刻，这种较大范围增强的外向性搏动称抬举性搏动（是左心室肥厚的可靠指征）。

2.震颤

触诊时手掌感到的一种细小震动感，它是心脏器质性病变的体征之一。一般见于某些先天性心血管病或狭窄性瓣膜病变等。

3.心包摩擦感

心包炎时，两层粗糙的心包膜互相摩擦产生振动，在心前区即胸骨左缘第3、4肋间处（心脏裸区）可触到一种连续性摩擦感，即心包摩擦感。患者取坐位及深呼气末易于触及，收缩期明显。常见于急性心包炎炎症渗出初期。

（三）叩诊

多平卧位，板指与肋间平行，用力适当。叩诊顺序先左后右、由外向内、由下向上。

1.心浊音界改变及其临床意义

（1）左心室增大：心浊音界呈靴形。见于主动脉瓣关闭不全。

（2）右心室明显增大：心浊音界向两侧扩大，向左增大明显，见于肺心病或单纯二尖瓣狭窄。

（3）左心房增大合并肺动脉段扩大：心浊音界呈梨形，又称二尖瓣型心。

（4）左心室、右心室增大：心浊音界向两侧扩大，见于扩张型心肌病、克山病等。

（5）大量心包积液：心浊音界呈三角形烧瓶心，向两侧扩大且随体位改变。

2.影响心脏叩诊的心外因素

（1）肺气肿时，心浊音界变小。

（2）肺实变、肺肿瘤或纵隔淋巴结肿大时；如与心浊音界重叠，则心界叩不出。

（3）大量胸腔积液、积气时，心界在患侧叩不出；健侧心浊音界向外移。

（4）大量腹腔积液或腹腔巨大肿瘤，可使膈升高，心脏横位，叩诊时心界扩大。

（四）听诊

1.心脏瓣膜听诊区的位置

（1）二尖瓣听诊区：正常在心尖部，即左锁骨中线内侧第5肋间处，又称心尖区。

（2）主动脉瓣听诊区：有两个听诊区，即胸骨右缘第2肋间隙及胸骨左缘第3、4肋间隙处，后者通常称为主动脉瓣第二听诊区。

（3）肺动脉瓣听诊区：在胸骨左缘第2肋间。

（4）三尖瓣听诊区：在胸骨体下端左缘或右缘。

2.听诊内容

心脏听诊内容包括心率、心律、心音、额外心音、杂音及心包摩擦音等。

（1）心率：正常成年人心率为 60～100 次/min，大多为 60～80 次/min。3 岁以下儿童常在 100 次/min 以上。

（2）心律：窦性心律不齐、期前收缩、心房颤动的听诊特点。

1）窦性心律不齐：心律随呼吸有周期性的改变，吸气时加快，呼气时减慢。

2）过早搏动（期前收缩）：在原来心律的基础上，突然提前出现的一次心脏收缩，继之有一较长的间歇，称为过早搏动，又称为代偿间歇。

3）心房颤动的听诊特点是：心律绝对不规则，第一心音强弱不等，心率快于脉率（脉搏短绌）。

（3）心音：正常情况下，只能听到 S_1 和 S_2，在青少年中可听到 S_3。S_4 一般听不到，听到多属病理性情况。

第一心音、第二心音的判定如下。

1）S_1 音调较 S_2 低，时限较长，在心尖区最响；而 S_2 时限较短，在心底部较响。

2）S_1 至 S_2 的距离较 S_2 至下一心搏 S_1 的距离短。

3）S_1 与心尖搏动及颈动脉搏动同时出现；S_2 在心尖搏动及颈动脉搏动之后出现。

（4）心音改变

1）第一心音增强：见于心动过速或心室收缩力增强，如高热、甲状腺功能亢进及心室肥大时；二尖瓣狭窄时，左心室充盈度减少，舒张晚期二尖瓣位置较低而紧张度差，当左心室收缩时，收缩时间相应缩短，左心室内压力上升速度快，左房室瓣突然紧张、关闭而产生振动，因而第一心音增强；完全性房室传导阻滞时，如恰遇心房和心室同时收缩，第一心音明显增强，称为"大炮音"。

2）第一心音减弱：见于心肌炎、心肌梗死时，因心肌收缩力减弱，第一心音亦减弱；二尖瓣关闭不全时，左心室的充盈度大，瓣膜均位置较高，因而第一心音明显减弱；主动脉瓣关闭不全时，左心室过度充盈，致第一心音减弱；Ⅰ度房室传导阻滞时 P-R 间期延长，第一心音减弱。

3）肺动脉瓣区第二心音增强：见于肺动脉压力增高时，如风湿性心脏病二尖瓣狭窄，舒张期血液从左心房流入左心室受到阻碍，左心房则过度充盈以致扩大，肺动脉压力提高，因而第二心音增强。

4）心音性质的改变：当心肌有严重病变时，第一心音失去原有的特征而与第二心音相似，同时心搏加速，且收缩期与舒张期的时间几乎相等时，则极似钟摆声，称为钟摆律。

5）心音分裂：若两侧心室的活动在时间上不一致，或两侧心室排血量不相等，或主肺动脉压力增高时，使左右心室活动较正常不同步的时间距离明显加大，则第一、第二两个心音主要组成部分的时距延长，听诊时出现一个心音分成两个心音的现象，即为心音分裂。第一心音分裂常见于完全性房室传导阻滞等。第二心音分裂分为：生理分裂、持续分裂、固定分裂、反常分裂。

（5）额外心音

①舒张期额外心音：奔马律、开瓣音、心包叩击音、肿瘤扑落音。

舒张早期奔马律：又称第三心音奔马律，是由于心室舒张期负荷过重，心肌张力减低与顺应性减退，以致心室舒张时，血液快速充盈引起室壁振动。提示有严重器质性心脏病。

②收缩期额外心音：收缩早期喷射音、收缩中晚期喀喇音。

（6）心脏杂音

1）产生机制：是由于血流加速或血流紊乱产生漩涡，使心壁、瓣膜或血管壁发生振动所致。常见于：血流加速、瓣膜口狭窄、异常血流通道、心腔异常结构等。

2）杂音性质：①心尖区舒张期隆隆样杂音——是二尖瓣狭窄的特征；②心尖区全收缩期粗糙杂音——常示二尖瓣关闭不全；③心尖区柔和而高调的吹风样杂音——常为功能性杂音；④主动脉瓣第二听诊区舒张期叹气样杂音——主动脉瓣关闭不全。

3）传导方向：杂音常沿产生杂音的血流的方向传导。为了判断杂音来源，可将听诊器从其中一个瓣膜区逐渐移向另一个瓣膜区进行听诊。杂音最响的部位，即瓣膜病变部位。

4）杂音的强度和型态：收缩期杂音的强度分为以下六级：①Ⅰ级：杂音很微弱，所占时间很短，须仔细听诊才能听到。②Ⅱ级：是较易听到的弱杂音。③Ⅲ级：是中等响亮的杂音。④Ⅳ级：是较响亮的杂音，常伴有震颤。⑤Ⅴ级：很响亮的杂音，震耳，但听诊器稍离开胸壁即听不到。⑥Ⅵ级：极响亮的杂音，听诊器稍离开胸壁仍能听到。杂音的强度和型态与相关疾病的关系见表6-2-3。

表6-2-3　杂音型态与疾病的相关性

型态	疾病
递增型	二尖瓣狭窄（舒张期隆隆样杂音）
递减型	主动脉瓣关闭不全（舒张期叹气样杂音）
递增递减型	主动脉瓣狭窄（收缩期杂音）
连续型	动脉导管未闭
一贯型	二尖瓣关闭不全（全收缩期杂音）

（7）心包摩擦音：心包的脏层与壁层由于生物性或理化性因素导致纤维蛋白沉积而变得粗糙，以致在心脏搏动时产生摩擦而出现一种音质粗糙、高音调、搔抓样、与心脏搏动一致的声音，称为心包摩擦音。常见于各种感染性心包炎，也可见于系统性红斑狼疮、尿毒症、心脏损伤后综合征等。

二、血管检查

（一）脉搏

（1）脉律：脉搏短绌、脱落脉。

（2）脉波：水冲脉、迟脉、重搏脉、交替脉、奇脉、无脉。

（二）血压变动的临床意义

（1）高血压：血压值收缩压达到或超过 18.7 kPa（140 mmHg）和 / 或舒张压达到 12.0 kPa（90 mmHg）。

（2）低血压：低于 12.0/8.0 kPa（90/60 mmHg），多见于严重病症：休克、心肌梗死等。

（3）双侧上肢血压差别显著：正常 0.7 ~ 1.3 kPa（5 ~ 10 mmHg），超过此范围则属异常，见于多发性大动脉炎等。

（4）上下肢血压差异：正常下肢血压高于上肢血压 2.7 ~ 5.3 kPa（20 ~ 40 mmHg），若下肢血压低于上肢血压应考虑主动脉缩窄。

（5）脉压改变：正常 4.0 ~ 5.3 kPa（30 ~ 40 mmHg），脉压增大见于甲亢、主动脉瓣重度关闭不全和动脉硬化；脉压减小见于主动脉瓣狭窄、心包积液及严重心力衰竭。

（三）周围血管征

周围血管征包括：枪击音、Duroziez 征（股动脉双期杂音）、毛细血管搏动征，主要见于主动脉瓣重度关闭不全、甲亢和严重贫血。

第六节　腹部检查

一、视诊

（一）腹部外形

1. 正常腹部外形

正常腹部可表现为平坦、饱满或低平。

2. 腹部外形的改变

（1）腹部膨隆：①全腹膨隆，呈球形、蛙腹、尖腹、气腹等；②局部膨隆。

（2）腹部凹陷：①全腹凹陷，如舟样腹；②局部凹陷。

（二）腹壁静脉

（1）腹壁静脉血流方向的判断及正常腹壁静脉的血流方向：正常时脐水平以上的腹壁静脉血流自下向上经胸壁静脉和腋静脉进入上腔静脉，脐水平以下的腹壁静脉血流自上向下经大隐静脉而流入下腔静脉。

（2）曲张静脉时的血流方向：门静脉高压显著时，于脐部可见到一簇曲张静脉向四周放射，如水母头，常在此处听到静脉血管杂音。下腔静脉阻塞时，血流方向由下而上；上腔静脉阻塞时，血流方向由上而下。

二、触诊

（一）腹壁紧张度增强

腹壁紧张的常见疾病及特点见表 6-2-4。

表 6-2-4 腹壁紧张的常见疾病及特点

部位		疾病	特点
全腹壁紧张	板状腹	急性弥漫性腹膜炎（胃肠穿孔、脏器破裂）	腹肌痉挛 腹壁明显紧张
	揉面感	结核性腹膜炎、癌性腹膜炎	腹壁有抵抗力，不易压陷
	腹腔内容物↑	肠胀气、气腹、大量腹水	无肌紧张、无压痛、张力↑
局部腹壁紧张	上腹或左上腹	急性胰腺炎	
	右上腹	急性胆囊炎	
	右下腹	急性阑尾炎	早期局部无压痛
		胃穿孔	该部位肌紧张、有压痛

（二）压痛、反跳痛

腹部压痛、反跳痛部位与常见疾病见表 6-2-5。

表 6-2-5 腹部压痛、反跳痛与常见疾病

部位	疾病
右下腹	急性阑尾炎
上腹或季肋部	下叶肺炎、胸膜炎、心肌梗死
下腹部	盆腔疾病（如膀胱、子宫及附件疾病）
胆囊炎	胆囊疾病（右锁骨中线与肋缘交界处）
麦氏点	急性阑尾炎（脐与右髂前上棘连线中、外 1/3 交界处）

（三）脏器触诊

1. 肝的触诊

（1）方法：单手触诊法、双手触诊法、钩指触诊法。

（2）鉴别：易误认为肝下缘的其他腹腔内容物：横结肠、腹直肌肌腹及腱划、右肾下极。

（3）肝常见疾病肿大的特点：弥漫性肝肿大见于肝炎、肝淤血、脂肪肝、早期肝硬化、白血病、血吸虫病、华支睾吸虫病等。局限性肝肿大见于肝脓肿、肝肿瘤及肝包虫病。

（4）肝缩小见于急性和亚急性肝坏死，门脉性肝硬化晚期。

2. 脾的触诊

（1）方法：单手触诊法、双手触诊法。

（2）脾肿大的测量：轻度肿大时只进行第Ⅰ线测量；明显肿大时应加测第Ⅱ线和第Ⅲ线。

（3）脾肿大的分度：轻度、中度、高度三度。

（4）脾常见疾病肿大的特点

1）脾轻度肿大：常见于急慢性肝炎、伤寒、粟粒性结核、急性疟疾、感染性心内膜炎及败血症等。

2）中度肿大：常见于肝硬化、慢性淋巴细胞性白血病、慢性溶血性黄疸、淋巴瘤、系统性红斑狼疮等。

3）高度肿大、脾表面光滑者：常见于慢性淋巴细胞性白血病和骨髓纤维化。

3.胆囊触诊

胆囊触诊的特点及代表性疾病见表 6-2-6。

表 6-2-6　胆囊触诊的特点及代表性疾病

胆囊触诊特点	代表疾病
胆囊肿大、囊性感、压痛（＋）	急性胆囊炎
胆囊肿大、囊性感、压痛（－）	壶腹周围癌
胆囊肿大、实性感	胆囊结石、胆囊癌
胆囊不大、黄疸、无移动性	胆总管结石致胆管阻塞
胆囊不大、触痛（致吸气终止）	Murphy 征（＋）
胆囊大，黄疸进行加深、压痛（－）	胰头癌压迫胆总管［Courvoisier 征（＋）］

4.肾的触诊

（1）方法：双手触诊法：医师左手置于患者的腰部，并向前顶推所检查的脏器，使被检查的脏器置于双手合诊的位置。当右手（配合呼吸运动）向下触摸时，较易触及肾下界。

（2）肾触诊的特点：正常人的肾一般不易触及，在深吸气时能触到 1/2 以上的肾为肾下垂。如肾下垂明显并能在腹腔各个方向移动时称为游走肾。肾肿大见于肾盂积水或积脓、肾肿瘤、多囊肾等。

（3）当肾和尿路有炎症或其他疾病时，可在相应部位出现压痛点。

5.膀胱触诊

（1）方法：单手滑行法，双手触诊法。

（2）正常膀胱空虚时隐于盆腔内，不易触到。膀胱增大多为积尿所致，呈扁圆形或圆形、触之囊性感，按压时憋胀，有尿意，排尿或导尿后缩小或消失。

（3）膀胱胀大最多见于尿道梗阻、脊髓病所致的尿潴留，也见于昏迷、腰椎或骶椎麻醉后、手术后局部疼痛患者。

（四）腹部肿块的触诊

正常腹部可触及的结构：腹直肌肌腹及腱划、腰椎椎体及骶骨岬、乙状结肠粪块、横结肠、盲肠。

（五）液波震颤及振水音

1.液波震颤

检查时患者平卧，检查者一手掌面贴于患者一侧腹壁，另一手四指并拢屈曲，用指端叩击其对侧腹壁，如有大量液体存在，则贴于腹壁的手掌有被液体波冲击的感觉。游离腹水量在 3 000 ~ 4 000 mL 以上时，才能出现此阳性体征。

2.振水音

正常人在餐后或饮进多量液体时可有上腹部振水音，但在清晨空腹或餐后 6 ~ 8 h 以上出现此阳性体征，提示幽门梗阻或胃扩张。

三、听诊

（一）肠鸣音

（1）肠鸣音的正常范围：4 ~ 5 次 /min。

（2）肠鸣音活跃：肠鸣音 >10 次 /min，且音调不特别高亢。

（3）肠鸣音亢进：次数增多，且肠鸣音响亮、高亢，见于机械性肠梗阻。

（4）肠鸣音减弱：见于老年性便秘、腹膜炎、低钾血症及胃肠动力低下者。

（5）肠鸣音消失：见于急性腹膜炎或麻痹性肠梗阻。

（二）血管杂音

（1）腹部动脉血管杂音：表明相应部位的动脉狭窄。如腹中部的收缩期杂音常提示腹主动脉瘤或腹主动脉狭窄。

（2）腹部静脉性血管杂音：常出现于脐周或上腹部，提示门静脉高压时的侧支循环形成。

（三）摩擦音

腹腔内脏器的病变累及局部腹膜时，可在相应部位听到摩擦音。在脾梗死、脾周围炎、肝周围炎或胆囊炎时，深吸气时各相应部位可听到摩擦音。

（四）搔弹音

搔弹音用于测定肝下缘，也可用于微量腹水的测定（可鉴别出至少 120 mL 的游离腹水）。

第七节　脊柱与四肢检查

一、脊柱

（一）脊柱弯曲度

正常人直立时脊柱有四个生理弯曲：颈椎前凸、胸椎后凸、腰椎前凸、骶椎后凸。

临床可见以下几种病理性弯曲如下。

（1）脊柱后凸（驼背）：多发生于胸段脊柱，常见病因有佝偻病、胸腰段脊椎结核、强直性脊柱炎、脊椎退行性变等。

（2）脊柱前凸：可由晚期妊娠、大量腹水、腹腔巨大肿瘤、第 5 腰椎向前滑脱、水平骶椎、髋关节结核、先天性髋关节后脱位等所致。

（3）脊柱侧凸：有姿势性侧凸和器质性侧凸。见于脊柱发育不全、肌麻痹、营养不良、慢性胸膜肥厚、胸膜粘连及肩部或胸廓畸形。

（二）脊柱活动度

1. 颈椎段活动受限

颈椎段活动受限常见于以下疾病。

（1）颈部肌纤维织炎及韧带受损。

（2）颈椎病。

（3）结核或肿瘤浸润。

（4）脊椎外伤、骨折或关节脱位。

2. 腰椎段活动受限

腰椎活动受限常见于以下疾病。

（1）腰部肌纤维织炎及韧带受损。

（2）腰椎椎管狭窄。

（3）椎间盘突出。

（4）腰椎结核或肿瘤。

（5）腰椎骨折或脱位。

（三）脊椎压痛与叩击痛

脊椎压痛方法是医生以右手拇指从患者枕骨粗隆开始自上而下逐个按压脊椎棘突及椎旁肌肉。

叩击法常用直接叩击法和间接叩击法。叩击痛阳性见于脊柱结核、脊椎骨折及椎间盘突出。

二、四肢

应检查肢体有无水肿，有无静脉曲张，有无色素沉着或溃疡，同时还应注意肢体温度及运动功能是否正常。

（一）上肢

腕关节及手的常见畸形与疾病有以下几种。

（1）腕垂症：桡神经损伤所致。

（2）猿掌：正中神经损伤。

（3）爪形手：尺神经损伤、进行性肌萎缩。

（4）杵状指（趾）：见于呼吸系统疾病（如慢性肺脓肿）、心血管疾病（如发绀型先天性心脏病、亚急性感染性心内膜炎）、消化系统疾病（如肝硬化）。

（5）匙状指（又称反甲）：常见于缺铁性贫血、高原疾病等。

（二）下肢

下肢检查有三种特殊试验。

（1）浮髌试验：本试验阳性提示膝关节积液在 50 mL 以上。

（2）拇指指甲滑动试验：阳性提示髌骨骨折。

（3）侧方加压试验：阳性提示膝关节内侧副韧带损伤或外侧副韧带损伤。

第八节　神经系统检查

一、肌力

肌力是指随意运动时肌肉的收缩力量。肌力分为：0 级、Ⅰ级、Ⅱ级、Ⅲ级、Ⅳ级、Ⅴ级，共 6 级。

0 级：完全瘫痪。

Ⅰ级：肌肉可收缩，但不能产生动作。

Ⅱ级：肢体在床面上能移动，但不能抬离床面。

Ⅲ级：肢体能抬离床面，但不能抗阻力。

Ⅳ级：能做抗阻力动作，但较正常差。

Ⅴ级：正常肌力。

二、神经反射检查

（一）浅反射

刺激皮肤或黏膜引起的反应称浅反射，常见浅反射及临床意义见表 6-2-7。

表 6-2-7　浅反射异常及临床意义

浅反射	临床意义
角膜反射	直接反射与间接反射均消失——三叉神经病损（传入障碍） 直接消失，间接存在——患侧面神经瘫痪（传出障碍）
腹壁反射	肋缘下（中枢在胸髓 7～8 节）　双侧上、中、下均（-）——昏迷、急性腹膜炎 脐平（中枢在胸髓 9～10 节）　一侧上、中、下均（-）——同侧锥体束病损 腹股沟上（中枢在胸髓 11～12 节）肥胖、老年、经产妇也会减弱或消失
提睾反射	双侧（-）——腰髓 1～2 节病损 一侧↓或（-）——锥体束损害
跖反射	反射（-）——骶髓 1～2 节病损
肛门反射	反射障碍——骶髓 4～5 节，肛尾神经病损

（二）深反射

深反射是指刺激骨膜、肌腱，经深部感受器完成的反射，又称腱反射。常见深反射对应的反射中枢见表 6-2-8。

表 6-2-8　常见深反射对应的反射中枢

深反射		反射中枢
肱二头肌反射		颈髓 5～6 节
肱三头肌反射		颈髓 6～7 节
桡骨骨膜反射		颈髓 5～6 节
膝反射		腰髓 2～4 节
跟腱反射		骶髓 1～2 节
Hoffmann 征		颈髓 7 节～胸髓 1 节
阵挛	踝阵挛	阳性示腱反射极度亢进
	髌阵挛	阳性示腱反射极度亢进

第三章　实验室检查

◇ 知识框架

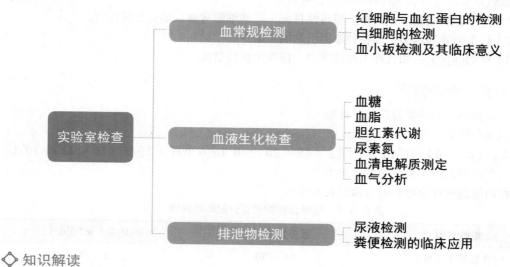

◇ 知识解读

第一节　血常规检测

一、红细胞与血红蛋白的检测

（一）正常血红蛋白和红细胞数参考值

	血红蛋白	红细胞
成年男性：	120 ~ 160 g/L	（4.0 ~ 5.5）×10^{12}/L
成年女性：	110 ~ 150 g/L	（3.5 ~ 5.0）×10^{12}/L
新生儿：	170 ~ 200 g/L	（6.0 ~ 7.0）×10^{12}/L

（二）红细胞及血红蛋白增多及其临床意义

红细胞及血红蛋白增多分为相对性增多和绝对性增多两类。

1. 相对性增多

红细胞及血红蛋白相对增多是因血浆容量减少，血液浓缩，红细胞容量相对增加。如胃肠道疾病的严重呕吐、腹泻、大面积烧伤、尿崩症等。

2. 绝对性增多

绝对性增多即临床上的红细胞增多症，可分为继发性和原发性两类。

（1）继发性红细胞增多症：生理性红细胞增加见于胎儿及新生儿、高原地区居民。病理性增加则见于严重的慢性心肺疾患，如阻塞性肺气肿、肺源性心脏病。

（2）真性红细胞增多症：是一种原因未明的红细胞增多为主的骨髓增殖性疾病。

（三）红细胞及血红蛋白减少的原因

1. 生理性减少

婴幼儿及 15 岁以前的儿童，红细胞及血红蛋白生成相对不足；妊娠中晚期红细胞及血红蛋白减少。

2. 病理性减少

红细胞及血红蛋白病理性减少见于各种贫血。

（1）红细胞生成减少：如再生障碍性贫血、巨幼细胞贫血、缺铁性贫血等。

（2）红细胞破坏增多：如各种原因引起的溶血等。

（3）红细胞丢失：如急性失血性贫血、慢性失血性贫血。

二、白细胞的检测

（一）白细胞的种类及白细胞计数

1. 白细胞计数

成人：（4～10）×10^9/L；新生儿：（15～20）×10^9/L；6 个月～2 岁：（11～12）×10^9/L。

2. 五种白细胞正常百分数和绝对值

各种白细胞的百分数和绝对值见表 6-3-1。

表 6-3-1　各种白细胞的百分数和绝对值

细胞类型	百分数（%）	绝对值（×10^9/L）
中性粒细胞（N）	50～70	2～7
嗜酸性粒细胞（E）	0.5～5	0.05～0.5
嗜碱性粒细胞（B）	0～1	0～0.1
淋巴细胞（L）	20～40	0.8～4
单核细胞（M）	3～8	0.12～0.8

白细胞总数高于正常值为白细胞增多，低于正常值为白细胞减少。白细胞总数的增多或减少主要受中性粒细胞数量的影响。

（二）中性粒细胞增多

1. 生理性增多

妊娠后期及分娩时，剧烈运动或劳动后，饱餐或淋浴后，高温或严寒等均可使其暂时性升高。

2. 病理性增多

（1）急性感染：特别是化脓性球菌感染为最常见的原因。

（2）严重的组织损伤及大量血细胞破坏：严重外伤、大手术后、大面积烧伤、急性心肌梗死等。

（3）急性大出血：特别是内出血时。

（4）急性中毒：包括代谢性中毒、化学药物中毒、生物性中毒等。

（5）白血病、骨髓增殖性疾病及恶性肿瘤。

（三）中性粒细胞减少

1. 粒细胞减少

当中性粒细胞绝对值低于 1.5×10^9/L，称为粒细胞减少症。

2. 粒细胞缺乏症

当中性粒细胞绝对值低于 0.5×10⁹/L，称为粒细胞缺乏症。

3. 引起中性粒细胞减少的原因

（1）感染：特别是革兰氏阴性杆菌感染，如伤寒、副伤寒杆菌感染；病毒感染如流感、病毒性肝炎、巨细胞病毒感染等；原虫感染如疟疾、黑热病等。

（2）血液系统疾病：再生障碍性贫血、非白血性白血病、巨幼细胞贫血等。

（3）物理、化学因素损伤：X 射线、γ 射线、放射性核素等物理因素，化学物质如苯、铅、汞等，以及某些化学药物均可引起白细胞及中性粒细胞减少。

（4）单核吞噬细胞系统功能亢进：各种原因引起的脾脏肿大及其功能亢进等。

（5）自身免疫性疾病：如系统性红斑狼疮等。

三、血小板检测及其临床意义

血小板具有维持血管内皮完整性的功能和黏附聚集、释放促凝和血块收缩功能。

血小板计数是测定全血中血小板的浓度，是止血凝血检验最常用的试验之一。

正常值：血小板计数：（100 ~ 300）×10⁹/L。

临床意义：

（一）血小板减少

血小板低于 100×10⁹/L 称为血小板减少，可见于以下疾病。

（1）血小板的生成障碍：如再生障碍性贫血、放射线损伤、急性白血病、巨幼细胞贫血等。

（2）血小板破坏或消耗过多：如原发性血小板减少性紫癜（ITP）、SLE、恶性淋巴瘤、DIC、TTP、先天性血小板减少症等。

（二）血小板增多

血小板高于 400×10⁹/L 称为血小板增多。

（1）原发性增多：见于骨髓增殖性疾病。

（2）反应性增多：见于急性感染、急性溶血、某些癌症患者。

第二节　血液生化检查

一、血糖

正常值：空腹 3.9 ~ 6.1 mmol/L（70 ~ 110 mg/dl）。

临床意义：

（一）血糖增高

（1）生理性增高：见于饭后 0.5 ~ 1 h，摄入高糖饮食；精神紧张等。

（2）病理性增高：见于①糖尿病；②肢端肥大症、库欣病、嗜铬细胞瘤及甲状腺功能亢进等；③颅内压增高，如颅脑外伤、颅内出血、脑膜炎等。

（二）血糖降低

（1）生理性低血糖：见于饥饿和剧烈运动后。

（2）病理性低血糖：见于胰岛 β- 细胞增生或肿瘤、腺垂体功能减退、肾上腺皮质功

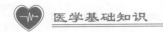

能减退、甲状腺功能减退、严重肝病等。

二、血脂

血脂包括：胆固醇、三酰甘油（甘油三酯）、磷脂和游离脂肪酸，血脂与蛋白质结合而存在称为脂蛋白。

（一）血清总胆固醇测定

1. 正常值

酶法：成人 2.9 ～ 6.0 mmol/L，儿童 3.1 ～ 5.2 mmol/L。

2. 临床意义

（1）轻度升高：5.17 ～ 6.47 mmol/L，高胆固醇血症 >6.47 mmol/L；严重高胆固醇血症 >7.76 mmol/L。总胆固醇增高见于：①高脂饮食、高热量饮食、高胆固醇饮食等；②胆道梗阻；③其他：如糖尿病、肾病综合征、甲状腺功能低下、脂肪肝等。

高胆固醇是冠心病的主要危险因素之一。

（2）血清总胆固醇降低见于：①严重肝病；②慢性消耗性疾病；③甲状腺功能亢进等。

（二）血清甘油三酯测定

1. 参考值

男性 0.45 ～ 1.81 mmol/L，女性 0.40 ～ 1.53 mmol/L。

2. 临床意义

甘油三酯增高见于以下几种情况。

（1）食物中摄取脂肪过多。

（2）肝脏疾病。

（3）肥胖、体力活动减少、酗酒等。

（4）遗传性家族性高脂血症。

（5）其他：如糖尿病、肾病综合征、甲状腺功能低下、胰腺炎等。

三、胆红素代谢

（一）血清胆红素测定参考值

总胆红素 6.8 ～ 17.1 μmol/L，结合胆红素 0 ～ 6.8 μmol/L。

非结合胆红素是指总胆红素减去结合胆红素。

（二）临床意义

肝细胞黄疸、溶血性黄疸、阻塞性黄疸时总胆红素增高；肝细胞黄疸时结合胆红素、非结合胆红素均增高；溶血性黄疸时以非结合胆红素增高为主；阻塞性黄疸时以结合胆红素增高为主。

四、尿素氮

成人正常值：3.2 ～ 7.1 mmol/L，婴儿、儿童正常值：1.8 ～ 6.5 mmol/L。

尿素氮主要是通过肾小球滤过，肾小管也有排泌。血中尿素氮增高见于以下几种情况。

（1）器质性肾功能损害：肾各种疾病（如肾小球肾炎、肾盂肾炎、肾肿瘤及多囊肾等）所致的慢性肾衰竭。

（2）肾前性少尿：如严重脱水、心力衰竭等。

（3）蛋白质分解或摄入过多：如急性传染病、高热、上消化道大出血、大面积烧伤、严重创伤、大手术后和甲状腺功能亢进、高蛋白饮食等。

五、血清电解质测定

（一）血清钾测定

正常参考值：3.5 ~ 5.5 mmol/L。

临床意义：

（1）增高见于：①肾功能不全；②肾上腺皮质不全；③摄入或注射大量钾盐；④严重溶血或组织损伤；⑤组织缺氧。

（2）降低见于：①钾盐摄入不足；②钾丢失过多；③钾分布异常。

（二）血清钠测定

正常参考值：135 ~ 145 mmol/L。

临床意义：

（1）血清钠增高见于：摄入过多钠或静脉输入过量等。

（2）血清钠减低见于：①丢失过多，如呕吐、腹泻、胃肠造瘘等；②排出过多，如慢性肾病、糖尿病等；③慢性肾上腺皮质功能不全；④大量使用利尿剂、脱水剂；⑤大面积烧伤；⑥大量放腹水或出汗过多。

（三）血清肌酐

正常参考值：男性 53 ~ 106 μmol/L，女性 44 ~ 97 μmol/L。

临床意义：

肌酐由肾小球滤过排出体外。当肾实质损害，血中肌酐浓度会急剧上升，肌酐增加见于以下几种情况。

（1）急性肾衰竭：血中肌酐明显地进行性升高为器质性损害的指标。

（2）慢性肾衰竭：在肾衰竭的代偿期，肌酐 <178 μmol/L；在肾衰竭的失代偿期，肌酐 >178 μmol/L；在肾衰竭的终末期，肌酐 >445 μmol/L。

（3）肾前性少尿：如严重脱水、心力衰竭所致的血容量不足等。

（四）血清钙测定

参考值：成人 2.25 ~ 2.75 mmol/L。

临床意义：

（1）血钙增高：甲状腺功能亢进等。

（2）血钙降低：①甲状旁腺功能减低；②维生素 D 缺乏；③婴儿手足搐搦症及骨质软化症；④ Ca^{2+} 吸收障碍，如长期腹泻等。

六、血气分析

血气分析的主要指标与正常值及临床应用有以下几种情况。

（一）动脉血氧分压（PaO_2）

正常值：12.6 ~ 13.3 kPa。可判断是否缺氧及其程度。

轻型：10.7 ~ 8.0 kPa，中型：8.0 ~ 5.33 kPa，重型：<5.33 kPa。

（二）动脉血氧饱和度（SaO_2）

正常值：0.95 ~ 1.0。反映动脉血氧与血红蛋白结合的程度。

SaO_2 与 PaO_2 的相关曲线称氧合血红蛋白解离曲线,呈 S 形,具有重要的生理意义。

（三）动脉血二氧化碳分压（$PaCO_2$）

正常值：4.7 ~ 6.0 kPa。$PaCO_2$ 是衡量肺泡通气功能的指标。

肺泡通气不足，$PaCO_2$ 升高，$PaCO_2$>6.67 kPa，提示呼吸性酸中毒，亦是Ⅱ型呼吸衰竭的标准；肺泡通气过度，$PaCO_2$ 下降；代谢性酸中毒时，$PaCO_2$ 代偿性减低；代谢性碱中毒时，$PaCO_2$ 代偿性升高。

（四）pH 值

正常值：7.35 ~ 7.45，平均 7.4；pH 值 <7.35 为代偿性酸中毒；pH 值 >7.45 为代偿性碱中毒。

（五）碳酸氢盐（HCO_3^-）

碳酸氢盐包括标准碳酸氢盐（SB）和实际碳酸氢盐（AB）。

正常值：HCO_3^- 22 ~ 27 mmol/L，平均 24 mmol/L。AB=SB。

临床意义：

（1）AB>SB 提示呼吸性酸中毒。

（2）AB<SB 提示呼吸性碱中毒。

（3）AB=SB= 正常值提示酸碱平衡。

（4）AB=SB< 正常值提示代谢性酸中毒。

（5）AB=SB> 正常值提示代谢性碱中毒。

第三节　排泄物检测

一、尿液检测

（一）尿液的一般检测

尿液一般检测包括以下几个方面。

（1）一般性状检测：尿量、气味、外观、比重、酸碱度等。

（2）化学检查：尿蛋白、尿糖、尿酮体、尿胆原、尿胆红素等。

（3）尿沉渣（显微镜）检测：细胞、管型、结晶体等。

（二）一般性状检测

1.尿量增多与减少的临床意义

（1）尿量增多：24 h 尿量超过 2500 mL，称为多尿。见于以下几种情况。

1）暂时性多尿：可见于水摄入过多、应用利尿剂和某些药物等。

2）内分泌疾病：如糖尿病、尿崩症等。

3）肾脏疾病：慢性肾盂肾炎、慢性肾衰早期、急性肾衰多尿期等。

（2）尿量减少：成人 24 h 尿量低于 400 mL，称为少尿；低于 100 mL，称为无尿。见于以下几种情况。

1）肾前性少尿：休克、心衰、脱水及其他有效血容量减少病症。

2）肾性少尿：各种肾脏实质性改变可导致少尿。

3）肾后性少尿：因结石、尿路狭窄、肿瘤压迫引起尿路梗阻或排尿功能障碍所致。

2.常见的病理性尿液

（1）血尿：呈洗肉水样或混有血凝块。每升尿中含血量超过 1 mL，即可出现淡红色，称肉眼血尿。离心沉淀后，镜检时每高倍镜视野红细胞平均 >3 个，称为镜下血尿。血尿多见于泌尿系统炎症、结石、肿瘤、结核、外伤等，也可见于血液系统疾病，如血友病、血小板减少性紫癜等。

（2）血红蛋白尿：正常尿液隐血试验为阴性，当血红蛋白出现于尿中时，尿液呈浓茶色、红葡萄酒色或酱油色。血红蛋白尿主要见于严重的血管内溶血，如溶血性贫血、血型不合的输血反应。

（3）胆红素尿：尿内含有大量的结合胆红素，尿液呈豆油样改变，振荡后出现黄色泡沫且不易消失，常见于阻塞性黄疸和肝细胞性黄疸。

（4）脓尿和菌尿：当尿内含有大量的脓细胞、炎性渗出物或细菌时，新鲜尿液呈白色混浊或云雾状。脓尿和菌尿见于泌尿系统感染，如肾盂肾炎、膀胱炎等。

（5）乳糜尿：尿中混有淋巴液而呈稀牛奶状称为乳糜尿，若同时混有血液，称为乳糜血尿。可见于丝虫病及肾周围淋巴管梗阻。

3. 尿液比重

正常尿相对密度：成人在 1.015 ~ 1.025 之间。

（1）尿相对密度增高见于：血容量不足导致的肾前性少尿、糖尿病、急性肾小球肾炎、肾病综合征等。

（2）尿相对密度降低见于：大量饮水、慢性肾小球肾炎、慢性肾衰竭、肾小管间质疾病、尿崩症等。

（三）化学检测

1. 病理性蛋白尿的种类

（1）肾小球性蛋白尿：是最常见的一种蛋白尿。各种原因致使血浆蛋白大量滤入原尿，超过肾小管重吸收能力所致。常见于肾小球肾炎、肾病综合征等原发性肾小球损害性疾病。

（2）肾小管性蛋白尿：炎症或中毒等因素引起近曲小管对低分子量蛋白质的重吸收减弱所致。常见于肾盂肾炎、间质性肾炎、肾小管性酸中毒、重金属中毒等。

（3）混合性蛋白尿：肾小球和肾小管同时受损所致的蛋白尿，如肾小球肾炎或肾盂肾炎后期、肾病、系统性红斑狼疮等。

（4）溢出性蛋白尿：因血浆中出现异常增多的低分子量蛋白质，超过肾小管重吸收能力所致的蛋白尿。见于溶血性贫血和挤压综合征等，另一类较常见的是凝溶蛋白，见于多发性骨髓瘤、轻链病等。

（5）组织性蛋白尿：由于肾组织被破坏或肾小管分泌蛋白增多所致的蛋白尿，多为低分子量蛋白尿，以 T-H 糖蛋白为主要成分。

2. 尿糖试验阳性的临床意义

（1）血糖增高性糖尿：糖尿病最为常见，其他使血糖升高的内分泌疾病，如库欣综合征、甲状腺功能亢进、嗜铬细胞瘤等。

（2）暂时性糖尿：精神紧张、摄入大量糖、妊娠等。

（四）显微镜检测

1. 尿沉渣中红细胞的临床意义

尿沉渣镜检红细胞 >3 个 /HP，称为镜下血尿。多形性红细胞 >80 % 时，称肾小球源性血尿，常见于急性肾小球肾炎、急进性肾炎、慢性肾炎、狼疮性肾炎。多形性红细胞 <50 % 时，见于肾结石、泌尿系统肿瘤、肾盂肾炎、肾结核等。

2. 常见管型及其临床意义

（1）透明管型：在运动、重体力劳动、麻醉、用利尿剂、发热时可出现一过性增多。在肾病综合征、慢性肾炎、恶性高血压和心力衰竭时可见增多。

（2）颗粒管型：见于慢性肾炎、肾盂肾炎或某些原因引起的肾小管损伤。

（3）细胞管型：①肾小管上皮细胞管型：在各种原因所致的肾小管损伤时出现；②红细胞管型：临床意义与血尿相似；③白细胞管型：常见于肾盂肾炎、间质性肾炎等；④混合管型：可见于各种肾小球疾病。

（4）蜡样管型：提示有严重的肾小管变性坏死，预后不良。

（5）脂肪管型：常见于肾病综合征、慢性肾小球肾炎急性发作及其他肾小管损伤性疾病。

二、粪便检测的临床应用

（一）一般检查

（1）量：正常人每日排便一次，重量 100 ～ 300 g，随食物种类、进食量及消化器官功能状态而改变。

（2）颜色与性状

1）鲜血便，见于直肠息肉、直肠癌、肛裂及痔疮等。

2）柏油样便，见于消化道出血，若服用活性炭可排出黑便，但没有光泽且隐血试验阴性，若食用较多动物血、肝或口服铁剂等也会使粪便呈黑色，隐血试验可呈阳性。

3）白陶土样便，见于各种原因引起的胆管阻塞患者。

4）脓性及脓血便，见于肠道下段有病变，比如痢疾、溃疡性结肠炎、直肠癌等表现为脓性及脓血便；阿米巴痢疾以血为主，血中带脓，呈暗红色稀果酱样；细菌性痢疾以黏液及脓为主，脓中带血。

（二）临床应用

1. 肠道感染性疾病

粪便检测是急慢性腹泻患者必做的实验室检测项目，如肠炎、细菌性痢疾、阿米巴痢疾、霍乱、假膜性肠炎、肠伤寒等。

2. 肠道寄生虫病

如蛔虫病、钩虫病、鞭虫病、蛲虫病、姜片虫病、绦虫病、血吸虫病等。

3. 消化道肿瘤过筛试验

粪便隐血持续阳性常提示为胃肠道的恶性肿瘤；间歇阳性提示为其他原因的消化道出血，可进一步作内镜检查或胃肠 X 射线钡餐（剂）摄片。粪便涂片找到癌细胞可确诊为结肠、直肠癌。

4. 黄疸的鉴别诊断

阻塞性黄疸，粪便为白陶土色，粪胆原定性试验阴性；溶血性黄疸，粪便深黄色，粪胆原定性试验阳性。

第四章 器械检查

◇ 知识框架

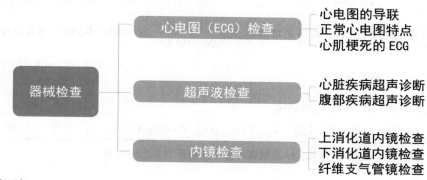

◇ 知识解读

第一节 心电图（ECG）检查

一、心电图的导联

常规 12 导联心电图包括 6 个肢体导联和 6 个胸导联。

（一）肢体导联

肢体导联包括以下几种。

（1）导联 I：正极置于左上肢，负极置于右上肢。

（2）导联 II：正极置于左下肢，负极置于右上肢。

（3）导联 III：正极置于左下肢，负极置于左上肢。

（4）加压单极右上肢导联（aVR）：正极置于右上肢，左上肢和左下肢共同联接负极。

（5）加压单极左上肢导联（aVL）：正极置于左上肢，右上肢和左下肢共同联接负极。

（6）加压单极左下肢导联（aVF）：正极置于左下肢，左上肢和右上肢共同联接负极。

（二）胸导联

胸导联包括以下几种。

（1）V_1：位于胸骨右缘第四肋间。

（2）V_2：位于胸骨左缘第四肋间。

（3）V_3：在 V_2 与 V_4 连线的中点。

（4）V_4：位于左锁骨中线与第五肋间相交处。

（5）V_5：在左腋前线与 V_4 同一水平相交处。

（6）V_6：在左腋中线与 V_4 同一水平相交处。

在某些特殊情况下，有时还须加做一些附加导联，如 V_7、V_8、V_{3R}、V_E 等。

二、正常心电图特点

正常心电图数据特点见表 6-4-1。

表 6-4-1　正常心电图的数据特点

波名	方向	时间	振幅
P	aVR 导向下	<0.12 s	肢导 <0.25 mV，胸导 <0.2 mV
QRS	aVR 导主波向下，V_1、V_2 导无 Q 波	<0.12 s（0.06 ~ 0.1 s）	6 个肢导 >0.5 mV，6 个胸导 >0.8 mV
T	aVR 导向下		Ⅰ、Ⅱ、aVR、V_4 ~ V_7 导 >1/10 R（同导联）
U*	与 T 波一致，V_3、V_4 导明显		
S-T	下移 <0.05 mV；上抬：V_1、V_2<0.3 mV，V_3<0.5 mV，V_5、V_6、肢导 <0.1 mV		

*U 波明显增高常见于血钾过低，U 波倒置可见于高血钾和心肌梗死等。

三、心肌梗死的 ECG

（一）心肌梗死的基本图形

心肌梗死时的心电图有 3 种基本图形的改变。

1. 缺血型改变

（1）心内膜下肌层缺血，面对缺血区的导联，T 波高而直立。

（2）心外膜下肌层缺血，面对缺血区的导联，T 波倒置。

2. 损伤型改变

表现为 ST 段的偏移：ST 段抬高或压低。

3. 坏死型改变（Q ≥ 0.04 s，振幅 ≥ 1/4 R）

出现异常 Q 波或 QS 波。

若三种改变同时存在，AMI 的诊断基本确立。

（二）心肌梗死 ECG 图形演变及分期

心肌梗死 ECG 图形演变及分期见表 6-4-2。

表 6-4-2　心肌梗死 ECG 图形演变及分期

分期	发生时间（梗死后）	ECG
超急性期	数分钟至数小时	T 波直立高耸；ST 段呈上斜型抬高
急性期	数小时至数天，持续至数周	ST 段弓背向上抬高，甚至呈单向曲线；R 波不易分辨；异常 Q 波、T 波倒置共存
亚急性期	数周至数月	ST 段逐渐降低基线；T 波倒置变浅；异常 Q 波继续存在
陈旧期	3 ~ 6 个月或更久	ST-T 段不再变化，仅存留异常 Q 波

第二节　超声波检查

超声诊断的生物效应主要有热效应、空化效应及声流。超声成像的基本原理是反射与散射。

目前的诊断超声分辨力为 1 ~ 2 mm。

一、心脏疾病超声诊断

（一）二尖瓣狭窄超声表现

1.二维超声心动图

（1）二尖瓣叶增厚、回声增强，尤其以瓣尖明显，严重时可发生结节状钙化。

（2）瓣际交界粘连融合，瓣口在舒张期呈鱼口状或不规则，瓣口面积缩小。

（3）二尖瓣叶舒张期运动异常，表现为二尖瓣开放受限。

（4）瓣下结构损害。

（5）左房增大，房间隔向右房移位。

（6）左房血栓。

（7）肺动脉及其分支内径增宽，右室增大。

2.M 型超声心动图

（1）二尖瓣尖可记录到前叶"城墙样"曲线，EF 斜率降低，EC 幅度减小。

（2）肺动脉高压肺动脉瓣后叶曲线"a"波消失，CD 段提前关闭，呈"W"或"V"形。

3.多普勒超声

（1）彩色多普勒：①二尖瓣口舒张期血流柱变窄，中央反色显示，周围多色镶嵌。显示瓣膜纤维化或钙化。②血流柱的形态和方向不一致。③心尖四腔常可见三尖瓣收缩期蓝色为主五彩镶嵌的反流束射入右房。

（2）频谱多普勒：可测量血流速度，确定血流方向、血流种类。

（3）连续多普勒：记录三尖瓣反流速度，可估测肺动脉收缩压。

（二）二尖瓣关闭不全超声表现

1.二维超声心动图

二尖瓣关闭不全合并二尖瓣狭窄时，可见瓣叶显著增厚、钙化，腱索、乳头肌粘连融合、甚至挛缩。二尖瓣脱垂时，显示二尖瓣前或后瓣膜收缩期脱入左心房。腱索断裂时，二尖瓣呈"连枷样"改变。严重的二尖瓣关闭不全可见二尖瓣前后叶在收缩期不能完全对合，两者之间有裂隙。

2.M 型超声心动图

二尖瓣脱垂时，可见 CD 段呈"吊床样"改变。心底波群可见左房增大。

M 型和二维超声心动图不能确定二尖瓣关闭不全。

3. 多普勒超声

（1）彩色多普勒：收缩期由二尖瓣口射入左房的蓝色为主五彩镶嵌的反流束，其方向分为中心型和偏心型。

（2）脉冲及连续多普勒：可记录到收缩期反流频谱曲线，呈负向单峰。

脉冲多普勒和彩色多普勒血流显像诊断二尖瓣关闭不全的敏感性达 100 %。

（三）主动脉瓣狭窄超声表现

1.二维超声心动图

左室长轴切面可见主动脉瓣增厚，回声增强，瓣口开放幅度减少。病变早期，室间隔与左室后壁向心性增厚。晚期，心底短轴切面可见主动脉三个瓣叶不同程度增厚、钙化和活动受限，收缩期瓣口开放面积减小，瓣口变形，舒张期瓣口关闭失去正常的"Y"字形态。二维超声心动图不能准确定量狭窄程度。

2. 多普勒超声心动图

（1）彩色多普勒：可见收缩期流经主动脉瓣口的多色镶嵌的花色血流束，其宽度可表明瓣口狭窄的程度，即血流束愈细，瓣口狭窄程度愈重。花色血流进入升主动脉后呈喷泉状增宽。

（2）脉冲及连续多普勒：能准确定量主动脉瓣的狭窄程度。

（四）主动脉瓣关闭不全超声表现

1. 二维超声心动图

左室长轴切面，可见主动脉瓣增厚、回声增强、舒张期不能完全闭合，左室增大，室壁活动幅度增强。心底短轴切面，显示主动脉三个瓣叶不同程度增厚、变形，舒张期不能完全闭合，可见不规则的缝隙。

2.M 型超声心动图

二尖瓣前叶或室间隔纤细扑动是主动脉瓣关闭不全的可靠诊断征象。主动脉瓣关闭时不能合拢，可见关闭线呈双线。左心室扩大，左心室壁收缩增强。

3. 多普勒超声心动图

（1）彩色多普勒：可清晰显示起自主动脉环流至左室流出道的舒张期彩色反流束。可根据反流束的宽度与左室流出道宽度的比值估测反流的程度。

（2）脉冲及连续多普勒：左心室流出道可见舒张期反流频谱，多持续全舒张期。

（五）心肌梗死超声表现

1. 二维超声心动图

（1）急性心肌梗死后超声心动图几乎立即出现节段性室壁运动异常，这是心肌梗死时超声心动图的典型表现。典型的运动异常为矛盾运动及室壁收缩期变薄，通常发生于较大面积的前间壁心梗。由于左旋支和后降支之间通常存在侧支循环，后壁、下壁心肌梗死常表现为运动减弱及无运动。

（2）急性心肌梗死早期（6 h 以内）心肌回声减弱，以后逐渐增强。

（3）右室梗死表现为右室游离壁矛盾运动，室间隔与左室同向运动。

（4）陈旧性心肌梗死时，超声心动图有如下表现。

1）心肌瘢痕形成：局部心肌回声明显增强，正常三层回声消失，舒张期厚度小于 7 mm 或比邻近近正常心肌薄 30 %，局部室壁可略有膨出。

2）局部运动幅度降低，甚至运动消失，收缩期增厚率下降或消失，但一般无矛盾运动及收缩期变薄。

3）陈旧性心肌梗死较轻者，可表现为局部室壁心肌内点状、条状强回声或心内膜强回声层，室壁运动减弱或正常。

4）陈旧性心肌梗死范围较大者，可有非梗死区运动增强。

2.M 型超声心动图

前间壁心梗局部室壁运动消失或矛盾运动，室壁变薄，收缩期无增厚或变薄。后下壁心梗可表现为搏幅及增厚率降低。

3. 彩色多普勒

（1）乳头肌功能不全时，检出二尖瓣反流。

（2）右室心肌梗死常出现三尖瓣反流。

（六）肥厚型心肌病超声表现

1. 二维超声心动图

（1）梗阻型：①室间隔明显肥厚是最主要的特征，呈非对称性肥厚。②室间隔异常增厚部分呈纺锤状向左室流出道凸出。③室间隔病变部位常呈强弱不均的颗粒或斑点状回声。④二尖瓣前叶收缩期向室间隔方向移动并与之互相接触。⑤乳头肌肥厚，位置前移。

（2）非梗阻型：室间隔明显增厚，呈均匀一致性肥厚或为心尖部肥厚，无左室流出道狭窄。

2. M 型超声心动图

（1）梗阻型

1）室间隔呈非对称性增厚。

2）二尖瓣前叶收缩期向前运动，表现为二尖瓣前叶收缩期在 CD 段上向室间隔呈弓形凸起。

3）左室流出道狭窄。

4）主动脉瓣收缩中期部分关闭。

5）左房内径有不同程度的增宽，排空指数降低。

6）心肌肥厚而左室腔缩小，使舒张功能障碍，顺应性降低，二尖瓣 EF 斜率降低，A 峰增高。

（2）非梗阻型

1）室间隔明显增厚，左室后壁厚度正常或稍增厚。

2）无 SAM 征，而二尖瓣 EF 斜率减慢。

3）无左室流出道狭窄。

3. 彩色多普勒超声

（1）梗阻型

1）左室流出道出现收缩期射流。

2）左房内可见到全收缩期反流束。

（2）非梗阻型：无血流峰速的增高，左室流出道不出现异常的收缩期射流束。

（七）扩张型心肌病超声表现

1. 二维超声心动图

（1）心脏各房室腔均扩大，左心型者以左心扩大为主，左房室明显扩大；右心型者则以右房室扩大明显；全心型者四个心腔皆明显扩大。

（2）各房室壁运动幅度普遍减低。

（3）二尖瓣前后叶开放幅度小，形成大心腔小瓣口的特征性改变。

（4）血流速度缓慢、淤滞，房室腔内可形成附壁血栓。

（5）心肌组织超声背向散射异常，平均背向散射积分均高于正常人，而周期性变异值低于正常人。

2. M 型超声心动图

（1）左右心室内径增大。

（2）室间隔、室壁运动幅度明显减低。

（3）二尖瓣开放幅度小，呈菱形"钻石"样改变。

（4）二尖瓣前叶与室间隔之间的距离明显增大。

3. 彩色多普勒超声

（1）各房室腔内血流速度减慢，显色暗淡。

（2）心房内出现彩色镶嵌的反流束。

4. 多普勒超声心动图

（1）房室内血流速度减慢。

（2）二尖瓣、三尖瓣口出现反流频谱。

（3）二尖瓣血流频谱表现为 E 峰高尖、A 峰低小。

（4）合并肺动脉高压者于右室流出道出现肺动脉瓣反流频谱。

二、腹部疾病超声诊断

（一）原发性肝癌二维声像图表现

（1）肝的外形：可发现直径 1 cm 左右的小肝癌。癌肿发展至某一阶段后，其外形变为葫芦状不规则。

（2）包膜或边界：癌与周围肝组织间存在纤维包膜，包膜具有侧壁"回声失落"效应。

（3）周围暗环：高回声型小肝癌其周围常可发现暗环围绕。

（4）后方回声：低回声型小肝癌其后壁包膜回声可稍增高，后方回声略增强。

（5）内部回声：通常可分成四大类。

1）低回声型：癌结节内部回声较周围肝组织低，可分成：均匀低回声型，回声完全一致；中心点状增强型；网状分隔型。

2）高回声型：癌结节内部回声较周围肝组织明显增高者。

3）低－高混合回声型：可分为单个结节内低－高混合回声型和多个结节呈现各不相同的高、低回声两类。

4）液－实混合型：指单一结节中出现的不同回声。

（二）胆囊结石超声表现

胆囊结石声像可归纳为典型和非典型两大类。

1. 典型表现

（1）胆囊腔内出现形态稳定的强回声光团。

（2）结石强回声后方伴条状无回声暗带，称声影。

（3）强回声光团随体位改变依重力方向移动。

2. 非典型表现

（1）充填型结石：胆囊轮廓的前壁呈弧形或半月形、中等或强回声带，其后方显示较宽声影，胆囊后半部和后壁轮廓完全不显示。

另一种声像表现为囊壁、结石、声影三合征，即增厚囊壁的弱回声带包绕着结石强回声，其后方伴有声影。

（2）胆囊颈部结石：表现为胆囊肿大或局部声影。

（3）泥沙样结石：表现为胆囊后壁线粗糙、稍厚、回声增强，声影往往不明显。

（4）胆囊壁内结石：胆囊壁一般显示增厚毛糙，其内可见单发或多发的数毫米长强回声团或强回声斑，其后方伴间隔相等、逐渐衰减的多次反射回声线段，形成"彗星尾征"。

（三）胰腺癌超声表现

1. 直接征象

（1）胰腺大小与形态：胰腺厚径增大，局部突起或膨隆。弥漫性胰腺癌表现为胰腺弥漫性肿大，形态失常。

（2）癌肿边缘与轮廓：癌肿边缘轮廓不规整，可呈伪足样或分叶状突起，与周围组织分界模糊。

（3）癌肿回声：胰腺癌多表现为不均匀的低回声，少部分呈强弱不等回声或高回声。

2.间接征象

（1）胆管系统扩张。

（2）主胰管扩张。

（3）胰腺周围血管受压移位。

（4）周围转移征象。

（四）肾结石超声表现

肾结石显示为强回声伴有后方声影。

（1）表面毛糙疏松的尿酸结石显示为圆形或椭圆形团状强回声，伴有后方声影。

（2）表面光滑的草酸钙结石，仅显示其表面一条强回声，伴后方声影。

（3）鹿角形结石显示为上、中、下几个弧形强回声伴有后方声影。

（4）肾结石伴肾积水者出现肾积水液性区。

（五）输尿管结石超声表现

二维声像图见患侧肾盂分离，输尿管扩张≥4 mm。自肾盂向下追踪扫查，可见输尿管内的结石强回声。呈椭圆形颗粒状伴有声影者，为典型的尿酸结石；草酸盐结石往往仅见到输尿管内弧形回声伴后方明显声影。

（六）膀胱结石超声表现

膀胱液区内见单个或多个强回声光团或弧形光带，呈卵圆形。结石后方有声影，直径 <3 mm 结石常无声影。结石随体位改变向重力方向移动。

膀胱缝线结石，表现为贴壁的强回声且无明显移动，呈"吊灯样"改变，形状不规则，常出现在膀胱前壁或三角区。

第三节　内镜检查

一、上消化道内镜检查

上消化道内镜检查包括食管、胃、十二指肠的检查，亦称胃镜检查。

（一）适应证

胃镜检查适应证比较广泛，一般包括如下几种情况。

（1）吞咽困难，胸骨后疼痛、烧灼，上腹部疼痛、不适、饱胀、食欲下降等上消化道症状原因不明者。

（2）上消化道出血原因不明者。

（3）X 射线钡餐检查不能确诊或不能解释的上消化道病变。

（4）需要随访观察的病变，如消化性溃疡、反流性食管炎等。

（5）药物治疗前后对比观察或手术后的随访。

（6）需进行内镜治疗的患者，如摘取异物、上消化道出血的止血。

（二）方法

胃镜检查包括检查前准备和检查方法要点。

1. 检查前准备

（1）检查前禁食 8 h。

（2）阅读胃镜申请单，简要询问病史，做必要的体检，了解检查的指征，有无危险性及禁忌证。取得患者的合作。

（3）检查胃镜及配件。

2. 检查方法要点

（1）患者取左侧卧，双腿屈曲，头垫低枕，使颈部松弛，松开领口及腰带。取下义齿。

（2）口边置弯盘，嘱患者咬紧牙垫，辅上消毒巾或毛巾。

（3）医生左手持胃镜操纵部，右手持先端约 20 cm 处，直视下将胃镜经咬口插入口腔，缓缓沿舌背、咽后壁插入食管。嘱患者深呼吸，配合吞咽动作。

（4）胃镜先端通过齿状线插入贲门后，至幽门前区时，进入十二指肠球部，调整胃镜深度，即可见十二指肠降段及乳头部。由此退镜，逐段观察。

（5）对有价值部位可摄像、活检、刷取细胞涂片及抽取胃液检查助诊。

（6）退出胃镜时尽量抽气，防止腹胀。被检查患者应于 2 h 后进温凉流质或半流质饮食。

（三）并发症

（1）一般并发症：可发生喉头痉挛、下颌关节脱臼、咽喉部感染、脓肿、腮腺肿大、食管贲门黏膜撕裂等。

（2）严重并发症：心搏骤停、心肌梗死、心绞痛等；食管、胃、肠穿孔；感染；低氧血症。

二、下消化道内镜检查

下消化道内镜检查包括结肠镜、小肠镜检查。结肠镜应用较多，可达回盲部甚至末端回肠。

（一）适应证

结肠镜检查时的适应证包括以下几种情况。

（1）不明原因的便血，大便习惯改变、腹痛、腹部包块、消瘦、贫血等征象，怀疑有结肠、直肠、末端回肠病变者。

（2）钡剂灌肠或乙状结肠镜检查有狭窄、溃疡、息肉、癌肿、憩室等病变，需进一步确诊者。

（3）转移性腺及 CEA、CA199 升高，需寻找原发病灶者。

（4）炎症性肠病的诊断与随访。

（5）结肠癌术前确诊，术后随访，息肉摘除术后随访。

（6）止血、息肉摘除，整复肠套叠、肠扭转，扩张肠狭窄及放置支架解除肠梗阻等治疗。

（二）禁忌证

结肠镜检时有如下禁忌证。

（1）肛门、直肠严重狭窄。

（2）急性重度结肠炎。

（3）急性弥漫性腹膜炎。

（4）妊娠妇女。

（5）严重心肺功能衰竭，精神失常及昏迷患者。

（三）方法

1. 检查前准备

（1）检查前 1 日进流质饮食，当晨禁食。

（2）检查前 3 h 肠道清洁。

（3）阅读结肠镜申请单，简要询问病史，做必要的体检，了解检查的指征，有无禁忌证，以及取得受检者配合。

（4）术前用药。

（5）检查结肠镜。

2.检查方法要点

（1）嘱患者穿上开洞的检查裤后取左侧卧位，双腿屈曲。

（2）术者先进行直肠指检，了解有无肿瘤、狭窄、痔疮、肛裂等。助手将肠镜前端涂上润滑剂后，再嘱患者张口呼吸，放松肛门括约肌，以右手食指按压镜头，使镜头滑入肛门，此后按术者指令缓缓进镜。

（3）遵照循腔进镜配合滑进，少量注气、适当钩拉、去弯取直、防袢、解袢等插镜原则，助手随时用沾有硅油的纱布润滑镜身，逐段缓慢插入肠镜。

（4）助手按检查要求以适当的手法按压腹部。

（5）到达回盲部的标志为内侧壁皱襞夹角处可见圆形、卵圆形漏斗状的阑尾开口，Y 字形的盲尖皱襞及鱼口样的回盲瓣，部分患者尚可见到鞭虫。在回盲瓣口调整结肠镜角度，插入或挤进回盲瓣。

（6）退镜时，操纵上下左右旋钮，可灵活旋转前端，环视肠壁，适量注气、抽气，逐段仔细观察，注意肠腔大小、肠壁及袋囊情况。

（7）对有价值部位可摄像、取活检及行细胞学等检查助诊。

（8）检查结束时，尽量抽气以减轻腹胀，嘱患者稍事休息，观察 15 ~ 30 min 再离去。

（9）做过息肉摘除、止血治疗者，应用抗生素治疗，半流质饮食和适当休息 3 ~ 4 天，以确保安全。

（四）并发症

（1）肠穿孔。

（2）肠出血。

（3）肠系膜裂伤。

（4）心脑血管意外。

（5）气体爆炸。

三、纤维支气管镜检查

（一）适应证

纤维支气管镜检查的适应证包括以下几点。

（1）不明原因咯血，需明确出血部位和咯血原因者，或原因和病变部位明确，但内科治疗无效或反复大咯血而又不能行急诊手术需局部止血治疗者。

（2）X 射线胸片示块影、肺不张、阻塞性肺炎、疑为肺癌者。

（3）X 射线胸片阴性，但痰细胞学阳性的"隐性肺癌"者。

（4）性质不明的弥漫性病变、孤立性结节或肿块，需钳取或针吸肺组织作病理切片或细胞学检查者。

（5）原因不明的肺不张或胸腔积液者。

（6）原因不明的喉返神经麻痹和膈神经麻痹者。

（7）不明原因的干咳或局限性喘鸣者。

（8）吸收缓慢或反复发作性肺炎。

（9）需要双套管吸取或刷取肺深部细支气管的分泌物作病原学培养，以避免口腔污染。

（10）用于治疗，如取支气管异物、肺化脓症吸痰及局部用药、手术后痰液潴留吸痰、肺癌局部瘤体的放疗和化疗等。

（二）禁忌证

纤维支气管镜检时的禁忌证包括以下几点。

（1）对麻醉药过敏者以及不能配合检查的受检者。

（2）有严重心肺功能不全、严重心律失常、频发心绞痛者。

（3）全身状况极度衰竭不能耐受检查者。

（4）凝血功能严重障碍以致无法控制的出血素质者。

（5）主动脉瘤有破裂危险者。

（6）新近有上呼吸道感染或高热、哮喘发作、大咯血者需待症状控制后再考虑进行纤维支气管镜检查。

（三）检查方法

1. 术前准备

术前受检查者禁食 4 h。术前半小时肌内注射阿托品 0.5 mg 和地西泮 10 mg。

2. 局部麻醉

常用 2 % 利多卡因溶液，可由镜管插入气管后滴入。

3. 术后处理

（1）术后观察半小时，向患者说明术后可能出现的反应，如鼻、咽、喉不适，活体组织检查后出现痰中带血等，一般无须处理。

（2）禁食 2 ~ 3 h。

（3）口服抗生素 2 ~ 3 天。

（4）肺活体组织检查术后立即做胸部透视，6 h 及 24 h 后再各做胸部透视 1 次，了解有无气胸。

（四）并发症

纤维支气管镜检时主要并发症有：出血、气胸、发热、喉痉挛、低氧血症、麻醉药反应等，偶见心搏骤停。

●●●●●跟踪训练

一、单项选择题

1. 当腹腔内有游离腹水出现移动性浊音时，游离腹水量至少应超过（　　）。

A. 100 mL　　　　　　　B. 200 mL　　　　　　　C. 500 mL　　　　　　　D. 1000 mL

E. 2000 mL

2. 剑突下钻顶样痛见于（　　）。

A. 急性胰腺炎　　　　　　　　　　　　B. 消化性溃疡

C. 肝癌　　　　　　　　　　　　　　　D. 胆道蛔虫病

E. 胃癌

3. 心包摩擦音通常在什么部位听诊最清楚？（　　）

A. 心尖部　　　　　　　　　　　　　　B. 心底部

C. 胸骨左缘第 3 ～ 4 肋间　　　　　　　　D. 胸骨右缘第 3 ～ 4 肋间

E. 左侧腋前线 3 ～ 4 肋间

4. 正常肺泡呼吸音的最明显听诊部位在（　　）。

A. 喉部　　　　　　　　　　　　　　　　B. 肩胛下部

C. 胸骨角附近　　　　　　　　　　　　　D. 右肺尖

E. 肩胛上部

5. 下列哪项心电图表现是确诊室性心动过速的最重要依据？（　　）

A. P 与 QRS 波无关　　　　　　　　　　　B. P–R 间期相等

C. R–R 间期相等　　　　　　　　　　　　D. 可见心室夺获波与室性融合波

E. 心室率在 100 ～ 250 次 /min

6. 在胸骨左缘第 3 ～ 4 肋间触及收缩期震颤，应考虑为（　　）。

A. 主动脉瓣关闭不全　　　　　　　　　　B. 室间隔缺损

C. 二尖瓣狭窄　　　　　　　　　　　　　D. 三尖瓣狭窄

E. 肺动脉瓣狭窄

二、多项选择题

1. 关于弛张热的概念，下列哪些不正确？（　　）

A. 体温常在 40 ℃ 以上　　　　　　　　　B. 24 小时内波动范围超过 2 ℃

C. 波动幅度可从正常到 40 ℃ 以上　　　　D. 常见于伤寒高热期

E. 最低体温仍然在正常水平以上

2. 脉压减小常见于（　　）。

A. 心包积液　　　　B. 严重贫血　　　　C. 高血压　　　　　　D. 主动脉瓣狭窄

E. 心力衰竭

3. 腹腔穿刺的禁忌证包括（　　）。

A. 肝昏迷前期　　　　　　　　　　　　　B. 卵巢囊肿

C. 粘连性结核性腹膜炎　　　　　　　　　D. 腹腔出血

E. 包虫病

4. 正常人尿中不可以出现的管型是（　　）。

A. 红细胞管型　　　　　　　　　　　　　B. 白细胞管型

C. 颗粒管型　　　　　　　　　　　　　　D. 透明管型

E. 蜡样管型

5. "三凹征"是指下列哪些部位在吸气时明显凹陷？（　　）

A. 胸骨上窝　　　　B. 锁骨上窝　　　　C. 腹上角　　　　　　D. 肋间隙

E. 肋脊角

参考答案及解析

一、单项选择题

1. D　【解析】腹腔内游离腹水量超过 1000 mL 时，才可能通过仔细的叩诊检查发现移动性浊音。

2. D　【解析】A 项疼痛性质为钝痛、绞痛或刀割样，部位常在上腹正中；B 项上腹部疼痛为烧灼痛或痉挛感；C 项常在右上腹部，呈胀痛或钝痛；D 项常为剑突下钻顶样痛；E 项疼痛可急可缓，偶有节律性溃疡样疼痛，最后逐渐加重而不能缓解。

3. C 【解析】心包摩擦音在心前区均可听到，但在胸骨左缘第 3 ~ 4 肋间、胸骨下部和剑突附近最清楚。其强度常受呼吸和体位的影响，深吸气、身体前倾或让患者取俯卧位，并将听诊器的胸件紧压胸壁时摩擦音增强。

4. B 【解析】正常肺泡呼吸音依听诊部位而论，以乳房下部与肩胛下部最强，腋窝下部次之，肺尖与近肺下缘区域较弱。

5. D 【解析】心室夺获波和室性融合波的存在是室性心动过速的重要证据。

6. B 【解析】胸骨左缘第 3 ~ 4 肋间的收缩期震颤，常见于室间隔缺损。

二、多项选择题

1. ACD 【解析】弛张热又称败血症热，是指体温常在 39 ℃以上，波动幅度大，24 h 内波动幅度达 2 ℃以上，最低体温仍超过正常水平。常见于败血症、风湿热、重症肺结核及化脓性炎症等。

2. ADE 【解析】脉压减小常见于低血压、心包疾病、主动脉瓣狭窄、心力衰竭等；B、C 常见于脉压增大。

3. ABCD 【解析】腹腔穿刺禁忌证：有肝昏迷前驱症状者；疑有粘连性结核性腹膜炎、卵巢巨大囊肿、包虫病等；严重肠胀气；躁动不能合作者；大量腹水伴有严重电解质紊乱者。

4. ABE 【解析】红细胞管型属病理性，表明血尿的来源在肾小管或肾小球，常见于急性肾小球肾炎、急性肾盂肾炎或急性肾功能衰竭；白细胞管型属病理性，是诊断肾盂肾炎及间质性肾炎的重要证据；蜡样管型见于慢性肾炎、肾功能衰竭、肾淀粉样病变等。上述 3 种管型均不见于正常人尿中。

5. ABD 【解析】"三凹征"表现为吸气时胸骨上窝、两侧锁骨上窝以及下部肋间隙均明显凹陷，此时亦可伴有干咳及高调吸气性喉鸣。常见于喉部、气管、大支气管的狭窄和阻塞。当伴随出现发绀、双肺湿啰音和心率加快时，提示左心衰竭。

第七部分　医学伦理学

第一章　绪　论

◇ 知识框架

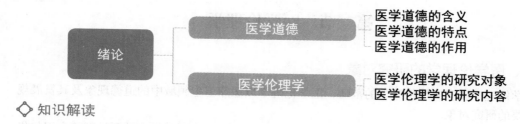

◇ 知识解读

第一节　医学道德

一、医学道德的含义

医学道德是职业道德的一种，简称为医德。是指医务人员在医疗卫生服务的职业活动中应具备的品德。一个医生除医学的知识和技能外，还应当有不求名利、不辞劳苦为患者服务的精神。

二、医学道德的特点

（一）医学道德的实践性与稳定性

医德产生于医疗卫生实践。长期的医疗卫生实践，在稳定的职业心理和职业习惯的基础上形成的医学道德，具有鲜明的实践性和很大的稳定性。

（二）医学道德的继承性与连续性

医学道德往往是世袭相传的，古代医学家治病救人、维护人的生命价值，以及后人不断积累补充医德准则，均成为后世医家的楷模。

（三）医学道德的全人类性

首先，医学是没有阶级性的；其次，生老病死乃是人的自然规律，各种致病因素不分国家和民族，预防疾病、增强体质，是人类共同的愿望；再次，医学道德的一些原则，往往是同医学科学、医疗实践密切相关的。

三、医学道德的作用

（一）维护作用

医德高尚、医术精湛、关心患者、爱岗敬业，有高度负责精神的医务人员，会起到人类健康"守护神"的作用。

（二）协调作用

医务人员通过医学原则和规范，调节医务人员之间、医患之间以及与社会之间的关系，发挥团队精神、尊重患者、爱护患者，协调各种关系，为战胜疾病、维护人类健康服务。

（三）约束作用

医务人员具备高尚医学道德的修养，能形成一种自觉的、自我约束的医学行为。

（四）促进作用

医学道德作为一种特殊意识形态，是医学实践的产物，可以能动地对医疗质量的提高、医院管理的改善、医学科学的发展，乃至整个社会的道德风尚和社会精神文明建设，起十分重要的促进作用。

第二节　医学伦理学

一、医学伦理学的研究对象

医学伦理学属于应用伦理学的范畴，医学伦理学以医疗卫生领域中的道德现象及其发展规律为主要的研究对象。

医学道德的意识是指医学道德的观念、思想和理论，医德原则和规范准则是医德意识的集中体现。医学道德的活动是指医学道德的行为、评价、教育、修养。医德意识和医德活动是相互依存、相互渗透、不可分割的。

二、医学伦理学的研究内容

1. 医学伦理学的基本理论

医学伦理学基本理论是医学伦理学得以构建的理论基石。现代医学伦理学基本理论主要有关于生命理念的生命神圣论、生命质量论、生命价值论；关于死亡理念的中西方死亡文化、科学死亡观、死亡教育；关于医德本位理念的医学人本论、医学后果论、医学公正论；关于医德关系理念的医者义务论、医者美德论、患者权利论等。

2. 医德规范

不仅要研究一般道德规范，还要研究医学不同学科及医学职业不同分工中的具体规范和要求。

3. 医德的基本实践

实现医学道德的基本实践，就是通过医德教育、医德培养、医德修养、医德评价等，使社会确定的医学道德在医务人员身上得以实现，形成医学美德。

4. 医学伦理难题与伦理分析

医德现实难题主要有两类，一是医学新知识、新技术研究应用与现有医德观念之间形成伦理冲突，二是新的医改举措及道德反思进入医德领域后与多年流行的职业行为模式之间形成伦理冲突。

伦理分析主要步骤包括识别伦理问题和确立分析论证方式。

第二章 医学伦理学的基本原则和规范

◇ 知识框架

```
                          ┌─ 医学伦理学的原则 ──── 医学伦理学的基本原则
                          │                      医学伦理学的具体原则
医学伦理学                 │
的基本原则 ───────────────┤
和规范                    │
                          └─ 医学伦理学的基本规范 ── 医学道德规范概述
                                                    医学道德规范的基本内容
```

◇ 知识解读

第一节 医学伦理学的原则

一、医学伦理学的基本原则

（一）医学伦理学基本原则的概念

医学伦理学基本原则是指反映某一医学发展阶段及特定社会背景之中的医学道德的基本精神，调节各种医学道德关系都须遵循的根本准则和最高要求。

（二）医学伦理学基本原则的内容

医学伦理学基本原则的主要内容是：防病治病，救死扶伤，实行医学人道主义，全心全意为人民健康服务。医务人员在防病治病、救死扶伤中要热爱医学科学，努力学习，刻苦钻研，在技术上精益求精，勇攀医学科学高峰，具有高度的责任心。

二、医学伦理学的具体原则

（一）尊重原则

尊重原则要求医务人员尊重患者及其做出的理性决定。

（1）尊重患者的生命：生命是人存在的基础，是人的根本利益所在。尊重人的生命及其生命价值是医学人道主义最根本的要求，也是医学道德的基本体现。

（2）尊重患者的人格尊严：把患者作为一个完整的人加以尊重。

（3）尊重患者的隐私：医生有义务为患者保守秘密，以免泄露信息给患者带来伤害。同时，医生也有义务在为患者实施检查、治疗时保护患者的身体不被他人随意观察。

（4）尊重患者的自主权：这是患者享有的一种重要权利，与其生命价值和人格尊严密切相关。

（二）不伤害原则

不伤害原则要求医务人员在诊治过程中，应尽量避免对患者造成生理上和心理上的伤害，更不能人为有意地制造伤害。

（三）有利原则

有利原则要求医务人员的诊治行为应该保护患者的利益、促进患者健康、增进其幸福。有利原则也称为行善原则。

有利原则要求医务人员应做到：首先考虑患者的利益，做对患者有益的事，将患者的利益放在首位；明确诊断、有效治疗，努力提高医疗业务能力；提供最优化服务，对利害得失全面权衡，选择受益最大、伤害最小的医学决策；坚持公益原则，将有利于患者同有利于社会健康公益有机地统一起来。

（四）公正原则

公正原则要求医务人员合理分配和实现人们的医疗和健康利益。公正原则包括形式公正原则和内容公正原则。

公正原则的伦理要求包括：公正地分配医疗卫生资源；在医疗态度上平等对待患者；公正地面对医患纠纷、医疗差错事故，坚持实事求是，站在公正的立场上。

第二节　医学伦理学的基本规范

一、医学道德规范概述

（一）医学道德规范的含义

医学道德规范是指依据一定的医学道德理论和原则而制定的，用以调整医疗工作中各种人际关系、评价医学行为善恶的准则。

（二）医学道德规范的形式

医学道德规范一般以强调医务人员的义务为主要内容，多采用简明扼要，易于记忆、理解和接受的"戒律""宣言""誓言""誓词""法典""守则"等形式，由国家和医疗行政管理部门颁行。

二、医学道德规范的基本内容

1.救死扶伤，忠于职守

救死扶伤是医务人员的最高宗旨，忠于职守是医务人员应有的敬业精神。救死扶伤、忠于职守是医务人员正确对待医学事业的基本准则，是医疗卫生事业和人民健康利益的根本要求。

2.钻研医术，精益求精

钻研医术、精益求精，是医务人员在学风方面必须遵循的伦理准则。这一规范要求医务人员发扬科学的求实精神、进取精神、创新精神，学好业务本领，做精业务工作。

3.平等交往、一视同仁

平等交往、一视同仁，是医务人员处理医患关系时必须遵守的准则之一，可简称为平等待患。

平等待患，是对患者的权利、尊严的普遍尊重和关心，体现的是人际交往中社会地位和人格尊严的平等。

4.举止端庄、语言文明

举止端庄、语言文明即文明待患，是医务人员必须遵守的底线伦理准则。

文明行为要求做到：态度和蔼可亲，举止稳重，动作轻盈、敏捷、潇洒、大方，遇到紧急情况沉着冷静、有条不紊，养成大医风范。另外，举止端庄还要讲究装束文明，医务人员在着装、服饰上应与职业相适应，即规范、整洁、朴素、大方。语言文明即要使用文明语言，医务人员要使用灵活适度的语言，以稳定患者的情绪，改善患者的心态，增加其抗病能力。

5.廉洁行医，遵纪守法

廉洁行医、遵纪守法是指医务人员必须清正廉洁、奉公守法。

6.诚实守信、保守医密

诚实守信是医务人员对待患者的一条重要的普遍要求。倡导和践行诚实守信准则，必须同弄虚作假、背信弃义、欺诈取巧的不良医风进行坚决的斗争。

保守医密，是一个古老的医学道德规范。一般要求做到两个方面：一是保守患者的秘密；二是对患者保守秘密，包括不良诊断、进展、预后及在给患者治疗过程中出现的一些问题。即使是严重的结局，从保护患者起见，在征得家属的同意后也应保密。但近年来国内外也有人主张应该告诉患者，但这应视患者的心理承受能力而定。

7.互尊互学、团结协作

互尊互学、团结协作，是正确处理医际关系的基本准则。这一准则要求医务人员共同维护患者利益和社会公益；彼此平等，互相尊重；彼此独立，互相支持和帮助；彼此信任，互相协作和监督；互相学习，共同提高和发挥优势。

第三章 医疗人际关系理论

◇ 知识框架

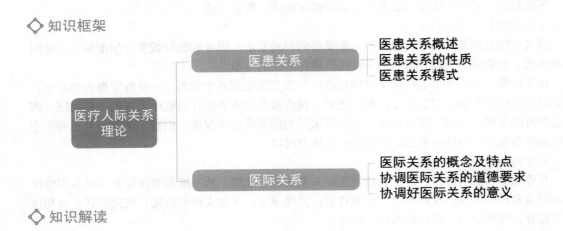

◇ 知识解读

第一节 医患关系

一、医患关系概述

医患关系有"狭义"和"广义"两种情形，狭义的医患关系特指医师与患者之间的关系。广义的医患关系是指以医师为中心的群体与以患者为中心的群体在诊治或缓解患者疾病过程中所建立的关系。

二、医患关系的性质

医患关系是以诚信为基础的，并且具有医疗契约性质的信托关系。

三、医患关系模式

1. 主动－被动模式

这种模式中，医患双方不是双向作用，而是医生对患者单向发生作用。医生处于主动地位，患者处于被动地位。

2. 指导－合作模式

这种模式中，患者被看作有意识、有思想的人。医生指导患者，患者主动述说病情和诊治情况，配合医生检查和治疗。医者仍具有权威性，仍居于主导地位。

3. 共同参与模式

医患双方共同参与医疗方案的讨论、制订与分享。

第二节　医际关系

一、医际关系的概念及特点

医际关系分为广义和狭义两种。从广义上说，医际关系包括医疗单位与医疗单位之间、医务人员与医务人员之间、医务人员与医疗单位之间、医疗单位与卫生行政主管部门之间等因素之间的关系。从狭义上说，主要是指医务人员与医务人员之间的关系。

医际关系的特点包括：主导性与平等性的统一、协作性与竞争性的统一、差异性与同一性的统一。

二、协调医际关系的道德要求

1. 医师之间关系的道德要求

（1）尊重同道，彼此信任。

（2）取长补短，互相学习。

（3）精诚合作，互谅互让。

（4）求同存异，公平竞争。

2. 医师与护士之间关系的道德要求

（1）相互支持，合作互补。

（2）主动协作，互相监督。

3. 医师与医（药）技术人员之间关系的道德要求

（1）正确评价，相互尊重。

（2）互相支持，共同提高。

（3）彼此监督，技术适宜。

三、协调好医际关系的意义

（1）协调好医际关系是当代医学发展的客观需要。

（2）有利于医疗卫生保健机构整体效应的发挥。

（3）有利于医务人员的成长。

（4）有利于和谐医患关系的构建。

第四章 医患关系的伦理道德

◆ 知识框架

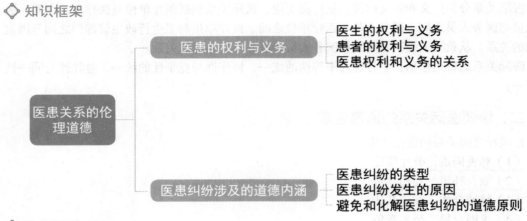

◆ 知识解读

第一节 医患的权利与义务

医患的权利与义务是医学伦理学的基本范畴，也是医患关系中的关键问题。明确医患的权利与义务及其相互的关系，对于建立正常的医患关系、促进医疗工作开展有着重要的意义。

一、医生的权利与义务

（一）医生的权利

1. 诊治患者的疾病权

诊治患者的疾病权是法律所赋予的，是医生最基本的权利之一。这一权利获得的基本条件是：必须经过正规的学习和训练，通过国家有关部门考核认定合格后才能获得。医生的诊治权必须受到保护，这是医学职业所决定的。

2. 宣告患者的死亡权

医生必须按照中国认定的死亡标准作出死亡判断。

3. 对患者的隔离权

为了保护社会人群的健康利益和维护社会的稳定，医生有权对某些传染病患者和发作期的精神病患者等实行隔离治疗。

4. 医生的干涉权

医生的干涉权是指在特定的情况下，限制患者自主权利以达到对患者应尽责任的目的，一般又称为医生的特殊权。

（二）医生对患者的义务

1. 承担诊治的义务

这是医疗职业特点所决定的，医生所做的一切必须以患者的利益和健康为前提。

2. 解除痛苦的义务

患者的痛苦包括躯体性和精神性的。医生要用药物、手术等医疗手段努力控制患者躯体上的痛苦，还要以同情心理解和体贴患者，做好心理疏导，解除患者心理上的痛苦。

3. 解释、说明的义务

医生有义务向患者说明病情、诊断、治疗、预后等有关医疗情况，特别是在诊断措施存在或可能给患者带来不利的影响时，医生更应向患者进行充分解释与说明。

4. 医疗保密的义务

医疗保密工作一般包括两个方面：一是为患者保守秘密，如患者的隐私等；二是对患者保密，如孕妇进行 B 超检查，不能透露胎儿的性别（这是我国现行政策规定的）等。

（三）医生对社会的义务

医务人员对患者尽义务的同时，又必须对社会尽义务。

（1）面向社会的预防保健义务。

（2）提高人类生命质量的义务。

（3）参加社会现场急救的义务。

（4）发展医学科学事业的义务。

一般来说，医生对患者和社会的义务是统一的。

二、患者的权利与义务

（一）患者权利

患者权利一般是指患者在患病期间应有的权利和必须保障的利益。它的实现受医务人员的道德水平、医疗卫生和医学科学发展水平等诸多客观条件的制约。凡是脱离和超出社会现实的患者权利，是不可能得以普遍实现的。

（二）患者权利的基本内容

根据我国的国情，患者应享有以下的权利。

1. 基本医疗权

解除疾病痛苦、维护健康是人类基本权利之一。

（1）任何患者都有权享有必要的、合理的、最基本的诊治护理，以保障自身健康。

（2）人类生存的权利是平等的，因而医疗保健享有权也是平等的，医者对待患者应该一视同仁。

2. 疾病认知权

患者除意识不清或昏迷状态外，医务人员应在不损害患者健康利益和不影响治疗开展的前提下，尽可能提供有关疾病的信息。

3. 知情同意权

知情同意权是指患者对自己疾病的病因、诊断方法、治疗原则以及可能的预后等有知情的权利。

医疗过程中，患者有权要求治疗，也有权拒绝一些治疗手段和各种类型的医学试验，不管是否有益于患者。

4. 保护隐私权

患者有权维护自己的隐私不受侵害，在接受治疗过程以后，有权要求医务人员为之保密。

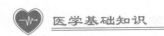
5. 监督医疗权

患者在医疗实践中享有平等的基本医疗权和维护这一权力的实现。

6. 免除一定的社会责任权

患者在获得医疗机构的证明书后，有权依据病情的性质、程度和对功能的影响情况，暂时或长期、主动或被动地免除相应的社会义务，免除或减轻一定的社会责任，有权获得休息和享受有关的福利。

7. 要求赔偿权

因医务人员违反规章制度、诊疗护理操作常规等构成失职行为或技术过失，直接造成患者死亡、残疾或组织器官损伤导致功能障碍等严重不良后果，认定为医疗事故的，患者及其家属有权提出经济补偿及精神赔偿的要求，并追究有关人员的责任。

（三）患者的义务

患者在享有上述权力的同时，必须履行一定的义务。

1. 保持和恢复健康的义务

患者要积极治疗，更要防患于未然，建立科学的生活方式，养成良好的生活习惯，注意锻炼身体，增强抗病能力，这是包括患者在内的全体公民的义务和责任。

2. 积极配合诊疗的义务

患者必须自觉遵守医疗卫生机构各项规章制度，同时，要积极配合医务人员的诊治，积极发挥主观能动作用，尊重医务人员的劳动，尊重医务人员的人格。

3. 承担医药费用的义务

每个社会公民在患病时都有义务承担一定的医药费用，以支持医疗卫生工作的开展。

4. 支持医学科学研究的义务

医务人员常需要对一些疑难疾病进行研究，以寻找预防、治疗的有效途径；还有一些疑难杂症患者死前未能明确诊断，需要死后进行尸体解剖才能明确诊断；此外新药物的使用、新疗法的推广，都需要得到患者的配合。患者有义务给予支持并参与，但患者必须知情并同意，必要时应签署"知情同意"文书。

三、医患权利和义务的关系

医患权利与义务是对立的统一，是相辅相成的关系。

（1）医患权利与义务是统一的。

（2）医生权利与患者的义务基本是一致的。

（3）医生义务与患者权利也是基本一致的，患者的基本权利就是医生的义务。

第二节　医患纠纷涉及的道德内涵

医患纠纷是指医疗单位（包括卫生行政部门）与患者在诊疗、护理、康复等过程中，由于某些原因造成了互相冲突或发生了不良后果及对不良后果的原因认识不一致而导致的争议。

一、医患纠纷的类型

由于医学科学的特殊性，医患关系不仅体现在技术方面，还包括非技术方面，就是在服务态度和医疗作风等方面，同样也能引发医患纠纷。一般将医患纠纷分成医疗过失纠纷和非医疗过失纠纷。

（一）医疗过失纠纷

医务人员肩负着救死扶伤的崇高使命，在任何时候，任何场合下都应忠于职守，以极端负责的态度去履行自己神圣的职责，这是医学职业所决定的。医疗过失如果是人为因素造成的，应属于渎职行为。

（二）非医疗过失纠纷

非医疗过失纠纷大多由于医疗服务质量、服务态度等问题所致，一般虽不构成医疗事故，但是反映了医院的服务质量和医务人员的道德素养。

二、医患纠纷发生的原因

医患纠纷发生的原因概括为以下两个方面。

（一）医疗部门自身的缺陷

（1）医院管理的缺陷。

（2）医务人员技术水平发挥的缺陷。

（3）个别医务人员行为的缺陷。

（二）患者就医行为的缺陷

患者和家庭不理解医学的特殊性，或仅凭对医学的一知半解或道听途说，干涉医疗行为，并将责任推向医务人员，以致引起医患纠纷。

三、避免和化解医患纠纷的道德原则

（1）加强医院管理，完善规章制度。

（2）爱岗敬业，重视职业道德的教育和修养。

（3）尊重患者生命，遵守知情同意的行医行为。

（4）加强团结协作，形成良好的医际关系。

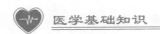

第五章　预防医学工作中的伦理道德

◇ 知识框架

```
                          ┌─ 预防医学工作者的 ─── 预防医学工作者的道德责任
                          │   道德责任和准则      预防医学工作者的道德准则
  预防医学工作           │
  中的伦理道德 ─────────┤
                          │                      基层卫生工作的特点与道德责任
                          └─ 基层卫生工作中的 ── 实现人人健康，落实初级卫生保健的道德责任
                              道德要求            基层卫生工作人员的行为规范
```

◇ 知识解读

第一节　预防医学工作者的道德责任和准则

一、预防医学工作者的道德责任

预防医学工作者有别于临床医学工作者的道德责任，归纳起来主要有四个方面。

（一）宣传大卫生观，贯彻预防为主的道德责任

宣传和普及大卫生观念，是预防医学工作者一项最基本的道德要求。大卫生观要求卫生工作与社会发展相同步；国家机构与社会各系统，都应把全社会人员的健康与幸福作为共同的奋斗目标。

（二）加强健康教育，树立健康生活方式和习惯的道德责任

预防医学和临床医学一样，以提高社会人群健康水平为目标。在促进健康水平提高的过程中，健康教育是最有效、最经济的途径。

健康教育是指通过有计划、有组织、有系统的教育活动，促使人们自愿地采用有利于健康的行为，消除或降低危险因素，降低发病率、伤残率和死亡率，提高生活质量，并对教育效果作出评价。其目的是帮助人们理智地建立和选择健康的生活方式。

（三）重视维护公共卫生，推动社会发展与进步的道德责任

普及与维护公共卫生，主要是治理各种工业和生活的污染，净化和美化人类的自然生存环境。

预防医学工作者要责无旁贷地担负起环境污染对人体健康损害的监测。编制和修订卫生标准，动员和配合其他部门及人民群众做好经常性的公共卫生普及工作，并实施卫生监督，同时，还应进行环境污染与致畸、致癌、致突变的关系，以及对可能导致公害病的因素等重大课题的研究，为社会文明与进步做出贡献。

（四）搞好防疫与食品卫生，控制人群疾病发生的道德责任

防疫与食品卫生是预防医学控制疾病发生的两大关口，尽职尽责地做好这两个方面工作是预防工作者的道德责任。

（1）防疫的内容包括各种检疫和对传染病、地方病、流行病的调查与实施隔离，以及对健康人群进行免疫接种等工作。

（2）预防医学工作者，特别是直接从事食品卫生监督管理的人员，必须切实发挥好对食品卫生的业务监督和道德监督作用。

二、预防医学工作者的道德准则

预防医学工作者包括卫生防疫人员和卫生执法人员，既承担疾病防治和公共卫生的任务，又承担着政府公共卫生监督执法的职能。预防医学工作者除要遵守与医学工作者共同的道德准则外，更要遵守自身工作性质所要求的特殊的道德准则。

（一）敬业爱岗，忘我献身

预防医学工作者要热爱自己从事的专业，要把这个专业当作自己为之终身奉献的事业，全心全意为人民的健康服务。

对于预防医学工作者而言，敬业爱岗、献身预防，不仅是职业道德的要求，而且是一种崇高的职业精神境界。

（二）晓之以理，尊重群众

开展深入广泛的卫生宣传教育，是预防工作的重要内容。预防工作具有一定的超前性，且服务对象多是健康人群，故要求预防医学工作者本着对人民健康高度负责的精神，主动热情地深入城乡基层，以诚恳耐心的态度，晓之以利害，教之以方法，取得群众的合作与支持，形成政府领导、全民参与、预防卫生工作者指导的防病治病的社会基础。

（三）实事求是，科学严谨

预防医学工作直接关系到人的健康和生命，必须用科学的态度认真地对待，来不得半点的虚假和敷衍。

（四）奉献实干，不图名利

预防医学工作者要有不为名、不为利的博大胸怀，要有甘于奉献、埋头实干的精神。

（五）言传身教，为人表率

预防医学工作是一种卫生示范活动，即通过一系列的示范手段（宣传、教育、具体操作、树立样板等），让人们懂得怎样做才是卫生的，才是对健康有益的，不断提高群众自我保健和防病能力。

（六）清正廉洁，秉公执法

预防医学工作者往往是以执法者的面貌出现的，因此执法必须严明，严格照章办事，刚正不阿，这样才能保证工作顺利进行和取得应有成效。秉公执法的前提是自己必须清正廉洁。

第二节　基层卫生工作中的道德要求

一、基层卫生工作的特点与道德责任

基层卫生工作主要包括城镇社区、农村卫生工作，其人员包括社区卫生医务人员、全科医生、乡村医生等。基层卫生工作是我国实现初级卫生保健的主要基础。

初级卫生保健至少应涵盖以下八方面的基本内容。

（1）对重要的卫生保健问题（含其揭示、防止和解决方法等）进行宣传教育。

（2）促进食品的合理营养，保障安全用水的供应，并采取基本的公共卫生措施。

（3）开展包括计划生育在内的妇幼保健工作。

（4）对主要的传染病开展预防接种。

（5）预防和治疗地方病。

（6）治疗常见病和外伤。

（7）保护精神健康。

（8）保障基本药物。

二、实现人人健康，落实初级卫生保健的道德责任

落实初级卫生保健以最终实现人人健康为目的，政府和预防医务工作者都有责任，而政府的责任更重大。政府的道德责任集中体现为以下几个方面。

（1）加强健康教育：健康是衡量社会经济发展的重要价值尺度。

（2）创造和提供有利于公众健康的生存环境是健康道德的责任。

（3）公正、合理地分配卫生资源是健康道德的义务。

三、基层卫生工作人员的行为规范

基层卫生保健人员是实现政府道德责任与公众健康利益的桥梁，其行为不仅要遵循预防医学工作者的道德准则，还要根据其特殊的工作职责从以下八方面进行规范。

（1）尊重患者人格，开展人性化服务。

（2）不辞辛苦，为患者提供连续性服务。

（3）言传身教，科学地做好卫生宣教工作。

（4）以身作则，认真落实各项公共卫生措施。

（5）分工协作，认真履行自己的职责。

（6）勤俭节约，不浪费卫生资源，提供可及性服务。

（7）树立新的卫生管理道德理念，完善为基层群众服务的三级医疗预防体系。

（8）把维护基层人群的健康权益放在首位的道德观。

第六章 临床诊治工作中的伦理道德

◇ 知识框架

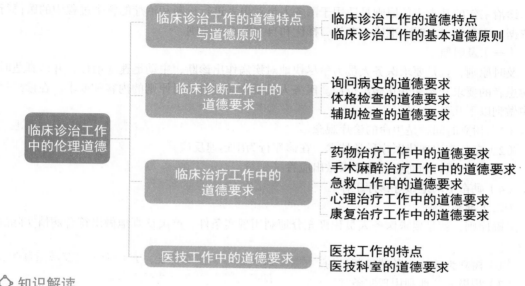

◇ 知识解读

第一节 临床诊治工作的道德特点与道德原则

临床诊治工作中的道德,是指临床诊疗工作中协调患者与医务人员、患者与医院各级各类人员、患者与社会、患者与家庭关系的行为规范的总和。它是医学伦理学的一般原则和规范在临床医疗实践中的具体运用,是医务人员职业道德水准的集中表现。

一、临床诊治工作的道德特点

（一）既要关注疾病,又要重视患者

现代医学模式要求医务人员在诊治疾病时应以患者为中心,既关注疾病又重视患者的整体。医务人员必须更新知识,培养与人沟通、交际的能力等,不断加强医德修养,适应现代医学模式的要求。

（二）既要发挥医务人员的主导性,又要调动患者的主体性

在诊治疾病的过程中,医务人员处于主导地位,患者是服务的主体,只有两者密切配合才能取得良好的诊治效果。

（三）既要维护患者的利益,又要兼顾社会公益

（1）要尊重患者的知情同意和知情选择权利,并在科学和条件允许的范围内尽力保证患者自主性的实现。

（2）要坚持一视同仁地对待各种患者。

（3）发现有损害患者利益的现象要敢于抵制、批评，随时保护患者的生命和健康。

（四）既要开展躯体疾病服务，又要开展心理和社会服务

在疾病的诊断过程中，既要注意生物因素的作用，也不能忽视心理、社会因素对疾病的影响；既要做出躯体疾病的诊断，又要注意心理、社会的诊断。

二、临床诊治工作的基本道德原则

诊治工作的基本道德原则是适用于医务人员对患者进行诊断和治疗的整个过程中的医德行为依据。它包括：及时、准确、有效、择优和自主等五项原则。

（一）及时原则

及时原则，就是要求医务人员力争尽快地对疾病作出诊断，主动迅速地治疗，并认真适时地对患者的要求和疾病变化做出反应。医务人员要全面理解及时原则的内容和要求。在诊疗过程中做到以下几点。

（1）树立时间就是生命的诊疗观念。

（2）充分应用现代医疗科学技术，在诊疗行为中迅速反应。

（3）认真适时地对患者的要求做出应答。

（4）勤奋主动地做好诊疗工作。

（二）准确原则

准确原则，就是要求医务人员积极充分地利用现实条件，严肃认真地做出符合病情实际的判断。

（1）树立为治疗服务的诊断目的。

（2）积极充分地利用现实条件。

（3）严肃认真地作出判断。

医务人员只有正确地理解和贯彻准确原则，才能保证医务人员的治疗活动具有积极的意义，才能保证对患者实施正确有效的治疗措施，真正体现医务人员严谨科学的工作作风。

（三）有效原则

有效原则就是要求医务人员采用熟识并掌握的科学手段，认真实施对疾病具有稳定、缓解、转归效果的治疗。有效原则要求医务人员做到以下几个方面。

（1）学习和掌握科学的诊疗手段。

（2）认真实施有效治疗。

（3）实事求是地判断治疗效果。

医务人员在履行自身职责的过程中，采用何种手段，以何态度去运用这些手段的问题，应在有效原则中得到体现。

（四）择优原则

择优原则就是要求医务人员认真仔细地选择使患者受益与代价比例适当的诊疗措施。医务人员要在诊疗工作中贯彻择优原则，需要做到以下两个方面。

（1）选择适当诊治目标。

（2）降低患者所付出的代价。

择优原则反映出医务人员对患者周到服务、全面负责的高尚品质，是最大限度维护患者利益的有效保证。

（五）自主原则

自主原则，就是患者在诊疗过程中，有询问病情、接受或拒绝或选择诊疗方案的自主权。医务人员应该尊重患者的自主权，做到以下几个方面。

（1）为患者的自主选择提供充分条件。

（2）正确对待患者的拒绝。

（3）拒绝患者的不合理要求。

尊重和维护患者的自主选择，不仅在道德上，而且在法律上都有重要意义。医务人员应该切记：只有患者才有权决定是否建立治疗与被治疗的关系；也只有患者才可以随时随地、合法地终止这种关系。

第二节　临床诊断工作中的道德要求

疾病诊断的道德要求，贯穿于询问病史、体格检查和各个环节之中。

一、询问病史的道德要求

在询问病史过程中，医生应遵循以下道德要求。

1. 举止端庄、态度热情

医生的举止端庄、态度热情，可以使患者对医生产生信赖感和亲切感，能使患者的就诊紧张心理得以缓解，有利于倾诉病情、告知与疾病有关的隐私，从而获得全面、可靠的病史资料。

2. 全神贯注、语言得当

在询问病史时，医生的精神集中而镇静，语言通俗、贴切而礼貌，能使患者增强信心和感到温暖，从而有利于准确地掌握病情。

3. 耐心倾听、正确引导

医生不要轻易打断患者的陈述或显得不耐烦，要耐心倾听，并随时点头以示领悟。可以引导患者转到疾病的陈述上来，或抓住患者的关键问题询问清楚，避免机械地听记。医生要避免有意识的暗示或诱导患者提供希望出现的资料，主观片面地引导可使问诊走向歧途，造成误诊或漏诊。

二、体格检查的道德要求

体格检查是医生运用自己的感官和简便的诊断工具对患者的身体状况进行检查的方法。中医体格检查包括望诊、问诊、闻诊、切诊，而西医包括视诊、触诊、叩诊、听诊。在体格检查中，医生应遵循以下道德要求。

1. 全面系统、认真细致

医生在体格检查过程中，要按照一定的顺序检查而不遗漏部位和内容，不放过任何疑点，尤其是重点部位。

2. 关心体贴、减少痛苦

医生在体格检查过程中，对痛苦较大的患者要边检查边安慰。同时，检查动作要敏捷、手法要轻柔，敏感部位要用语言转移患者的注意力。

3. 尊重患者、心正无私

医生在体格检查时，思想集中，根据专业的界限依次暴露和检查所需的部位。医生在检查

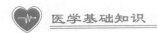

异性、畸形患者时态度要庄重，男医生在检查女性患者时要有护士在场。

三、辅助检查的道德要求

辅助检查包括实验室检查和特殊检查，它是借助于化学试剂、仪器设备及生物技术等对疾病进行检查和辅助诊断的方法。在辅助检查中，临床医生应遵循以下道德要求。

1. 从诊治需要出发、目的纯正

根据患者的诊治需要、患者的耐受性等综合考虑确定检查项目。

2. 知情同意、尽职尽责

医生确定了辅助检查的项目以后，一定要向患者或家属讲清楚检查的目的和意义，让其理解并表示同意后再行检查。

3. 综合分析、切忌片面

为了避免局限性，必须将辅助检查的结果同病史、体格检查的资料一起进行综合分析，才能做出正确的诊断。

4. 密切联系、加强协作

密切联系、加强协作在临床诊治工作中是很重要的，它是临床医生与医技人员共同遵守的医德要求。

第三节 临床治疗工作中的道德要求

医务人员应忠实地遵守治疗中的道德要求，不断努力提高自己的治疗技术水平，以便使各项治疗措施取得最佳效果。

一、药物治疗工作中的道德要求

药物是医务人员促进和维护人类健康的有力工具，它不仅能控制疾病的发生和发展，而且也能提高人体抵御疾病的能力。临床医生在药物治疗中应该遵守以下道德要求。

1. 对症下药、剂量安全

医生必须首先明确疾病的诊断和药物的性能、适应证和禁忌证，然后选择治本或标本兼治的药物，也可以暂时应用治标药物，以减轻病痛和避免并发症。

2. 合理配伍、细致观察

要达到合理配伍，首先要掌握药物的配伍禁忌，其次要限制药味数。

在用药过程中，不管是联合或单独用药，都应细致观察，了解药物的疗效和毒副作用，并随着病情的变化调整药物种类、剂量，以取得较好的治疗效果和防止药源性疾病的发生。

3. 节约费用、公正分配

在用药物治疗时，医生应在确保疗效的前提下尽量节约患者的费用。

4. 严守法规、接受监督

医生在用药治疗中，要执行我国《中华人民共和国医师法》第二十八条规定："医师应当使用经依法批准或者备案的药品、消毒药剂、医疗器械，采用合法、合规、科学的诊疗方法。"在用药过程中，应随时接受护士、药剂人员和患者的监督。

二、手术麻醉治疗工作中的道德要求

（一）手术与麻醉的特点

1. 损伤的必然性

任何手术都不可避免地给患者带来一定程度的损伤和破坏，手术损伤的程度一方面取决于疾病的性质、患者的身体状况；另一方面取决于医务人员的技术水平、道德素养、责任心和手术条件等多种因素。

2. 技术的复杂性

麻醉与手术的技术性强，复杂程度高，麻醉医生与手术者，以及手术者之间都要求密切合作。

3. 过程的风险性

由于病情的多变、患者个体的差异，以及医学上还存在的许多未知因素，任何手术都具有一定的风险。

4. 患者的被动性及术前的焦虑心理

由于患者本身的经验和知识所限，尤其是手术过程中麻醉或局部麻醉的作用，手术患者对医务人员的行为是无法做出正确判断和评价的。他们可能处在非意识状态，很难积极配合手术，也可能会因害怕、担忧而产生焦虑反应。

（二）术前准备的医德要求

1. 严格掌握指征，手术动机正确

医务人员在选择某一治疗方案时，必须严格掌握手术指征，且衡量患者的耐受性及预后情况。

2. 要让患者知情同意

确定采用手术治疗时，必须得到患者及其家属的真正理解和同意。

3. 要认真制订手术方案

根据疾病性质、患者具体情况制订一个安全可靠的手术方案，要充分考虑麻醉和手术中可能发生的意外，并制订出相应的对策。

4. 帮助患者做好术前准备

在手术前，医务人员要积极帮助患者在心理上、躯体上做好手术前的准备。

（三）术中的医德要求

1. 严密观察，处理得当

在手术中，麻醉医生要为手术患者提供无痛、安全、良好的手术（麻醉）条件，以配合手术医生完成手术治疗；还应运用自己所掌握的监测、复苏知识和技术，对患者进行认真观察。

2. 认真操作，一丝不苟

在手术中，医务人员要以严肃认真、一丝不苟和对患者生命负责的态度进行手术。

3. 互相支持，团结协作

手术治疗的整个过程都需要医务人员相互之间的密切配合和协作。

（四）术后的医德要求

1. 严密观察病情

医生、护士共同以认真负责的态度，严密观察患者病情的变化，遇到异常，及时处理，及时记录，尽可能减少或消除术后可能发生的意外，以防止出现各种不良后果。

医学基础知识

2.努力解除患者的不适

患者在术后常常会出现疼痛和其他不适，医务人员应抱着对患者负责的态度，满腔热忱尽力加以解除。

（五）手术治疗的特殊道德问题

（1）患者丧失自主选择能力时，医务人员可以不考虑他的拒绝，通过征得家属（监护人）的同意而进行手术。

（2）对于具有自主选择能力的患者，如果拒绝手术治疗，则应视具体情况而定。

三、急救工作中的道德要求

我国《中华人民共和国医师法》第二十七条规定："对需要紧急救治的患者，医师应当采取紧急措施进行诊治，不得拒绝急救处置。"对急危重患者能不能做到及时、准确、有效地抢救，关系到患者的生命安危，也是医院管理水平、医德医风状况和医疗质量优劣的重要标志。

（一）抢救急危重患者工作的特殊性

急危重患者的病情可以概括为"重、危、急、险"四个特点。抢救急危重患者工作的特殊性包括以下几点。

1.病情变化急骤，带有突发性

医务人员必须24小时处于戒备状态，随时做好准备，以便患者就诊时，均能给予积极救治。

2.病情严重，救治难度大

患者一方面急需抢救治疗，另一方面又不能很好地配合抢救工作和监督本人医疗权利的实现，从而给救治工作带来难度，也对医务人员的道德素质提出了很高的要求。

3.病情复杂，工作量较大

急危重患者抢救的工作量较大，花费时间也较多，要求医务人员要具有临危不乱、吃苦耐劳、连续作战的精神。

4.生命所系，责任重大

对于医务人员来说，抢救工作负有非常重大的道德和法律责任，同时也是衡量医务人员道德水平、技术水平和管理水平的重要标志。

（二）急危重患者抢救工作中的道德要求

1.要争分夺秒、积极抢救患者

急危重患者病情紧急、变化迅速，抢救工作是否及时，往往是成功与否的关键。

2.要勇担风险、团结协作

急危重患者的病情往往比较复杂、疑难，抢救工作常有风险和需要多科室协作。

3.要满腔热忱、重视心理治疗

要求医务人员有深切的同情感，理解、体谅患者的痛苦，以自己的辛勤劳动给患者耐心、热情、周到的医护服务和生活照料，同时，在服务和抢救中给患者以安慰和鼓励，使患者从中获得希望和信心，以消除不良的心理状态和念头。

4.要全面考虑、维护社会公益

医务人员应从维护社会公益的责任感出发，及时调整抢救方案，更合理性地使用医疗资源。

5.要加强业务学习、提高抢救成功率

医务人员必须对医学的理论和技术有强烈的求知欲望和刻苦钻研精神，以高尚的医德和高超的医术为患者服务。

四、心理治疗工作中的道德要求

医务人员进行心理治疗工作中应遵循以下道德要求。

1. 要掌握和运用心理治疗的知识、技巧去开导患者

只有掌握了心理治疗的知识，才能在与患者的交谈中了解心理疾病的发生、发展机制，从而做出正确的诊断。

2. 要有同情、帮助患者的诚意

医务人员要有深厚的同情心，理解患者的痛苦，帮助患者找出症结所在，并通过耐心地解释、支持和鼓励，从而达到帮助患者治疗的目的。

3. 要以健康、稳定的心理状态去影响和帮助患者

在心理治疗中，医务人员自身的基本观点、态度必须健康、正确，有愉快、稳定的情绪，才能影响、帮助患者，以达到改善患者情绪的目的。

4. 要保守患者的秘密、隐私

患者向心理医生倾诉的资料，特别是秘密或隐私，不能随便张扬。

五、康复治疗工作中的道德要求

医务人员进行康复治疗工作中应遵循以下道德要求。

1. 理解与尊重

医务人员要选择效果佳而患者乐于接受的康复方法，以建立起和谐的医患关系，并促进他们尽快康复。

2. 关怀与帮助

在康复治疗中，医务人员要耐心地、在细微之处关怀与帮助患者的生活与训练。

3. 联系与协作

残疾人的康复，需要多学科的知识和多学科的医务人员、工程技术人员、社会工作者、特殊教育工作者等人员的共同参与和努力。

第四节　医技工作中的道德要求

医技工作是运用专门诊治技术和设备，协同临床各科医务人员进行疾病诊治操作的工作人员，它包括影像、检验、病理、药剂、核医学、营养、消毒供应等科室的医技人员。

一、医技工作的特点

（一）医技工作特点

（1）科室的专业性与服务的广泛性。

（2）科室的独立性与临床科室的协同性。

（3）设备的使用与管理的一体性。

（4）自身防护与社会防护的统一性。

（二）医技工作道德的作用

医技工作道德的作用是由医技科室在医院中的地位、特点所决定的，具体表现有以下几点。

（1）医技工作道德直接影响着医院的医疗、教学和科研。

（2）医技工作道德影响着医疗中的人际关系。

（3）医技工作道德影响着医院的经济、环境管理。

二、医技科室的道德要求

（一）检验科和病理科人员的道德要求

检验科和病理科是医生诊治疾病过程中的"侦察兵"，对两科人员提出以下道德要求。

1. 要有严谨的科学作风

严谨的科学作风是保证工作质量的前提。检验科和病理科人员在工作中必须严肃认真，细致准确，一丝不苟。

2. 要有实事求是的工作态度

实事求是是对检验科和病理科人员工作态度的基本要求，表现在如实填报检查结果等。

3. 要有急患者所急的同情心

要求检验科和病理科人员要有急患者所急的同情心，及时、准确地提供诊治依据，协同临床医务人员尽快明确诊断，不失时机地治疗患者。

（二）影像科和核医学科人员的道德要求

影像科和核医学科分别是过去的放射科、同位素科。对影像科和核医学科人员提出以下道德要求。

（1）举止端庄，作风正派。

（2）认真负责，做好防护。

（3）加强管理，对社会负责。

（三）药剂科人员的道德要求

对药剂科人员提出以下的道德要求。

1. 态度和蔼、认真负责

和蔼的态度、热情耐心地服务可以提高医院的信誉和使患者产生良好的用药心理效应，有利于疾病的治疗和康复。

2. 严格执行各项规定和操作规程

为保证药品质量和患者用药有效、安全，药剂科人员必须严格执行各项规定和操作规程。

3. 廉洁奉公、忠于职守

药剂科人员要求做到廉洁奉公、忠于职守。

（四）消毒供应科（室）人员的道德要求

消毒供应科（室）是医院内各种无菌器材和物品的供应单位。对消毒供应科（室）人员提出以下道德要求。

（1）认真负责，保证供应物品的质量。

（2）加强协作，提高服务质量。

（3）树立艰苦奋斗、勤俭节约的精神。

第七章　护理工作中的伦理道德

◇ 知识框架

护理工作中的伦理道德

→ 临床护理工作的主要特点和道德原则 —— 临床护理工作的主要特点
临床护理工作的道德原则

→ 门诊、急诊护理与特殊护理道德 —— 门诊、急诊护理道德
特定患者的护理道德

◇ 知识解读

第一节　临床护理工作的主要特点和道德原则

一、临床护理工作的主要特点

1.广泛性

现代护理工作已由医院扩大到社区，由单纯的疾病护理扩展为以人的健康为中心的全面护理，因而护理工作应扩大到整个人群。

2.科学性和规律性

护理学是一门独立的科学，有它自己的规律性。要做好护理工作，就必须懂得护理学的基本知识和规律，熟悉护理工作的技能和技巧。

3.艺术性

护理艺术的本质就是掌握和研究患者心理，了解患者的心理需要，并能通过恰当的方式，倾注自己的爱心，以深切的同情心，无微不至的关怀、体贴和安慰，使患者在接受治疗和在康复阶段处于最佳心理状态和生理状态。

二、临床护理工作的道德原则

（一）自主原则

尊重患者自己做决定的权利，只适用于能做出理性决定的人。在自主原则中，最能代表尊重患者自主的方式是"知情同意"。

（二）不伤害原则

不给患者带来本来完全可以避免的身体和精神上的痛苦、损伤、疾病甚至死亡。不伤害原则不是一个绝对的原则，是权衡利害的原则，是双重影响的原则。双重影响是指一个行动的结果产生一有害的影响，此一有害影响是间接的且事先可以预知的，不是恶意或故意造成，完全是为了正当的行动所产生的附带影响。

（三）公平原则

基于正义与公道，以公平合理的处事态度来对待患者和有关的第三者。医疗上的公正包括

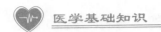

平等对待患者和合理分配卫生资源。

（四）行善原则

主张为患者的利益施加好处，包括不应施加伤害、应预防伤害、应去除伤害、应做或促进善事等。

第二节　门诊、急诊护理与特殊护理道德

一、门诊、急诊护理道德

（一）门诊护理的道德要求

1.热情关怀、高度负责

门诊患者因病痛、心理紧张等，加上对医院环境和制度的不熟悉，更加重了心理负担。门诊护理人员要充分理解、同情患者，主动热情地帮助患者就诊。

2.作风严谨、按章操作

门诊护理人员必须尊重科学，实事求是，作风严谨，准确无误，严密观察治疗护理中的微小变化。对可疑病情或治疗反应意外，绝不能轻易放过。

3.环境优美、安静舒适

护理人员应将环境管理作为门诊护理道德要求，使门诊科室整洁化，门诊秩序规范化，以利于提高门诊医疗护理质量。

（二）急诊护理道德要求

1.要有时间紧迫感

急诊护士应树立"时间就是生命"、"抢救就是命令"的观念。急诊室护理人员要以冷静、敏捷、果断的作风，配合医生抢救患者。

2.要有深厚的同情心

急诊多为突发病，患者痛苦不堪，生命垂危。护理人员要理解、同情患者的痛苦，以最佳的抢救护理方案进行救治，争取最佳疗效。

3.要有高度的责任感

急诊护士要有高度的责任感，从患者利益出发，不失时机地处理急症患者。

二、特定患者的护理道德

（一）对精神病患者的护理道德要求

（1）尊重患者：尊重患者的人格和权利，对护理精神病患者具有特别重要的意义。护理人员不能对之有任何歧视、耻笑，更要像对待其他患者一样尊重他们的人格。

（2）保守秘密：护理人员对患者的隐私均要保密。

（3）恪守慎独：精神病患者思维和情感紊乱，精神活动失常，有些患者生活不能自理，温饱不知。护理人员必须做到恪守慎独，自觉主动、准确按时地完成护理任务。

（4）正直无私：护理人员在接触异性患者时，态度要自然、端正、稳重、亲疏适度，要时刻保持自重、自尊和正直无私。

（5）保证安全：加强病房巡视，保证患者安全是精神科护理的重要内容之一。护士要了解每个患者的病情、心理活动和情绪的变化，注意观察，加强防范，杜绝隐患。

（二）老年患者的护理道德要求

（1）真诚尊重，高度关怀：老年患者一般都自尊心较强，护理人员更要尊重、理解他们，对他们提出的各种建议和要求，能做到的尽可能予以满足。

（2）明察秋毫，审慎护理：老年疾病具有非典型性、复合性、多因素性等特点。护理人员必须勤奋学习，细心分析，独立思考，善于判断，力求护理诊断准确无误。

（3）护教结合，指导养身：护理人员在进行临床诊疗护理的同时，要主动做好预防老年疾病的发生，做好健康教育工作，搞好护教结合。

（4）了解家庭背景，共创敬老环境：老年人会产生"失落感"和"孤独感"，护理人员要用自己的热情关怀去温暖老人的心，使他们感到自身价值所在，增进健康。了解患者家庭成员，调动家庭成员共同照护好老人的积极性。

（三）传染病患者的护理道德要求

（1）尊重科学，科学防治：护理人员在护理过程中要以科学的态度对待传染病和传染病患者，严格执行隔离消毒制度，正确掌握无菌操作技术。

（2）做好心理护理，帮助患者树立战胜疾病的信心：护理人员要针对传染病患者的心理特点，加强心理护理，使患者处于良好的心理状态。

（3）争分夺秒，竭尽全力抢救患者：传染病具有发病急、病情进展快、病情危重的特点，医护人员应树立强烈的时间观念，对于危重患者要早发现、早确诊、早隔离、早抢救，刻不容缓地积极救治。

（4）无畏无惧，无私奉献：要发扬无畏无惧、无私奉献的精神，全心全意为患者的健康服务。

（5）预防为主，对全社会负责：对传染病的防范应以预防为主，遵循"预防为主"的方针。

（四）妇科护理道德要求

（1）要有不怕苦、脏、累的献身精神。

（2）要以深厚的同情心做好心理护理：妇产科患者的心理护理在一定意义上说比躯体护理更重要。护理人员要注意对她们进行精神、心理上的安慰，关心和体贴患者，解除不必要的思想负担。

（3）要有严密观察、果断处置的护理作风：护理人员要不怕麻烦，观察仔细、全面。特别是产科疾病有变化急剧的特点，护理人员除严密观察外，同时做好各方面抢救准备。

（4）要有对患者、家庭、社会的高度责任感：妇产科护理质量的优劣，除关系到患者本人的生命安危外，还直接涉及婴儿的身心健康及生命安全。对于性器官疾病的处置与护理持非常慎重的态度，既要考虑生理治疗又要考虑心理因素和夫妇关系问题。因此，妇产科诊断、治疗、护理都必须十分谨慎。

（五）儿科护理道德要求

（1）体贴入微，治病育儿：儿科护理人员应热爱、关心体贴儿童。护理人员态度要和蔼，说话温和、表情亲切地对待他们，做好心理护理。

（2）细致观察，审慎从事：儿科患者的特点，给护理观察提出了较高的要求。要求护理人员观察病情的细微变化，对观察结果进行全面分析，准确判断后及时报告医生进行处理。

（3）认真负责，为患儿终身着想：在治疗和护理过程中，不仅要考虑近期效应，更应考虑远期效果，优质施护，并采取一切防护措施，防止并发症和任何毒副作用的发生。

第八章　特定人群诊治工作的伦理道德

◇ 知识框架

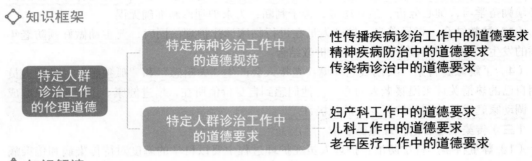

◇ 知识解读

第一节　特定病种诊治工作中的道德规范

一、性传播疾病诊治工作中的道德要求

1. 尊重患者，消除他们的心理顾虑

面对性病患者的心理负担，医务人员要本着对患者和社会负责的态度，对他们一视同仁，不仅要尊重他们的人格，不歧视他们，而且还要热情礼貌，处处维护患者的自尊心，帮助他们消除心理顾虑，使他们积极配合治疗。

2. 明确诊断，积极治疗

由于性病本身的特殊性，为了确诊，必须检查性器官。在检查性器官的过程中，应严肃认真、细致全面、尊重关心患者，争取患者的配合，获得全面准确的体征和病史资料。一旦诊断明确，医务人员应当拟订全面合理的诊治方案，积极给予治疗。

3. 及时报告疫情，防止传染

为了对社会公众的健康利益负责，医务人员发现性病后，应按规定填写疫情报告卡片，报告传染病病例和疫情，同时动员患者将其性伴侣带往医院进行检查治疗，以减少对他人和社会的危害，减少患者日后的复发。

4. 普及性病防治知识，预防性病传播

医务人员有义务也有责任在治疗性病的过程中，积极开展防治性病的健康教育，宣传健康的性观念和性道德，讲解性病的防治知识，提倡健康、道德的性行为。

5. 正确处理为患者保密与维护社会公众健康利益的关系

医务人员在优先考虑社会公众健康利益的前提下，也必须维护和尊重患者的尊严和权利，有条件地给予保护，即为性病患者有条件、有限度地给予保密。

二、精神疾病防治中的道德要求

1. 要慎重、准确地做出诊断

精神科医务人员对怀疑有精神病的患者，检查和诊断都要持慎重的态度。准确的诊断有助于为患者选择最佳的治疗方案，通过有针对性的治疗，使其早日恢复精神健康。

2. 讲究语言文明，重视精神治疗

新的医学模式要求重视患者的生物、心理、社会三个方面的致病因素，这在精神科各项工作中显得更为重要。

3. 尊重患者人格，同情爱护患者

精神科医务人员不能有任何歧视、耻笑、惩罚的观念和行为，要充分尊重患者的人格，保护患者的权利。

4. 为患者保密

医务人员对患者的资料，特别是病史、病情、家庭史、个人生活经历等均有保密的责任，不能对外人谈论或随意提供。

5. 正确对待异性患者

在医疗实践中，任何医务人员利用患者所处的困境，对患者进行爱的追求或性的要挟都是不道德的，甚至是违法的。而在对精神疾病患者的治疗工作中更需要注意正确对待异性患者和其他精神病态的患者。

6. 精心照料，防止发生意外

医务人员给予精神病患者更多的关心、照料和对病情的严密观察，及时发现生活中的问题和病情的变化，采取相应的措施，并要时时注意防止发生意外。

7. 积极参加精神卫生服务工作

精神科医务人员还应开展综合医院精神科服务、社区精神保健服务、院外精神康复服务、精神卫生咨询等卫生服务工作。

8. 坚持原则，慎重出具精神疾患的诊断证书

医务人员不能受权力和金钱的诱惑，进行患者有无精神疾病的诊断，更不能因某种政治需要给无精神疾病者签署有精神疾病的证明。

三、传染病诊治中的道德要求

1. 重视消毒隔离

传染科医务人员应主动建议医院建立严格的预防医院内感染的管理制度，负责本单位的消毒监测和技术培训工作，建立和完善消毒、隔离制度，预防院内交叉感染。

2. 强化社会预防保健意识

医务人员在治疗患者个体的过程中要不断强化社会预防保健意识，发现疫情或传染源应及时向卫生防疫部门报告，并采取积极的预防措施予以配合。

3. 要有不怕苦、不怕累、勇于献身的高尚道德情操

医务人员应具备无私奉献，忠于职守，全心全意为患者服务的人道主义精神，不畏艰苦和风险。

4. 严格疫情报告制度，履行医务人员的道德和法律责任

5. 科学防治，不断探索

第二节　特定人群诊治工作中的道德要求

一、妇产科工作中的道德要求

1. 要有不怕苦、脏、累的献身精神

要求医务人员必须具有不怕脏、不怕累、不怕辛苦、不计工时、全心全意为孕产妇和患者

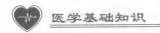

服务的献身精神。

2. 要有冷静、果断、敏捷的工作作风

医务人员要对孕妇做好产前保健，积极而又慎重地及早处理或预防合并症；产前要对孕妇做好全面检查，对其可能发生的情况做好充分估计，并事先认真做好预防准备。

3. 要情感纯真，举止端庄、严肃

医务人员要举止端庄、严肃，特别是进行妇科检查时不能轻浮、讥笑，要遵守操作规程。

4. 要有维护妇女、家庭、后代身心健康的责任感

应用影响性器官和性功能的药物或施行手术，或进行人工流产、引产、放环、取环和绝育手术时，医务人员要严格掌握适应证和药物剂量。如病情需要，也应向受术者或患者及她们的家属交代清楚。

二、儿科工作中的道德要求

1. 要有耐心、细致、勤奋的工作作风

儿科医务人员询问患儿病情时要循循善诱，同时耐心听取家长陈述；体格检查时，要善于转移患儿的注意力，耐心边哄边做，不拘泥于常规的体位或常规检查顺序，细致且动作轻微、准确；对住院患儿应勤观察、细检查，发生情况时及时分析、做出判断，并迅速进行处理。

2. 要有对患儿终身负责的精神

儿科医务人员要理解患儿家长的心情，并积极采取有效的诊治措施。要防止粗心大意，或不按规章制度和操作规程办事，以致于造成误诊、漏诊、差错事故。

3. 要有治病育人的责任感

每个儿科医务人员必须深知自己的言行，时刻都会给患儿的身心打上新的烙印。要充分考虑患儿的心理特点，对自己高标准、严要求。

4. 要严格执行消毒隔离制度，防止交叉感染

儿科医务人员应对传染病患儿做好隔离，对免疫功能低下者做好保护性隔离，同时严格执行探视制度，使病房内的空气、物体表面和医疗用品达到卫生标准，使各项操作达到无菌要求。

三、老年医疗工作中的道德要求

1. 尊重老人，服务周到

医务人员应从言谈举止各个方面注意尊重老人的人格和健康权利，虚心诚恳地对待他们提出的意见和建议。

2. 严谨、审慎的治疗操作

老人的病程较长，病情变化多且复杂，身心耐受性较差，在为他们选择医疗手段和制订治疗方案时，应以高度负责的精神审慎从事。

3. 加强心理保健

医务人员应重视对老年患者的心理卫生保健。要用良好的医德医风、高超的医护技术和周到的服务使老年患者产生亲切感、舒适感、安全感和信任感。

第九章 医学科研工作中的伦理道德

◇ 知识框架

医学科研工作
中的伦理道德
├─ 医学科研工作中的 ── 医学科研道德的意义
│ 基本道德要求   医学科研道德的基本准则
│
└─ 医学人体试验和尸体 ── 医学人体试验工作的道德原则
   解剖工作的道德要求   尸体解剖工作中的道德要求

◇ 知识解读

第一节 医学科研工作中的基本道德要求

一、医学科研道德的意义

医学科研道德的意义可归纳为以下几点。

（1）高尚的医学道德能维护医学科研的正确方向。

（2）医学道德促使医学科研健康发展。

（3）高尚的医学道德能调动医学科研的积极性。

二、医学科研道德的基本准则

（一）动机纯正，勇攀高峰

医学科研的目标是为推进医学发展，造福人类，背离了这一目标的研究是不道德的，也是不允许的。

纯正的动机和目的，能激励医学科研人员和医务人员发扬创造力和百折不挠的精神。只有明确了研究的目的和动力，才能激发出医学研究人员饱满的热情，产生无穷尽的力量，才能勇于攀登，不畏艰险，百折不挠地拼搏，接受各种挑战，终生为之奋斗不息。

（二）尊重科学，严谨求实

医学科学研究必须实事求是，坚持真理，反对弄虚作假。虚假的试验和科研贻害医学的发展，违背国家、社会、人民的利益，是医学道德绝对不允许的。

医学科研的任务是认识和揭示医学领域内客观对象的本质和活动规律，这是任何个人的主观意志所不能取代的，要靠医学科研人员求实的工作态度才能完成。

（三）谦虚谨慎，团结协作

谦虚谨慎、团结协作是医学科研中重要的道德原则。团结协作的精神不仅表现为谦虚谨慎、互相尊重、和睦相处，而且表现为甘当配角的精神。

任何一项科学研究都是有继承性的，都是以前人研究的成果为基础，是"站在前人的肩膀上向前看"。从这一基本观点出发，医学科学研究者应当正确地估价自己的劳动，充分尊重他

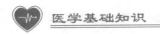

人和前人的劳动。

（四）反对垄断，合理保密

鉴于国际国内的各种情况，社会主义国家的医学科学研究，也有自己的保密范围。如果我们不保密，垄断资本家就会把研究的成果窃为己有，加以垄断，变成他们的专利，或者垄断封锁起来，不让新的科研成果为人类的生命和健康服务。

（五）转让成果，有益社会

（1）转让运用医学科研的成熟成果。

（2）成果转让价格应合情合理。

（3）严格按照法律规定办事。

第二节 医学人体试验和尸体解剖工作的道德要求

一、医学人体试验工作的道德原则

人体试验是直接以人体做受试对象，用人为的试验手段，有控制地对受试者进行研究和考察，以判断假说的真理性的行为过程。

（一）医学目的原则

人体试验要有明确的目的：为了进一步了解有关健康和疾病方面的问题，探求疾病的病因和机制；为了提高诊治水平和诊疗技术，有利于患者，有利于人类生存环境的改善；有利于提高、改善人体的健康，使人类有效地战胜疾病；为了更好地促进医学科学的发展。

（二）维护受试者利益原则

《赫尔辛基宣言》强调"病人的健康必须是我们首先认真考虑的事"，还指出"试验的危险不能超过带来的利益"，根据该"宣言"的要求，人体试验应该维护受试者健康。

（三）知情同意原则

医学试验中的一切人体试验，无论是临床的还是非临床的，都应当在试验前，把试验的目的、过程、意向、方法、预期效果，可能出现的后果及其危险，以及试验者将会采取的医疗保护措施和手段等，如实向参试者交代清楚，获得参试者的自愿同意后方能进行。

（四）科学性原则

为保证人体试验的科学性，应当做到以下几点。

（1）人体试验必须以动物实验为前提。

（2）人体试验前必须制订严密科学的试验计划。

（3）人体试验前必须有严格审批监督程序。

（4）人体试验结束后必须做出科学报告。

（5）试验对照原则。

二、尸体解剖工作中的道德要求

（1）征得死者生前同意和死后家属同意。

（2）必须出于医学和法律的目的。

（3）必须保持严肃认真的态度。

第十章　卫生管理工作中的伦理道德

◇ 知识框架

卫生管理工作中的伦理道德

　├ 卫生改革、制定和执行卫生政策、卫生资源分配的伦理原则
　│　├ 卫生改革的伦理原则
　│　├ 制定和执行卫生政策的道德原则
　│　└ 卫生资源分配的伦理原则
　│
　└ 医院管理中的医德原则
　　　├ 医院管理的含义
　　　└ 医院管理的道德原则

◇ 知识解读

第一节　卫生改革、制定和执行卫生政策、卫生资源分配的伦理原则

一、卫生改革的伦理原则

卫生改革应遵循以下的伦理原则：

（1）正确处理公共卫生建设与医疗服务的关系，把预防为主放在首位。

（2）正确处理经济收益和社会效益的关系，把社会效益放在首位。

（3）正确处理基本卫生服务与多样化卫生服务的关系，优先发展和保证基本卫生服务。

（4）卫生工作既要突出重点，又要分类指导，提高卫生工作质量和效益。

（5）以公办卫生机构为主，其他所有制为补充。

（6）扩大对外开放，加强国际交流与合作。

（7）坚持两手抓，加强卫生行业社会主义精神文明建设。

二、制定和执行卫生政策的道德原则

（一）公益原则

医疗卫生工作的公益性，是指一个国家的医疗卫生政策为谋求大多数人健康利益的一种公正选择。公益原则是从绝大多数社会成员健康利益出发的公正选择。

（二）公正原则

医疗卫生保健的公正性，是指每个社会成员在卫生保健权利上都能得到公正的对待。实现公正原则，一要强调放在初级卫生保健范围内，使人人能享受起码的保健需求；二要和区域化的发展相结合，在一个区域内实现与其经济发展相适应的公正原则；三要注意把公正与效率结合起来，而不应使二者互相妨碍。

（三）效用原则

效用原则，就是在考虑治疗后患者的生存质量或患者对社会的可能贡献等因素的情况下进行选择的标准。这一原则的公平尺度是社会功利即社会效益。

制定和执行卫生政策时应提倡：以社会效益为目标，以实际需要为原则，以社会效用作补

充，与商品经济相适应的公正观。

三、卫生资源分配的伦理原则

卫生资源分配应遵循下述伦理原则。

（一）宏观分配的伦理原则

（1）保证初级卫生保健的原则。

（2）照顾卫生服务不足人群的原则。

（3）实施国际援助的原则。

（4）重视预防的原则。

（5）对后代负责的原则。

（二）微观分配的伦理原则

（1）基本权利人人平等原则。

（2）按照医学标准和社会价值分配原则。

第二节　医院管理中的医德原则

一、医院管理的含义

医院是依法定程序设立的从事疾病诊断、治疗、预防、保健活动的卫生机构。医院管理是卫生事业管理的重要组成部分，现代医院管理是按现代化医院工作的客观条件和客观规律，对医院工作进行科学管理，提高医院的各项工作效率。其基本内容有：人员的组织管理，医疗技术工作的管理，各种物质设备的管理，财务经济活动管理等。其目标在于提高医疗质量、保证患者的生命安全、维护患者的正当利益、促进广大人民群众的健康和发展医学科学。

二、医院管理的道德原则

（一）医患利益兼顾、患者利益第一的原则

医务人员的利益与患者的利益是紧密联系在一起的，二者相互依存、缺一不可，各自利益的实现都离不开对方的存在。

从社会主义医德原则出发，医务人员和患者之间的种种利益关系，其出发点和落脚点都是为了确保患者的身心健康。一定要正确处理医患之间的利益关系，当二者的利益发生冲突时，必须把患者的利益放在第一位。

（二）经济收益与社会效益统一、社会效益置于首位的原则

（1）医院经济收益的出发点和落脚点是社会效益。

（2）社会效益中蕴含着巨大的经济收益，社会效益的提高必然会带来经济收益的提高。

（三）防治结合、预防为主的原则

预防和治疗疾病是医院的根本任务，在医院管理中，必须遵循防治结合、预防为主、防患于未然的原则，坚决克服忽视预防工作的倾向。

预防为主是新中国建立以来卫生工作强调的一贯方针，也是卫生事业管理的基本原则和基本经验。

第十一章 生育控制与临终关怀的伦理道德

◇ 知识框架

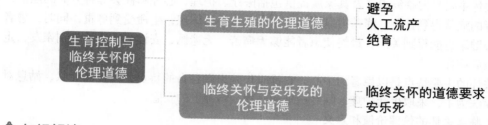

◇ 知识解读

第一节 生育生殖的伦理道德

生育控制在我国通常称为计划生育。生育控制的方法主要包括避孕、人工流产和绝育。

一、避孕

避孕是指运用一定的技术或方法，防止或阻止妇女怀孕的一系列措施。其作为控制生育的重要手段已经被越来越多的人所接受。

二、人工流产

人工流产是指由孕妇本人或他人（通常是医生或助产士）以人工手段有意施行的堕胎，以终止妊娠。通常使用的方法有药物或手术两种。在人工流产问题上，西方国家一直存在着激烈的伦理争论，其焦点主要集中在"胎儿是不是生命"，"胎儿是不是人"这一问题上。主张人工流产的观点认为，胎儿不是人，只是孕妇体内的一块组织，因此，人工流产在伦理上是可以接受的。

三、绝育

绝育也是一种避孕方法，通常是指对男性输精管或女性输卵管做手术，如切断、结扎、电凝、环夹或用药等手段，阻止精子与卵子相遇，以起到长久或永久避孕的作用。

绝育面对的伦理问题最主要的是：能否对患有严重遗传性疾病的患者实施强制性绝育？

严重的遗传性疾病会通过生育传给子孙后代，因此，通过社会的干预，运用绝育等措施，去阻止有严重遗传性疾病的患者生育似乎是合乎道德的。但至少要注意两方面的问题：

（1）科学地确定哪些疾病属于严重的遗传性疾病，疾病患者如果生育会带来怎样的后果。

（2）对确实患有严重遗传性疾病的人，可以劝阻其生育，并提出建议，运用其他人工辅助生殖技术去获得子女。

第二节　临终关怀与安乐死的伦理道德

一、临终关怀的道德要求

（一）临终关怀及其特点

临终关怀主要是向临终患者及其家属提供包括医疗、护理、心理和社会等各方面的照护，使临终患者的症状得到控制，痛苦得以缓解，生命质量得以体现，生命受到尊重，同时，患者家属的身心健康也能得到关照，最终使患者能够无痛苦、无遗憾、安详或舒适地告别亲友，走完人生的最后旅程。

临终关怀的主要特点是以患者为中心，它针对住院患者各自的特点，以控制症状、姑息对症和支持疗法为主，采取生活护理、临终护理和心理、精神上的安慰。

（二）临终关怀的伦理价值和意义

临终关怀显示了人道主义精神，顺应了社会发展的需求，是一种更容易为人们接受的最终处置方法。临终关怀从保障临终患者的生命质量出发，采取适宜性和支持性的照料方法，既对临终患者的疼痛加以控制，又以全面的照护，始终维护着患者临终期的生命价值与尊严。

二、安乐死

（一）安乐死的概念

安乐死分为主动安乐死与被动安乐死。

（1）主动安乐死：是通过医生或其他人之手运用药物等手段加速结束患者的生命，即所谓"仁慈杀死"。

（2）被动安乐死：一般是指撤除患者赖以维持生命、拖延时日的体外循环装置、人工呼吸装置与其他辅助设施，或放弃必需的医疗措施，使患者等待死神的降临，自然逝去。

（二）安乐死的伦理道德

西方国家首先倡导安乐死。我国自 20 世纪 80 年代初期，就有少数学者主张在我国也应考虑实施安乐死，但最终都没有结果。

我国有些学者认为安乐死的立法之所以受阻，是因为具体实施安乐死的条件与程序不清楚，由此，他们参照西方国家有关的内容，提出了自认为可行的实施方案。如中国人民大学法学系有两位学者指出：应该给予合理的安乐死立法规定实体和程序两种条件。实体条件是指可以实施安乐死的对象必须具备怎样的条件或标准；程序条件是指具体实施安乐死的程序、方法、组织者、实施者等。他们提出的实体条件有三个。

（1）可以实施安乐死的对象只能是那些身患绝症、临近死亡的患者。

（2）安乐死的实施对象必须是病痛达到不堪忍受的程度的患者。

（3）必须基于患者自己真诚的愿望和明确地表示才能对之实施安乐死。

合理的安乐死程序条件亦有三条：

（1）对患者申请实施安乐死，必须有一个权威的专门委员会来决定。

（2）专门委员会的准许安乐死并不是最终的决定，只有这个决定得到相当一级的人民法院的认可，才能使这个决定付诸实施。

（3)具体实施安乐死的操作者一般应是医务人员,所采用的方法应当尽量减少患者的痛苦。

第十二章　现代医学技术发展中的伦理问题

◇ 知识框架

```
                    ┌─ 高新科技在医学应用中的    ── 高新技术在医疗卫生应用中的伦理问题
                    │   伦理道德问题              高新科技在医学应用中的伦理原则
现代医学技术          │
发展中的伦理    ──────┤
问题                │                            基因诊断、治疗的伦理原则
                    │   高新技术治疗中的          关于活体器官采集的伦理问题
                    └─  伦理问题            ──── 医务人员在器官移植中的道德责任
                                                 人类胚胎干细胞研究的伦理规范
```

◇ 知识解读

第一节　高新科技在医学应用中的伦理道德问题

一、高新技术在医疗卫生应用中的伦理问题

（1）生命质量中的伦理问题。

（2）尊重人的生命价值的道德问题。

（3）高新科技应用中的技术使用与医学服务理念相一致的问题。

（4）医学高新技术使用与医学目的相统一的问题。

（5）在高新技术发展和使用中体现公正、公益原则的问题。

二、高新科技在医学应用中的伦理原则

（1）行善原则。

（2）自主原则。

（3）避害原则。

（4）公正原则。

（5）知情同意原则。

（6）保密和隐私原则。

（7）互助原则。

（8）审慎原则。

第二节　高新技术治疗中的伦理问题

一、基因诊断、治疗的伦理原则

由于基因诊断、治疗存在着伦理争论，加之它还处在临床试验阶段，因此提出以下伦理原则：

（1）尊重患者的原则。

（2）知情同意的原则。

（3）有益于患者的原则。

（4）保守秘密的原则。

二、关于活体器官采集的伦理问题

活体捐献器官应遵守的伦理准则：各国立法中对活体捐献器官的条件和范围的规定各不相同，大致应包括以下的伦理和法律规定。

（1）捐献者必须是具有完全民事行为能力的人。

（2）捐献者应在无任何外界压力的环境下明确地表示愿意捐献自己的特定器官；在器官被摘除前，捐献者有权随时撤回其意愿，且无需说明理由。

（3）捐献者应被告知摘除器官可能带来的后果和危险。

（4）应对捐献者进行全面体格检查，并能预料其捐献器官后健康仍有保障。

（5）所捐献器官应移植在指定的受体身上。

三、医务人员在器官移植中的道德责任

（1）对活体器官捐赠者，应坚持医学标准，证明其身体器官是健康的，是可以作为移植用的，在移植手术过程中尽量避免或减少合并症。

（2）捐赠者应在无任何压力、明确利弊和出于他利的情况下摘取器官。

（3）应对捐赠者亲属告知实情，坚持亲属的知情同意原则。

（4）对遗体器官捐献者，应有 2 名以上医生在做出准确无误地判定其死亡后，才能摘取捐赠者器官，并且抢救人员不得参与移植手术。

（5）对器官的分配，应坚持医学标准和参照社会标准，尽量做到公正、公平地分配，使捐赠的器官能得到最佳的利用。

（6）向接受者告知器官移植手术的风险，但为了保护接受者的利益，医务工作者应尽量争取移植手术的成功。

（7）医务人员不得有意无意地参加有商业行为的器官移植活动。

（8）医师应履行医师的道德责任，并对供者、接受者和社会负责，减少因器官移植而引发的道德问题和医疗纠纷。

四、人类胚胎干细胞研究的伦理规范

（1）禁止生殖性克隆。

（2）支持治疗性克隆的研究。

（3）谨慎对待胚胎实验。

（4）用辅助生殖多余的捐献胚胎建立胚胎干细胞系研究的道德规范。

（5）体细胞核移植术创造胚胎进行胚胎干细胞研究的道德规范。

（6）建立鼓励对人类胚胎干细胞生物学基础研究的伦理准则。

（7）制定胚胎干细胞系的使用法规。

（8）将胚胎干细胞用于临床治疗的行动准则。

（9）研究胚胎干细胞用于治疗人类疑难杂症的可能性。

（10）建立和健全生命伦理委员会的审查、监控和评估机制。

第十三章　医学伦理道德的评价和监督

◆ 知识框架

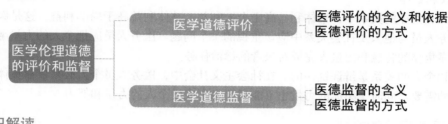

◆ 知识解读

第一节　医学道德评价

一、医德评价的含义和依据

（一）医德评价的含义

医德评价是人们根据一定的医德标准，通过社会舆论和内心信念，对医务人员或医疗卫生部门的行为和活动所做的善恶判断。它虽不像法律那样具有强制性，但却能成为法律的必要补充，它以一种无形的力量制约着医务工作者的行为。

医德评价有两种类型：一种是社会评价，即医务行为当事人之外的组织或个人通过各种形式对医务人员的职业行为进行善恶判断和表明倾向性态度；另一种是自我评价，即医务人员对自己的行为在内心深层进行善恶判断。

（二）医德评价的依据

1. 动机与效果

马克思主义伦理学认为，在医德评价上坚持动机与效果辩证统一的观点，既要看动机，又要看效果，把动机与效果统一到客观实践中。医德动机是指医务人员在医疗活动之前的主观愿望和医疗活动过程中支配一系列行为的动因，是行为的起点。符合社会主义医德原则的动机，如防病治病等，称为医学动机。不符合社会主义医德规范的动机，如图谋私利、追逐个人名誉，称为非医学动机。在医学实践中，医疗效果表现的最直接、最明显，是人们可以感知的客观事实，易于被人们所认识。而要判断动机，必须坚持实践的标准。

2. 目的与手段

医学目的是指医务人员在医疗实践中期望达到的目标。以防病治病、保障人民健康为目的，是合乎道德的，又称医学目的。医学手段则是指医务人员为达到某种目标所采用的方法和途径。目的与手段是相互联系、相互制约的。从医德原则的要求出发，依据医学目的选择医疗手段，必须遵循如下四条原则。

（1）有效性原则：选用的诊疗手段应是经过实践证明行之有效的。

（2）优化性原则：应体现在①疗效最佳；②安全，副作用和损伤最少；③痛苦最少；

④耗费最少。

（3）一致性原则：医务工作者在诊治过程中，必须从患者的实际需要出发，根据病程发展各个阶段的特点给予与病情发展相应的有效医护措施。

（4）社会性原则：在诊疗手段的选用时，必须考虑社会后果，一切可能给他人或社会带来不良后果的诊疗手段都在禁用之列。

3. 个人和集体

在个人和集体的关系中，集体利益高于个人利益，整体利益高于局部利益，这是医德活动中评价医务人员与他人及社会关系中应该重视的一个问题。医务人员应把个人的力量融入集体之中，依靠集体的智慧和力量去完成对患者的诊治任务。

集体和个人的关系是辩证统一的。在社会主义社会中，医务人员个人必须依靠集体，服从集体利益的需要。同时，集体的力量也不能离开每个成员个人的力量和努力。

二、医德评价的方式

医德评价最一般的方式通常依靠社会舆论、内心信念和传统习俗这三种无形而深刻的伦理力量。

（一）社会舆论

社会舆论是指一定社会群体或一定数量的群众，依据道德观念对人的行为和组织的活动施加精神影响的道德评价手段。社会舆论是医德评价的主要方式，社会舆论的特点如下。

（1）认知范围具有一定的群众性。

（2）对人们的行为具有约束性。

（3）传播的幅度具有广泛性。

作为医德评价的社会舆论，是指人们根据一定的医德原则、规范，对医务人员的思想、行为作出肯定与否定、赞扬与谴责的判断议论。

（二）传统习俗

传统习俗是指人们从历史上沿袭下来的对某种或某一问题的一种惯例和常识性的看法。传统习俗对医德行为具有很大的约束作用和评价作用。当某一医疗行为符合传统习俗时，就会得到人们的肯定和赞扬，不符合传统习俗时，就会受到人们的批评和谴责。在开展医德评价时，我们必须按照社会主义的医德标准，对传统习俗进行分析，继承和发扬有利于医学发展和保护人民身心健康的传统习俗，抛弃不符合医学发展和人民健康需要的不良习俗。

（三）内心信念

内心信念是指医务人员通过长期的学习和实践，在内心深处形成的对医德的真诚信仰和强烈责任感。内心信念在行为前对医德行为有预测作用；它是对医德行为评价的内在力量。

内心信念的特点是：①观念形成的理智性；②把握、校正行为的自尊性；③追崇所信赖的道德价值目标的自觉性。相对于社会舆论和传统习俗来说，它是更为重要的医德评价力量。内心信念具有深刻性和稳定性。

道德具有自觉性的特点。当医务人员具有崇高的医德责任感时，就会自觉地对自己的行为进行评价，当符合自己的内心信念时，就会感到精神上的满足，形成一种力量和信心，并继续加以坚持。

第二节　医学道德监督

一、医德监督的含义

所谓医德监督，是指通过各种有效途径和方法，去检查、评估医务人员的医疗卫生行为是否符合医德原则和行为规范，从而帮助其树立良好医德风尚的活动。简而言之，就是按照医德标准和原则，对医务人员履行医德规范的情况所进行的检查和督促活动。

二、医德监督的方式

我国卫生部制定颁布了《医务人员医德规范及实施办法》，成为政府部门第一部关于医学道德的正式法规。提出了具体的医德要求，也是进行医德监督的法律依据和标准。归纳起来，大致有以下几个方面：

（一）法律监督

法律监督以强制为特征，是更有效的治恶手段。以法律来监督道德行为，对于各种非道德行为无疑会起到震慑作用。

（二）舆论监督

通过新闻媒体和人民群众广泛的口头、文字信息传播，实施对医疗卫生单位的舆论监督，是一种快捷、直接、震慑力大、影响面广的医德监督实施方式。在我国，有目的、有计划、有组织地形成的舆论监督，是构成医德监督的主要组成部分。

（三）群众监督

群众中蕴含着丰富的医德监督的智慧和能力，动员人民群众直接参与医德监督，这是近年来医疗卫生部门实施医德监督改革的重要举措，它具有广泛性、群众性和客观性的特点。

（四）制度监督

如医疗质量评估考核制度、奖惩制度、医德医风考评制度等，这些制度都反映了医德建设的要求，使医务人员在规章制度的指引下，树立正确的医德观念，履行医德义务。

（五）自我监督

自我监督是医德监督的一个重要方面，也是医务人员发挥主观能动性，加强修养的自省、自控的重要方式。

●●●●●跟踪训练

一、单项选择题

1. 医患关系是一种特殊的社会人际关系，其本质是（　　）。

A. 信托关系　　　　　　　　　B. 契约关系

C. 合作关系　　　　　　　　　D. 利益关系

2. 临床诊疗工作的基本道德原则不包括（　　）。

A. 及时原则　　　　　　　　　B. 择优原则

C. 准确原则　　　　　　　　　D. 逐利原则

3. 在医学实践中，不伤害是指在诊治过程中不使患者的什么受到损伤（　　）。

A. 身体　　　　　B. 身心　　　　　C. 头部　　　　　　D. 脸部

4. （　　）是医务人员处理医患关系时应该遵守的重要医德准则，是对患者的权利、尊严的普遍尊重和关心。

    A. 平等交往，一视同仁

    B. 举止端庄，语言文明

    C. 廉洁行医，遵纪守法

    D. 严谨求实，精益求精

5.临终关怀是针对重危患者进行的一种特殊医疗照护，其目的不包括以下哪一项（　　）。

    A. 减轻垂危患者的临终心理负担

    B. 解除垂危患者对疼痛及死亡的恐惧和不安

    C. 挽救垂危患者的生命

    D. 满足垂危患者生理、心理和社会的需求

二、多项选择题

1.医学道德是指医务人员在医疗卫生服务的职业活动中应具备的品德，其作用包括（　　）。

    A. 维护作用　　　　　B. 协调作用　　　　　C. 约束作用　　　　　D. 促进作用

2.根据评价主体的不同，医德评价包括（　　）两种。

    A. 新闻报道　　　　　B. 社会舆论　　　　　C. 社会评价　　　　　D. 自我评价

参考答案及解析

一、单项选择题

1. A　【解析】医患关系是以诚信为基础的，并且具有医疗契约性质的信托关系。

2. D　【解析】临床诊治工作的基本道德原则包括：及时原则、准确原则、有效原则、择优原则、自主原则。

3. B　【解析】不伤害原则要求医务人员在诊治过程中，应尽量避免对患者造成生理上和心理上的伤害，更不能人为有意地制造伤害。

4. A　【解析】平等交往、一视同仁，是医务人员处理医患关系时必须遵守的准则之一，可简称为平等待患。平等待患，是对患者的权利、尊严的普遍尊重和关心，体现的是人际交往中社会地位和人格尊严的平等。

5. C　【解析】临终关怀主要是向临终患者及其家属提供包括医疗、护理、心理和社会等各方面的照护，使临终患者的症状得到控制，痛苦得以缓解，生命质量得以体现，生命受到尊重，同时，患者家属的身心健康也能得到关照，最终使患者能够无痛苦、无遗憾、安详或舒适地告别亲友，走完人生的最后旅程。

二、多项选择题

1. ABCD　【解析】医学道德是职业道德的一种，简称为医德。医学道德的作用包括：维护作用、协调作用、约束作用、促进作用。

2. CD　【解析】医德评价有两种类型：一种是社会评价，即医务行为当事人之外的组织或个人通过各种形式对医务人员的职业行为进行善恶判断和表明倾向性态度；另一种是自我评价，即医务人员对自己的行为在内心深层进行善恶判断。